简明医师临床检验手册

主　编

陈惠中　陈　斌

副主编

王曙东　张　彪　谢昆岭

编著者

陆健敏　熊　超　陈　胜　刘主廷

王文富　王敏春　陈晓清　徐　锋

张文君

金盾出版社

内 容 提 要

　　本书分为三部分,第一部分介绍了常用检验正常值及其临床意义,包括各种常用检验项目的正常范围,同时指出检验值增高或降低的临床意义;第二部分为常见疾病须做的化验检查项目,包括传染性疾病、寄生虫疾病、呼吸系统疾病、心血管系统疾病、消化系统疾病、泌尿系统疾病、血液系统疾病、神经系统疾病、内分泌系统疾病、代谢和营养性疾病、免疫性疾病、肿瘤、妇产科疾病、小儿科疾病等;第三部分为常用汉英缩略语对照索引。本书适合各级医师临床诊疗时参考使用。

图书在版编目(CIP)数据

　　简明医师临床检验手册/陈惠中主编.—北京:金盾出版社,
2017.9(2019.10 重印)
　　ISBN 978-7-5186-1015-0

　　Ⅰ.①简…　Ⅱ.①陈…②陈…　Ⅲ.①临床医学—医学检验—手册　Ⅳ.①R446.1-62

　　中国版本图书馆 CIP 数据核字(2016)第 227289 号

金盾出版社出版、总发行

北京太平路 5 号(地铁万寿路站往南)
邮政编码:100036　电话:68214039　83219215
传真:68276683　网址:www.jdcbs.cn
三河市双峰印刷装订有限公司印刷、装订
各地新华书店经销

开本:850×1168 1/32　印张:13.5　字数:290 千字
2019 年 10 月第 1 版第 2 次印刷
印数:5 001~8 000 册　定价:40.00 元

前　言

随着科学技术及医疗技术的不断发展,临床检验医学也在不断进步。为了适应临床医学疾病诊断、疗效观察及预后判断的准确性需要,临床检验指标日益增加,现在已达上千个之多。对于医院各层次医师,尤其是实习医师、住院医师,如要很快了解并熟记那么多检验数据,没有一本合适的检验参考书是不行的。以往我们编写发行的《怎样看化验单》《临床检验指标速查手册》两本书,总发行量达14.2万余册,主要适宜病人及家属使用。而这次编写的《简明医师临床检验手册》一书,则适宜住院医师、社区及农村基层医务工作者使用。

本手册分为三部分。第一部分,常用检验正常值及其临床意义。介绍了各种检验项目的正常范围,并指出检验值增高或降低的临床意义。所介绍内容为:血液一般检查、尿液检查、粪便常规检查、唾液及泪液检查、痰液检查、关节腔液检查、浆膜腔液检查、脑脊液检查、胃液及十二指肠引流液检查、精液和前列腺液检查、羊水及阴道分泌的检查、骨髓检查、血液流变物检查、出血和凝血检查、溶血和贫血检查、血型检查与输血、血气分析和酸碱度检查、血液无机物(或电解质)检查、血液维生素检查、血液氨基酸及非蛋白氮类检查、血液蛋白质检查、血清酶检查、心肌蛋白和心肌酶检查、血糖检查、血脂检查、肝功能检查、肾功能检查、下丘脑垂体激素检查、甲状腺和甲状旁腺激素及功能检查、肾上腺激素检查、胰腺和胃肠激素检查、生殖系统激素检查、体液和细胞免疫检查、自身抗体检查、细胞因子检查、感染性疾病免疫学检查、肿瘤标志物检查,共三十七部分842项检验指标。

第二部分,常见病症须做的化验检查。所介绍内容为:传染性和感染性疾病、寄生虫疾病、呼吸系统疾病、心血管系统疾病、消化系统疾病、泌尿系统疾病、血液系统疾病、神经系统疾病、内分泌系统疾病、代谢和营养性疾病、免疫性疾病、肿瘤科疾病、妇产科疾病、小儿科疾病,共十四部分438种病症。

第三部分,常见汉英缩略语对照索引。按英文字母先后顺序列出了667个汉英对照缩略语,供各级医师参考使用。

本手册所汇集的资料,主要来自国内书刊杂志,在此对作者们的辛勤劳动表示衷心感谢!因编者水平有限,手册中难免有错误和不足,恳请读者批评指正。

陈惠中

目　录

一、化验检查正常值及其临床意义

（一）血液一般检查

1. 白细胞（WBC）

【正常值】 成人白细胞数为$(4.0\sim10.0)\times10^9$/升（个/L）。儿童随年龄而异，新生儿为$(15.0\sim20.0)\times10^9$/升；6个月至2岁为$(11.0\sim12.0)\times10^9$/升；$4\sim14$岁为8.0×10^9/升左右。

在白细数计数中，如受到有核红细胞的干扰，可使结果假性偏高，其纠正公式为：实际白细胞数＝100/（100＋100个白细胞中所见有核红细胞数）×核正前白细胞数。

白细胞生理性增多，可见于新生儿、剧烈运动后、妊娠晚期、极度恐惧与疼痛等。

【临床意义】

（1）增多：见于大部分细菌性感染、尿毒症、烧伤、手术后、传染性单核细胞增多症、白血病等。

（2）减少：见于病毒性感染、伤寒、副伤寒、疟疾、再生障碍性贫血、放疗后、化疗后、非白细胞增多性白血病等。

2. 淋巴细胞（L）

【正常值】 $0.20\sim0.40(20\%\sim40\%)$。

淋巴细胞的生理性变化：新生儿外周血白细胞，主要为嗜中性粒细胞，到第$6\sim9$天，逐渐下降至与淋巴细胞大致相等。以后，淋巴细胞逐渐增多，整个婴儿期淋巴细胞数均较高，可达70%。$2\sim3$岁以后，淋巴细胞逐渐下降，嗜中性粒细胞逐渐上升，$4\sim5$岁二者又基本相等，形成嗜中性粒细胞和淋巴细胞变化曲线的两次交叉，至青春期时与成人基本相同。

【临床意义】

(1)淋巴细胞增多:某些病毒或细菌所致的急性传染病,如风疹、流行性腮腺炎、传染性淋巴细胞增多症、传染性单核细胞增多症等。百日咳时,淋巴细胞常明显增多。某些慢性感染,如结核病时淋巴细胞增多,但白细胞总数一般仍在正常范围内,须借助白细胞分类来识别。肾移植术后,如发生排异反应时,于排异前期淋巴细胞的绝对值即可增高。淋巴细胞性白血病慢性型,以白血病性成熟淋巴细胞为主;急性型,则以原幼淋巴细胞为主,二者均可致白细胞总数增高。而白血病性淋巴肉瘤,多以原、幼淋巴细胞为主。再生障碍性贫血、粒细胞缺乏症,由于嗜中性粒细胞显著减少,导致淋巴细胞百分率相对增高,但白细胞总数是降低的。

(2)异型淋巴细胞增多:在传染性单核细胞增多症、病毒性肝炎、流行性出血热等病毒感染或过敏源刺激下,均可使异型淋巴细胞增多。

(3)淋巴细胞减少:主要见于接触放射线、应用肾上腺皮质激素或促肾上腺皮质激素时。而严重化脓性感染时,由于嗜中性粒细胞显著增加,导致淋巴细胞百分率降低,但其计数绝对值、淋巴细胞数量仍在正常范围内。

3. 单核细胞(M)

【正常值】 0.03～0.08(3%～8%)。

单核细胞的生理变化:正常儿童,外周血中的单核细胞较成人稍多,平均为9%;出生后2周的婴儿,可呈生理性单核细胞增多,可达15%或更多。

【临床意义】

(1)单核细胞增多:见于某些感染,如亚急性感染性心内膜炎、疟疾、黑热病等;急性感染的恢复期,也可见单核细胞增多;在活动性肺结核,如严重的浸润性粟粒性结核时,可致血中单核细胞明显增多,甚至呈单核细胞类白血病反应,白细胞总数常达20×10^9/升以上,分类时单核细胞可达30%以上,以成熟型为主,但亦可见少数幼稚型单核细胞。某些血液病,如粒细胞缺乏症的恢复期,常见单核细胞一过性增多;恶性组织细胞病、淋巴瘤时,可见幼稚单核细胞增多,成熟型也见增多;骨髓生成异常综合征时,除贫血、白细胞减少等之外,白细胞分类中常见单核细胞增多。

(2)单核细胞减少:其相对意义不大。

4. 嗜中性粒细胞(N)

【正常值】 杆状核粒细胞 $0\sim0.05(0\sim5\%)$,分叶核粒细胞 $0.50\sim0.75(50\%\sim75\%)$。

白细胞及中性粒细胞的生理性变化:①年龄。新生儿白细胞较高,一般在 15×10^9/升左右,个别可高达 30×10^9/升以上;通常在 $3\sim4$ 天后降至 10×10^9/升左右,约保持 3 个月,然后逐渐降至成人水平。新生儿外周白细胞主要为中性粒细胞,到第 $6\sim9$ 天,逐渐下降至与淋巴细胞大致相等,以后淋巴细胞逐渐增多,整个婴儿期淋巴细胞数均较高,可达 70%。$2\sim3$ 岁时,淋巴细胞逐渐下降,中性粒细胞逐渐上升,$4\sim5$ 岁时二者又基本相等,形成中性粒细胞与淋巴细胞变化曲线的两次交叉,至青春期时与成人基本相同。②日间变化。在静息状态时,白细胞数较低,活动和进食后较高;早晨较低,下午较高;一日之间最高值与最低值之间可相差 1 倍。运动、疼痛和情绪变化,一般的体力劳动,冷、热水浴,日光和紫外线照射等,均可使白细胞轻度增多。如剧烈运动,可在短时间内使白细胞数高达 35×10^9/升,以中性粒细胞为主,而运动结束后会迅速恢复至原有水平。③妊娠与分娩。妊娠期常见白细胞增多,特别是最后 1 个月,常波动于 $(12\sim17)\times10^9$/升之间,分娩时可高达 34×10^9/升,分娩后 $2\sim5$ 日内可恢复正常。

【临床意义】

(1)中性粒细胞病理性增多:①急性感染。急性化脓性感染时,中性粒细胞增高程度取决于感染微生物的种类、感染灶的范围、感染的严重程度、患者的反应能力等。如感染很局限且轻微,白细胞总数仍可正常,但分类中可见分叶核百分数有所增加;中度感染时,白细胞总数增高大于 10×10^9/升,并伴有轻度核左移;严重感染时,白细胞总数常明显增高,可达 20×10^9/升以上,且伴有明显核左移。②严重的损伤或大量血细胞破坏。在较大手术后12~36 小时,白细胞常达 10×10^9/升以上,其增多的白细胞成分以中性分叶核粒细胞为主。急性心肌梗死后 1~2 天内,常见白细胞明显增高,借此可与心绞痛相区别。③急性溶血反应。此时,白细胞可增多,可能与促进骨髓贮备池增加释放有关。④急性大出血。在脾破裂或宫外孕输卵管破裂后,白细胞迅速增高,常达$(20\sim30)\times10^9$/升,且增多的白细胞主要为中性分叶核粒细胞。⑤急性中毒。化学药物如安眠药、敌敌畏等中毒时,常见白细胞数增高,甚至可达 20×10^9/升或更高。代谢性中毒如糖尿病酮症酸中毒及慢性肾炎尿毒症时,也常见白细胞增多,均以中性分叶粒细胞为主。⑥肿瘤性增多。白细胞呈长期持续性增多,最常见于粒细胞性白血病,也可见于各种恶性肿瘤的晚期,此时不但总数常达$(10\sim20)\times10^9$/升或更多,而且可有较明显的核左移现象,呈现所谓的类白血病反应。

(2)中性粒细胞病理性减少:①某些感染。某些革兰阴性杆菌如伤寒、副伤寒杆菌感染时,如无并发症,白细胞均减少,甚至低至 2×10^9/升以下;一些病毒感染如流感时,白细胞也减少。②某些血液病。如典型的再生障碍性贫血时,呈"三少"表现。此时,白细胞少至 1×10^9/升以下,分类中几乎均为淋巴细胞。③慢性理、化损伤。电离辐射(如 X 线等)、长期服用氯霉素后,可因抑制骨髓有丝分裂而致白细胞减少。④自身免疫性疾病。如系统性红斑狼疮等,由于自身免疫性抗核抗体导致白细胞破坏而减少。⑤脾功能亢进。各种原因所致的脾大,均可见白细胞减少,如门静脉高压性肝硬化等。

5. 嗜中性粒细胞(N)核变化

【正常值】　周围血液中幼稚的中性杆状粒细胞(如晚幼粒、杆状核)应为 0.01~0.05(1%~5%),中性分叶核粒细胞分叶少于 4

叶,为 0.50～0.70(50%～70%)。

【临床意义】

(1)核左移:幼稚中性粒细胞超过正常中性粒细胞的 5%,表示中性粒细胞生长旺盛。常见于急性传染病或体内有炎症病灶者。中度感染者,白细胞数超过 $10×10^9$/升时,中性杆状粒细胞大于 6%,为轻度左移;大于 10%,为中度左移;大于 25%,为重度左移。

(2)核右移:为中性粒细胞分叶过多,大部分为 4～5 叶或更多(甚至 15 叶)。表示衰老白细胞增多,造血功能减退,如疾病进行期突然出现核右移(5 叶核白细胞大于 3%),则为疾病的危险预兆,预后不良。

6. 嗜酸性粒细胞(E)

【正常值】 0.005～0.05(0.5%～5%)。

生理性变化:在劳动、寒冷、饥饿、精神刺激等情况下,使肾上腺皮质产生肾上腺皮质激素,可阻止骨髓释放嗜酸性粒细胞,并促使血中嗜酸性粒细胞向组织浸润,从而导致外周血中嗜酸性粒细胞减少。因此,正常人嗜酸性粒细胞白天较低,夜间较高;上午波动较大,下午较恒定。

【临床意义】

(1)嗜酸性粒细胞增多:①过敏性疾病。如支气管哮喘、血管神经性水肿、食物过敏、血精病时,均可见嗜酸性粒细胞增多。肠寄生虫抗原与肠壁内结合免疫球蛋白 E(IgE)的肥大细胞接触后,使后者脱颗粒而释放组胺,导致嗜酸性粒细胞增多。在某些钩虫病患者,其血中嗜酸性粒细胞明显增多,分类中 90%以上为嗜酸性粒细胞,而呈嗜酸性粒细胞型类白血病反应,但其嗜酸性粒细胞均属成熟型,可随着彻底驱虫及感染消除后逐渐恢复正常血象。②某些传染病。一般急性传染病时,血中嗜酸性粒细胞均减少,患猩红热时反而增高,可能因该病病原体所产生的酶类能活化补体成分,继而引起嗜酸性粒细胞增多。③慢性粒细胞性白血病。嗜

5

酸性粒细胞常可高达 10% 以上,并可见有幼稚型。罕见的嗜酸性粒细胞性白血病时,其嗜酸性粒细胞可达 90% 以上,以幼稚型居多,且其嗜酸性颗粒大小不均、着色不一、分布紊乱,并可见空泡等形态学改变。④某些恶性肿瘤。特别是淋巴系恶性肿瘤,如霍奇金病、肺癌,均可见嗜酸性粒细胞增多,一般在 10% 左右。

(2)嗜酸性粒细胞减少:可见于伤寒、副伤寒、手术后严重组织损伤,以及应用肾上腺皮质激素或促肾上腺皮质激素后,一般临床意义不大。①观察急性传染病的预后。肾上腺皮质激素有促进抗体抗感染的能力,故当急性感染(如伤寒)时,肾上腺皮质激素分泌增加,嗜酸性粒细胞减少,而恢复期嗜酸性粒细胞又逐渐增多。如临床症状严重,而嗜酸性粒细胞不减少,说明肾上腺皮质功能衰竭;如嗜酸性粒细胞持续下降,甚至完全消失,说明病情严重。反之,嗜酸性粒细胞重新出现,甚至暂时增多,则为恢复的表现。②观察手术和烧伤者的预后。手术后 4 小时,嗜酸性粒细胞显著减少,甚至消失,24～48 小时后逐渐增多,增多速度与病情变化基本一致。大面积烧伤患者,数小时后,嗜酸性粒细胞完全消失,且持续时间较长,若大手术或大面积烧伤后,患者嗜酸性粒细胞不下降或下降很少,均表明预后不良。

7. 嗜酸性粒细胞(E)直接计数

【正常值】 $(50～300)×10^6/升(L)$。

【临床意义】 同嗜酸性粒细胞。

8. 嗜碱性粒细胞(B)

【正常值】 $0～0.01(0～1\%)$。

【临床意义】 增多常见于慢性粒细胞性白血病、真性红细胞增多症、黏液性水肿、溃疡性结肠炎、变态反应、甲状腺功能减退等。慢性粒细胞性白血病常见嗜碱性粒细胞增多,可达 10% 或更多;罕见的嗜碱性粒细胞性白血病,嗜碱性粒细胞异常增高,可达 20% 以上,且多为幼稚型。骨髓纤维化和某些转移癌,也可见嗜碱性粒细胞增多。

9. 红细胞(RBC)

【正常值】 成年男性为$(4.0\sim5.5)\times10^{12}$/升(L),成年女性为$(3.5\sim5.0)\times10^{12}$/升,新生儿为$(6.0\sim7.0)\times10^{12}$/升,婴儿为$(3.0\sim4.5)\times10^{12}$/升,儿童为$(4.0\sim5.3)\times10^{12}$/升。

【临床意义】

(1)增多:分为相对增多(呕吐、腹泻、多汗、多尿、大面积烧伤等所致),绝对增多(真性红细胞增多症等),代偿性增多(缺氧等)。

(2)减少:常见于缺铁性、溶血性、再生障碍性贫血,以及急、慢性失血等。

10. 血红蛋白(Hb)

【正常值】 成年男性为 120～160 克/升(g/L),成年女性为110～150 克/升,新生儿为 170～200 克/升,婴儿为 100～140 克/升,儿童为 120～140 克/升。

【临床意义】 同红细胞。

11. 红细胞比容(HCT)

【正常值】 男性为 0.40～0.50(40%～50%),女性为 0.37～0.48(37%～48%),新生儿为 0.49～0.60(49%～60%)。

【临床意义】 同红细胞。

12. 平均红细胞体积(MCV)

【正常值】 80～95 飞升(fl)。

【临床意义】

(1)增多:常见于大细胞性贫血。

(2)减少:常见于小细胞性低色素性贫血。

13. 平均红细胞血红蛋白量(MCH)

【正常值】 27～32 皮克(pg)。

(1)升高:常见于大细胞性贫血。

(2)降低:常见于小细胞性贫血。

14. 平均红细胞血红蛋白浓度(MCHC)

【正常值】 0.32～0.36(32%～36%)。

【临床意义】 同平均红细胞血红蛋白量(MCH)。

15. 红细胞体积分布宽度(RDW)

【正常值】 $0.109\sim0.157(10.9\%\sim15.7\%)$。

【临床意义】 红细胞体积分布宽度增大时有意义,常见于各种类型的营养缺乏性贫血。目前,Bassmen 提出了平均红细胞体积(或容积)(MCV)和红细胞体积分布宽度(RDW)分类法,在临床上应用价值较大,见表1。

表1 几种贫血的 MCV 和 RDW 变化

	MCV	RDW
正常人	正常	正常
缺铁性贫血	降低	升高
巨幼红细胞性贫血	升高	升高
再生障碍性贫血	正常	正常
溶血性贫血	升高	升高
铁幼粒细胞贫血	正常	升高
单纯小细胞贫血	降低	正常

16. 有核红细胞

【正常值】 为 0。

【临床意义】 增多主要见于:①各种溶血性贫血。如自身免疫性溶血性贫血、珠球蛋白合成障碍性贫血等。②红白血病。由于骨髓控制血细胞的释放功能减退或消失,骨髓中幼稚红细胞异常增生并释放入血液,致血中出现有核红细胞。③髓外造血。如骨髓纤维化,使正常骨髓造血组织丧失造血功能,于是肝脾、淋巴结等组织恢复其造血功能,又因这些组织缺乏对血细胞释放的调控能力,于是幼稚血细胞便大量进入外周血中。④其他。如骨髓转移癌,严重缺氧,也可有核红细胞进入外周血中。

17. 嗜碱性点彩红细胞计数

【正常值】 约 $0.0001(0.01\%)$,绝对数 $<300/10^9$ 红细胞

(RBC)。

【临床意义】 明显增多可见于铅、汞、硝基苯、苯胺等中毒，增多可见于溶血性贫血、巨幼红细胞性贫血、白血病、恶性肿瘤等。

18. 网织红细胞(RC)

【正常值】 成人绝对数为$(24\sim84)\times10^9$/升(L)，百分数为$0.005\sim0.015(0.5\%\sim1.5\%)$；新生儿绝对数为$(144\sim336)\times10^9$/升，百分数为$0.02\sim0.06(2\%\sim6\%)$。

【临床意义】

(1)增多：常见于溶血性贫血、缺铁性贫血、大出血。

(2)减少：常见于急、慢性再生障碍性贫血等。

19. 血沉(ESR)

【正常值】 男性为$0\sim15$毫米/小时(mm/h)，女性为$0\sim20$毫米/小时。

【临床意义】

(1)增快：常见于各种炎症、结核病和风湿病活动期、组织损伤、贫血和高球蛋白血症、恶性肿瘤等。

(2)减慢：常见于红细胞增多症、严重肝损害、脱水及使用抗炎药物等。

20. 血小板(PLT)

【正常值】 $(100\sim300)\times10^9$/升(L)(旧制单位：10万～30万/立方毫米)。

【临床意义】

(1)增多：常见于急性感染、失血、溶血、骨折、脾切除后、原发性血小板增多症、慢性粒细胞性白血病、真性红细胞增多症等。

(2)减少：常见于再生障碍性贫血、白血病、血小板减少性紫癜、脾功能亢进等。

21. 血小板平均体积(MPV)

【正常值】 $6.3\sim10.1$飞升(fl)。

【临床意义】

(1)增高:常见于血小板破坏过多、骨髓纤维化、原发性血小板减少性紫癜、血管性疾病及血栓前状态、脾切除、慢性粒细胞性白血病、巨大血小板综合征、镰状细胞性贫血等。

(2)减少:常见于骨髓增生低下、脾功能亢进、化疗后、再生障碍性贫血(再障)、巨幼红细胞性贫血等。

22. 血小板压积(PCT)

【正常值】 男性 0.00108～0.00272(0.108%～0.272%),女性 0.00114～0.00282(0.114%～0.282%)。

【临床意义】 增高见于骨髓纤维化、脾切除、慢性粒细胞性白血病等;降低见于再生障碍性贫血(再障)、化疗后、血小板减少症等。

23. 血小板体积分布宽度(PDW)

【正常值】 0.155～0.181(15.5%～18.1%)。

【临床意义】 ①增高见于急性白血病化疗后、巨幼红细胞性贫血、慢性粒细胞性白血病、脾切除后、巨大血小板综合征、血栓性疾病。②PDW 在原发性血小板增多症时增高,而在反应性血小板增多症时减低。③再障时,MPV 减少,而 PDW 增高。

24. 红斑狼疮(LE)细胞

【正常值】 为阴性,即未找到 LE 细胞。

【临床意义】 阳性,常见于系统性红斑狼疮(急性期阳性率可高达 80%),亦可见于一些结缔组织病和自身免疫性疾病。

(二)尿液检查

1. 尿量

【正常值】 成人一昼夜尿量为 1 500～2 000 毫升(ml),日间尿量与夜间尿量之比为 2～3∶1～2。新生儿初生几天时一昼夜尿量为 20～40 毫升,1 周时约为 200 毫升。

【临床意义】

(1)多尿:昼夜超过 2 500 毫升(ml)为多尿。常见于内分泌障碍(如糖尿病、甲状腺功能亢进、尿崩症等),肾脏疾病(如高血压肾病、慢性肾炎或肾盂肾炎等)。

(2)少尿:24 小时尿量少于 400 毫升或每小时少于 17 毫升为少尿。

(3)无尿:24 小时尿量少于 100 毫升为无尿。常见于肾前性疾病(如休克、脱水、心力衰竭、电解质紊乱等),肾源性疾病(如急性肾小球肾炎、慢性肾炎急性发作等)及肾后性疾病(如前列腺肥大、尿道狭窄、泌尿系结石所致梗阻等)。

2. 尿颜色

【正常颜色】 正常人新排出尿液多呈透明、淡黄色或黄色。

【临床意义】

(1)乳白色(乳糜尿):常见于丝虫病、腹腔肿瘤、结核压迫肾周围淋巴管等。

(2)淡红色或棕红色(血尿):每升尿内含血量超过 1 毫升,即可出现淡红色,称为肉眼血尿。常见于肾脏疾病(如结核、结石及炎症等),也可见于原发性血小板减少性紫癜及血友病等。

(3)清晰红茶色、酱油色、葡萄酒色(血红蛋白尿):镜检无红细胞者,见于阵发性睡眠性血红蛋白尿症、蚕豆病、恶性疟疾等。

(4)浓茶色(胆红素尿):常见于阻塞性黄疸,肝细胞性黄疸,药物影响(如核黄素、呋喃唑酮等)。

(5)蓝绿色:常见于尿布变蓝综合征,药物影响(如亚甲蓝、氨苯蝶啶等)。

(6)深黑色:常见于黑尿热(奎宁等引起的溶血反应)、中毒(对苯二酚等)、黑色素原尿症等。

3. 尿气味

【正常气味】 新鲜尿具有特殊微弱芳香气味。放置过久被细菌污染后,有氨味。食用辣椒、大蒜以后,尿带有臭味。

【临床意义】

(1)特殊的水果味:常见于糖尿病酮症(尿中有少量酮体)。

(2)特殊臭味:见于苯丙酮尿症(尿中有苯丙酮酸)。

(3)新鲜尿即有腐败性臭味:常见于泌尿道细菌感染,如膀胱炎、泌尿系统脓肿等。

4. 尿透明度

【正常透明程度】 新鲜尿多为透明。

【临床意义】 新鲜尿混浊,常见于尿路感染所致的尿中大量细胞、管型及各种原因所致的乳糜尿。

5. 尿渗透压

【正常值】 成人一般为 $600 \sim 1\,000$ 毫摩/升(mmol/L),平均 800 毫摩/升;最大范围为 $40 \sim 1\,400$ 毫摩/升。

【临床意义】

(1)升高:见于糖尿病等。

(2)降低:见于尿崩症、阻塞性肾病、尿酸性肾病等。

6. 尿渗量

【正常值】 尿渗量为 $600 \sim 1\,000$ 毫渗量/千克·水分子 $(mOsm/kg \cdot H_2O)$,最大范围为 $40 \sim 1\,400$ 毫渗量/千克·水分子,尿渗量与血浆渗量之比为 $(3.0 \sim 4.7):1$。

【临床意义】 ①评价肾脏浓缩稀释功能。健康人饮水 12 小时后,尿渗量与血浆渗量之比应大于 3,尿渗量应大于 800 毫渗量/千克·水分子。如低于此值,说明肾脏浓缩功能不全。等渗尿和低渗尿,可见于慢性肾小球肾炎、慢性肾盂肾炎、多囊肾、阻塞性肾病等慢性间质性病变等。②鉴别肾性和肾前性少尿。肾小管坏死致肾性少尿时,尿渗量降低,常小于 350 毫渗量/千克·水分子。肾前性少尿时,肾小管浓缩功能仍好,故尿渗量较高,常大于 450 毫渗量/千克·水分子。

7. 尿比重(SG)

【正常值】 24 小时内最大范围为 $1.003 \sim 1.035$;一般为 $1.015 \sim 1.025$;晨尿常在 1.020 左右。

【临床意义】

(1)增高:常见于急性肾炎、糖尿病、失水及心功能不全。

(2)降低:常见于慢性肾炎后期及尿崩症。

8. 尿酸碱度(pH)

【正常值】 平常膳食条件下,pH 值为 4.6~8.0,平均 6.0。

【临床意义】

(1)酸性尿(pH 值小于 5):常见于酸中毒、痛风、糖尿病、肾结核、肾炎、药物(氯化铵等)或食物(肉类、蛋类)影响等。

(2)碱性尿(pH 值大于 8.0):常见于代谢性碱中毒、药物(碳酸氢钠)或食物(水果、蔬菜)影响等。

9. 尿沉渣显微镜检测

【正常值】

(1)白细胞:玻片法,平均 0~5 个/高倍视野(个/HP);定量检查,0~12 个/微升尿(个/μl)。

(2)红细胞:玻片法,平均 0~2 个/高倍视野;定量检查,男 0~12 个/微升尿,女 0~26 个/微升尿。

(3)上皮细胞:0~少量/高倍视野,其中大圆上皮细胞偶见,小圆上皮细胞及尾样上皮细胞不易找到。

(4)管型:①透明管型平均为 0~1 个/高倍视野,健康人剧烈运动后可见少量增加。②粗颗粒管型无,正常人在运动后可见少量细颗粒管型。③细胞管型中,肾小管上皮细胞管型、红细胞管型、白细胞管型、蜡样管型、宽大管型(过去称肾衰竭管型)均无,脂肪管型少见。

(5)尿结晶:①酸性结晶中,尿酸结晶偶见;草酸钙结晶为尿液正常成分;磺胺药物结晶、亮氨酸和酪氨酸结晶、胆红素结晶、胆固醇结晶均无;胱氨酸结晶极微。②在正常碱性尿液中,常可出现磷酸铵镁结晶、碳酸钙结晶、非晶形磷酸盐结晶,无临床意义。

【临床意义】

(1)白细胞增加(脓尿):常见于急性肾盂肾炎、急性膀胱炎、前列腺炎、精囊炎等。

(2)红细胞增加:超过 10 个/高倍视野(为血尿或肉眼血尿),常见于急性肾小球肾炎、急性肾盂肾炎、慢性肾炎、肾结核、泌尿系结石、泌尿道肿瘤、充血性心力衰竭、前列腺炎、血小板减少性紫癜、血友病等。

(3)上皮细胞增加:尿液中出现大量或片状脱落的上皮细胞,并且伴有白细胞、脓细胞,常见于尿道炎;尿中出现较多的大圆上皮细胞,常见于肾盂肾炎、膀胱炎等;尿中出现小圆上皮细胞增加,常见于肾小管损害;尿中尾样上皮细胞增加,见于急性肾盂肾炎或膀胱颈部炎症。

(4)管型:尿中出现管型,可提示肾实质性损害。①透明管型增加。高热、心力衰竭者可少量增加。大量出现,特别是出现复合性透明管型,多见于肾小球肾炎、肾病综合征、肾盂肾炎、恶性高血压、药物中毒等肾实质病变;出现复合性透明红细胞管型,为肾脏出血的标志;出现复合性透明白细胞管型,为肾脏炎症的标志;出现复合性透明脂肪管型,是肾病综合征的重要标志。②颗粒管型。发热或脱水时,尿中可见少量细颗粒管型;肾小球肾炎等肾脏病变,尿中可出现大量细胞颗粒管型。尿中出现粗颗粒管型,提示慢性肾小球肾炎、肾病综合征及药物毒性等引起的肾小管损害。③细胞管型。尿中出现肾小管上皮细胞管型,常见于急性肾小管坏死、肾淀粉样变性、肾移植后排异反应、妊娠高血压综合征、药物及重金属盐中毒等;尿中出现红细胞管型,常见于急性肾小球肾炎、慢性肾小球肾炎急性发作期、急性肾小管坏死、肾出血、肾移植后急性排异反应等;尿中出现白细胞管型,常见于急性肾盂肾炎、间质性肾炎、狼疮性肾炎、肾小球肾炎、肾病综合征等;尿中出现脂肪管型,常见于肾病综合征、慢性肾小球肾炎急性发作期等;尿中出现蜡样管型,常见于慢性肾小球肾炎晚期、肾淀粉样变、肾衰竭等;宽大管型在尿中出现,常见于急性肾衰竭多尿期、慢性肾功能

14

不全、肾移植后发生严重的排异反应等。

(5)尿结晶:①酸性尿液中的结晶。痛风时,尿酸结晶增加;尿中出现尿酸结晶并伴有红细胞时,提示有膀胱结石或肾结石的可能。尿中草酸钙结晶增多,并伴有尿路刺激症状及尿中有红细胞,应考虑结石的可能。服用磺胺药物时,如尿中出现大量磺胺药物结晶并伴有红细胞,则有发生泌尿道结石或导致尿闭的可能。尿中亮氨酸和酪氨酸结晶增加,常见于严重的肝病、急性肝萎缩、肝硬化及肺癌等恶性肿瘤。胆红素结晶增加,常见于黄疸、亚急性重型肝炎、肝癌、肝硬化及磷中毒等。胱氨酸结晶增加,常见于泌尿系统结石。出现胆固醇结晶,多见于肾淀粉样变性、乳糜尿、尿路感染、肾炎、泌尿系肿瘤等。②碱性尿液中的结晶。尿中磷酸钙结晶大量出现,常见于膀胱尿潴留、下肢麻痹、慢性膀胱炎、前列腺肥大、慢性肾盂肾炎等。出现尿酸铵结晶,表示膀胱有细菌感染。

10. 尿吞噬细胞

【正常值】 阴性。

【临床意义】 尿吞噬细胞大小,为白细胞的 2~3 倍,有大、小吞噬细胞之分。尿吞噬细胞可见于泌尿系统急性炎症,如急性肾盂肾炎、膀胱炎、尿道炎等,且常伴有尿中白细胞增多,并伴有脓细胞和细菌。尿中吞噬细胞的多少,与炎症程度密切相关。

11. 尿细菌

【正常值】 健康人自然排尿中,如检出革兰阴性菌菌落计数<104 个/毫升(ml)时,多来自污染,无临床意义。

【临床意义】 如出现多量细菌,并伴有许多脓细胞和上皮细胞时,多为尿路炎症。尿细菌有革兰阴性杆菌和革兰阳性球菌之分,但尿路感染以大肠埃希菌、葡萄球菌、链球菌、变形杆菌等多见。膀胱炎、肾盂肾炎,以革兰阴性杆菌为主,如革兰阴性菌落数>105/毫升时,就有诊断意义;革兰阴性球菌菌落数≥104/毫升时,就有诊断价值。性传播疾病患者尿中可查到淋病奈瑟菌,泌尿系统结核患者尿中可查到抗酸杆菌。

12. 尿真菌

【正常值】 阴性。

【临床意义】 ①白色假丝酵母菌。不染色状态下无色,大小为 2.5～5 微米(μm),椭圆形或短圆柱形,有的因芽生孢子而集群,由阴道分泌物污染而来;如为念珠菌,还可见假菌丝,革兰染色的镜下可见革兰阳性孢子或与出芽细胞相连接的菌丝。②酵母菌。呈椭圆形,类似红细胞,折光性较强,可见芽孢和假菌丝,多见于糖尿病患者,以及女性尿液和碱性尿液中。

13. 尿寄生虫

【正常值】 阴性。

【临床意义】 尿寄生虫及寄生虫虫卵,多因标本污染所致。①阴道毛滴虫,多来自女性白带污染,常见于女性尿中,也可偶见于男性尿中。②乳糜尿中,可检出微丝蚴。③如尿液被粪便污染,有时可检出肠道寄生虫或虫卵,如溶组织阿米巴、蛔虫卵、蓝氏贾第鞭毛虫等;血吸虫卵,也可直接由膀胱壁黏膜进入尿中。

14. 尿沉渣 12 小时计数(Addis 计数)

【正常值】

(1)红细胞少于 5×10^5/12 小时(12h)尿。

(2)白细胞少于 1×10^6/12 小时尿。

(3)透明管型少于 5000 个/小时尿。

【临床意义】 升高,见于尿路感染及肾脏疾病。

15. 1 小时尿细胞排泄率测定

【正常值】

(1)男:红细胞少于 3×10^4/小时;白细胞少于 7×10^4/小时。

(2)女:红细胞少于 4×10^4/小时;白细胞少于 14×10^4/小时。

(3)儿童(2～7 岁):红细胞少于 8.2×10^4/小时;白细胞少于 8.7×10^4/小时。

【临床意义】

(1)红细胞增多:常见于急性肾小球肾炎。

(2)白细胞增多:超过 $2×10^5$/小时,考虑尿路感染;超过 $4×10^5$/小时,有肯定诊断价值。

16. 尿亚硝酸盐(NIT)测定

【正常值】 阴性。

【临床意义】 阳性,常见于肾盂肾炎。

17. 尿胆红素(BIL)定性

【正常值】 阴性。

【临床意义】 阳性,常见于阻塞性黄疸(胆石症、胆道蛔虫症、胰头癌等),肝细胞性黄疸(肝癌、肝硬化、中毒性肝炎等)。

18. 尿胆原(URO)

【正常值】

(1)定性:阴性或弱阳性,尿 1:20 稀释后为阴性。

(2)定量:1.69~6.76 微摩/24 小时(μmol/24h)尿(旧制单位:1~4 毫克/24 小时)尿。

【临床意义】

(1)增多:常见于溶血性黄疸、肝实质病变及心力衰竭等。

(2)减少:见于阻塞性黄疸或肝细胞性黄疸期。

19. 尿胆素(URN)

【正常值】 阴性。

【临床意义】 阳性,常见于阻塞性黄疸和肝性黄疸等。

20. 尿隐血试验(BLD)

【正常值】 阴性。

【临床意义】 阳性,常见于血尿(显微镜下发现大量红细胞)或血红蛋白尿(镜下无红细胞),如肾炎、肾盂肾炎、肾结核、肾结石、膀胱炎,以及化学药品(砷、铅、奎宁等)中毒,毒蛇咬伤,毒蕈中毒,重度烧伤等。

21. 尿含铁血黄素试验(Rous)

【正常值】 阴性。

【临床意义】 阳性,常见于各种血管内溶血性疾病及阵发性睡眠性血红蛋白尿症。

22. 乳糜尿检测

【正常值】 阴性。

【临床意义】 乳糜尿阳性,主要见于血丝虫病,也可见于腹腔内肿瘤、结核、胸腹部手术、先天性淋巴管畸形、肾盂肾炎、棘球蚴病、妊娠等。

23. 脂肪尿

【正常值】 阴性。

【临床意义】 阳性,常见于肾病综合征、肾小管变性等疾病、骨折及脂肪栓塞等。

24. 尿糖(GLU)

【正常值】

(1)定性:阴性。

(2)定量:成人 $0.56 \sim 5.0$ 毫摩/24 小时(mmol/24h)尿,儿童 <0.28 毫摩/24 小时尿,新生儿 <1.11 毫摩/24 小时尿。

【临床意义】

(1)血糖过高性尿糖:常见于糖尿病、甲状腺功能亢进、肢端肥大症、巨人症、嗜铬细胞瘤、肝功能不全、胰腺癌、胰腺炎等。

(2)肾性尿糖:常见于肾性肾小球肾炎、肾病综合征、间质性肾炎、家族性糖尿病等。

(3)暂时性尿糖:可见于脑血管意外、心肌梗死、剧痛、妊娠性尿糖、新生儿肾小管重吸收功能发育不全出现的新生儿尿糖等。

25. 尿酮体(KET)

【正常值】

(1)定性:阴性。

(2)定量:β 羟丁酸 25 毫克/24 小时(mg/24h)尿,乙酰乙酸 9

毫克/24 小时尿,丙酮 3 毫克/24 小时尿。

【临床意义】 尿酮体异常,见于糖尿病酮症、妊娠呕吐、子痫、腹泻等。

26. 尿蛋白(PRO)

【正常值】

(1)定性:阴性。

(2)定量:0~80 毫克/24 小时(mg/24h)尿。

【临床意义】 尿液蛋白定性试验阳性或定量试验超过 120 毫克/24 小时尿,称为蛋白尿。临床上可分为轻、中、重三度,其中尿蛋白在 120~500 毫克/24 小时尿为轻度,尿蛋白在 500~4 000 毫克/24 小时尿为中度,尿蛋白大于 4 000 毫克/24 小时尿为重度。

(1)肾小球性蛋白尿:多见于急性肾小球肾炎、狼疮性肾炎、肾小球肾病、过敏性紫癜肾炎、糖尿病性肾病、肿瘤、肾动脉硬化、肾病综合征等。

(2)肾小管性蛋白尿:多见于肾盂肾炎、肾间质损害(如金属盐类、有机溶剂、药物引起)、肾移植后排异反应等。

(3)溢出性蛋白尿:多见于急性溶血,多发性骨髓瘤、巨球蛋白血症等。

(4)组织性蛋白尿:多见于肾脏炎症、中毒等。

(5)混合性蛋白尿:多见于肾功能不全、糖尿病、系统性红斑狼疮等。

27. 尿本-周蛋白检测(BJP)

【正常值】 阴性。

【临床意义】 尿本-周蛋白阳性,可见于多发性骨髓瘤、慢性白血病、骨髓癌有转移时、巨球蛋白血症、肾淀粉样变、慢性肾盂肾炎、恶性淋巴瘤等。

28. 尿纤维蛋白(原)降解产物测定(U-FDP)

【正常值】 低于 0.25 毫克/升(mg/L)。

【临床意义】 增高,常见于尿毒症、肾病型慢性肾炎。

29. 尿肌红蛋白(Mb)

【正常值】 阴性。

【临床意义】 尿肌红蛋白阳性,可见于大面积肌肉损伤,如挤压伤、电击伤、急性心肌梗死;也可见于肌肉疾病,如肌萎缩、皮肌炎、多发性皮肌炎、肌营养不良等;磷酸化酶缺乏症也可为阳性。

30. 血红蛋白尿

【正常值】 阴性。

【临床意义】 尿中出现血红蛋白,是血管内溶血的证据之一。因此,尿血红蛋白测定有助于血管内溶血疾病的诊断。引起血管内溶血的疾病如下:①红细胞破坏。如心脏瓣膜修复术、大面积烧伤、剧烈运动、急行军、严重肌肉外伤及血管组织损伤。②生物因素。如疟疾感染、梭状芽孢杆菌中毒。③动植物所致溶血。如毒蛇、蜂毒、毒草。④微血管性溶血性贫血。如DIC等。⑤服用氧化剂药物。如伯氨喹、阿司匹林、磺胺、非那西汀。⑥免疫因素。如血栓形成性血小板减少性紫癜(TTP)、阵发性寒冷性血红蛋白尿症、血型不合的输血等。

31. 尿微量白蛋白(mALB)

【正常值】 速率散射免疫比浊法:为0～30毫克/升(mg/L)。

【临床意义】 当尿液中白蛋白>40～60毫克/升或尿白蛋白排出率(UAE)>20微克/分(μg/min)时,即为不正常,称之为白蛋白尿。尿液微量白蛋白的检测,主要用于早期发现肾脏损害,有助于肾脏疾病的定位诊断。它是糖尿病肾病和高血压肾病最早出现的生化指标之一,而且对子痫及各种毒性物质所致的肾损害都有重要的诊断价值。

32. 尿转铁蛋白(UTRF)

【正常值】 速率散射免疫比浊法:为0～2.4毫克/升(mg/L)。

【临床意义】 同"微量白蛋白"检测,但尿转铁蛋白检测更敏感。

33. 尿 T-H 糖蛋白(THP)

【正常值】 29.78～43.94毫克/24小时(mg/24h)尿;随机尿

为 8.42～14.7 毫克/24 小时尿。

【临床意义】

(1)增高:见于远端肾小管损伤,如上尿路梗阻、感染、自身免疫性疾病、药物毒性、铜和镉中毒等所致的肾小管-间质性炎症,肾移植后急性排异反应期。

(2)降低:见于肾衰竭,以及急性肾小球肾炎引起的肾小球滤过率显著降低。

34. 尿 β_2-微球蛋白(β_2-MG)

【正常值】 速率散射免疫比浊法:为 0～2 毫克/升(mg/L)。

【临床意义】 尿 β_2-微球蛋白明显升高,见于恶性肿瘤、自身免疫性疾病及高血压、糖尿病性肾损害;尿 β_2-微球蛋白升高,见于近端肾小管重吸收功能受损,如肾小管-间质性疾病、药物或毒物所致早期肾小管损伤、肾移植后急性排异早期;上尿路感染时,尿 β_2-微球蛋白增加,而下尿路感染时则基本正常。

35. 尿视黄醇结合蛋白(RBP)

【正常值】 速率散射免疫比浊法:为 0～4.82 毫克/升(mg/L)。

【临床意义】 与尿 β_2-微球蛋白相似,但诊断的特异性比尿 β_2-微球蛋白高。视黄醇结合蛋白在尿液标本中的稳定性比 β_2-微球蛋白好,故尿视黄醇结合蛋白测定是一个评价肾脏疾病的良好指标。

36. 尿 α_1-微球蛋白(α_1-MG)

【正常值】 速率散射免疫比浊法:为 0～12 毫克/升(mg/L)。

【临床意义】 尿中 α_1-微球蛋白＞20 毫克/升时即为不正常,明显增加见于上尿路感染、肾性蛋白尿及血尿。尿液中 α_1-微球蛋白排出量较少受肾外因素的影响,并在各种 pH 值的尿液中稳定性优于 β_2-微球蛋白和视黄醇结合蛋白,加上尿中 α_1-微球蛋白的浓度也远高于 β_2-微球蛋白和视黄醇结合蛋白,使尿液 α_1-微球蛋白的精确度大为提高,有取代 β_2-微球蛋白检测的趋势。

37. 尿Ⅳ型胶原(Ⅳ.C)

【正常值】 ELISA 法:为 1.49～2.39 微克/毫摩铬(μg/mmolCr)。

【临床意义】 它是判断糖尿病早期肾损伤的一个指标,主要用于糖尿病肾病的早期诊断。

38. 尿羟脯氨酸(P_{10})

【正常值】 1～5 岁,153～496 微摩/24 小时(μmol/24h)尿;6～10 岁,267～755 微摩/24 小时尿;11～14 岁,480～1370 微摩/24 小时尿;18～21 岁,153～420 微摩/24 小时尿;21 岁以上,114～328 微摩/24 小时尿。

【临床意义】

(1)增高:见于羟脯氨酸血症、严重骨折、骨癌、结缔组织损伤、甲状腺功能亢进、甲状旁腺素及生长激素分泌增多、骨软化症等。

(2)降低:见于侏儒症、静脉注射钙剂及降钙素治疗。

39. 尿淀粉酶(AMY)

【正常值】 对硝基酚(PNP)法:＜490 单位/升(U/L);碘-淀粉比浊法:为 840～6240 单位/升。

【临床意义】

(1)增高:主要见于急性胰腺炎、慢性胰腺炎急性发作、胰腺癌、胰腺囊肿、胰腺导管堵塞、急性胆囊炎、胃溃疡、腮腺炎等。

(2)降低:主要见于重症肝炎、肝硬化、糖尿病等。

40. 尿 N-乙酰-β-D-氨基葡萄糖苷酶(NAG)

【正常值】 对硝基酚法(PNP 法):＜22 单位/克肌酐(U/gCr)。

【临床意义】 增高,见于各种肾实质性疾病引起的肾小管损伤、肾移植排异反应、应用有肾毒性的药物、肾恶性肿瘤等。

41. 尿 γ-谷氨酰转移酶(γ-GT)

【正常值】 重氮试剂法:＜560 单位/升(U/L)。

【临床意义】 升高,常见于急性肾炎、肾病综合征、汞或铅中毒、肾胚胎瘤、尿路结石、肾结石等。

42. 尿溶菌酶(LYS$_0$)

【正常值】 琼脂平板法:为0~2毫克/升(mg/L)。

【临床意义】 增高,见于重金属或抗生素所致的肾小管坏死、急性肾小管坏死、先天性肾小管发育不全、慢性萎缩性肾小管病变、慢性肾炎肾功能不全伴肾小管受损、肾移植排异反应、肾盂肾炎、肾小管酸中毒、肝豆状核变性、流行性出血热、肾病综合征等。

43. 尿碱性磷酸酶(ALP)

【正常值】 0.51~0.61毫克/升(mg/L)。

【临床意义】 增高,见于急性肾炎、狼疮性肾炎、糖尿病、急性肾小管坏死、肾盂肾炎、肾梗死、肾移植术后急性排异反应等。

44. 尿酸性磷酸酶(ACP)

【正常值】 男性<173.04微摩/升·秒(μmol/L·S),女性<125.67微摩/升·秒。

【临床意义】 增高,见于前列腺癌、肾脏病变等。

45. 尿白细胞酯酶试验

【正常值】 阴性。

【临床意义】 尿白细胞酯酶试验,是尿液化学检测项目之一。此酶为中性粒细胞特异性酯酶,临床常用这种酶检测标本中有无白细胞存在,与显微镜直接白细胞检测法有互补作用。它可用于诊断泌尿系感染;当肾移植后发生排异反应时,尿中以淋巴细胞为主,故白细胞酯酶试验呈阴性。此时,应以镜检白细胞结果为准。

46. 尿肌酐(Cr)

【正常值】 成人,男性7.1~17.7毫摩/24小时(mmol/24h)尿,女性5.3~15.9毫摩/24小时尿;儿童,71~195微摩/24小时尿;婴儿,88~177微摩/24小时尿。

【临床意义】

(1)增高:见于巨人症、肢端肥大症等。

(2)降低:见于急性肾小球肾炎、慢性肾小球肾炎代偿期、急性或慢性肾功能不全、重度充血性心功能不全、肌肉萎缩性疾病等。

47. 尿肌酸(Cre)

【正常值】 碱性苦味酸法(Jaffe):男性 0～304 微摩/24 小时(μmol/24h)尿,女性 0～608 微摩/24 小时尿,儿童 0～456 微摩/24 小时尿。

【临床意义】

(1)增高:见于先天性肌无力、多发性肌炎、脊髓灰质炎、肌球蛋白尿症、肌萎缩、皮肌炎、硬皮病、进行性肌营养不良、甲状腺功能亢进、严重感染、继发性肝癌、系统性红斑狼疮、骨折、肢端肥大症、急性白血病、发热等。

(2)减少:见于呆小症、甲状腺功能减退、强直性肌营养不良等。

48. 尿液尿素

【正常值】 250～600 毫摩/24 小时(mmol/24h)尿。

【临床意义】

(1)增高:可见于体内组织分解代谢增加时,如高热等。

(2)降低:可见于肾功能障碍、严重肝脏疾病等。

49. 尿 17-羟类固醇(17-OH)

【正常值】 0～2 岁,1.4～2.8 微摩/24 小时(μmol/24h)尿;儿童,2.8～15.5 微摩/24 小时尿;成年男性,8.3～27.6 微摩/24 小时尿;成年女性,5.5～22 微摩/24 小时尿。

【临床意义】

(1)增高:可见于肾上腺皮质功能亢进(库欣综合征)、肾小腺皮质瘤、先天性肾上腺皮质增生症、甲状腺功能亢进、肥胖症、正常妊娠后期、应激综合征、女性男性化等。

(2)降低:可见于原发性肾上腺皮质功能减退、慢性肾上腺皮质功能不全、垂体功能减退、甲状腺功能减退、肝硬化等。

50. 尿 17-酮类固醇(17-KS)

【正常值】 2 岁前,≤3.5 微摩/24 小时(μmol/24h)尿;2～6 岁,≤7.0 微摩/24 小时尿;6～10 岁,3.5～14.0 微摩/24 小时尿;

14~16岁,17~42微摩/24小时尿;成人男性,23~76微摩/24小时尿;60岁以上男性,可低至3微摩/24小时尿;成人女性,21~52微摩/24小时尿。

【临床意义】

(1)增高:可见于肾上腺皮质功能亢进(如库欣综合征)、肾上腺性变态综合征、肢端肥大症、男性睾丸间质细胞瘤,女子多毛症时也可增高。

(2)降低:肾上腺皮质功能减退、脑垂体前叶功能减退、男性性功能减退、营养不良、贫血、感染、神经性厌食、结核、肝病、糖尿病等。

51. 尿儿茶酚胺(CA)

【正常值】 <591纳摩/24小时(nmol/24h)尿。

【临床意义】

(1)增高:见于嗜铬细胞瘤、心肌梗死、进行性肌营养不良、重症肌无力等。

(2)降低:见于营养不良、家族性自主神经功能失常、肾上腺切除、神经节药物封闭等。

52. 尿钾(K)

【正常值】 成人,51~102毫摩/24小时尿;儿童0.33~1.73毫摩/24小时尿。

【临床意义】

(1)增高:见于原发性或继发性醛固酮增多症、肾性高血压、糖尿病酮症、代谢性碱中毒、心力衰竭、肾小管酸中毒、慢性肾炎、慢性肾盂肾炎、慢性肾衰竭、肝病,以及长期使用促肾上腺皮质激素和肾上腺皮质激素等。

(2)降低:见于严重肾小球肾炎、肾上腺皮质功能减退、急性肾衰竭及肾硬化,摄入麻醉药、肾上腺素、丙氨酸等药物。

53. 尿钠(Na)

【正常值】 成人,130~260毫摩/千克·24小时(mmol/kg·24h)尿;儿童,<5毫摩/千克·24小时尿。

【临床意义】

(1)增高:见于进食含钠过多的食物,严重的肾盂肾炎,急性肾小管坏死肾病综合征,急性或慢性肾衰竭,碱中毒,摄入咖啡、利尿药、肝素、钾盐、大剂量的黄体酮等药物。

(2)减低:见于进食过少的食物,月经前,原发性醛固酮增多症,慢性肾衰竭晚期,腹泻,吸收不良,使用肾上腺皮质激素、肾上腺素等药物。

54. 尿钙(Ca)

【正常值】 成人,$2.5\sim7.5$ 毫摩/24 小时(mmol/24h)尿。儿童,<0.2 毫摩/千克·24 小时尿;婴儿,<1.0 毫摩/千克·24小时尿。

【临床意义】

(1)增高:见于甲状腺功能亢进,高钙血症,甲状旁腺功能亢进,维生素 D 摄入过多,多发性骨髓瘤,恶性肿瘤骨转移,肾小管酸中毒,骨质疏松症,结节病,肢端肥大症,摄入氯化铵、降钙素、肾上腺皮质激素、生长激素、甲状旁腺激素等药物。

(2)降低:见于妊娠晚期,低钙血症,甲状旁腺功能减退,维生素 D 缺乏症,佝偻病,软骨病,肾病综合征,急性胰腺炎,慢性腹泻,黏液性水肿,尿毒症,摄入利尿药、雌激素、口服避孕药物等。

55. 尿维生素 C

【正常值】 阴性。

【临床意义】 有 22.8% 的常规尿标本中可以检测出维生素 C,浓度范围从 71 毫克/升到 3 395 毫克/升不等,平均为 372 毫克/升。尿维生素 C 水平,与外源性摄入量有极大的相关性。尿液维生素 C 浓度增高,可对血红蛋白(尿维生素 C$\geqslant$90 毫克/升)、胆红素(尿维生素 C$\geqslant$250 毫克/升)、葡萄糖(尿维生素 C$\geqslant$500 毫克/升)、亚硝酸盐(尿维生素 C$\geqslant$250 毫克/升)试带反应产生严重的负干扰,使结果出现假阴性。所以,检测尿维生素 C,并非用于维生素 C 的定量,而是用于判断试带反应及尿其他检测项目结果是否正确可靠,是否受尿维生素 C 相关浓度的影响,以避免假阴性结果。

56. 尿雄蟾蜍妊娠试验(GM)

【正常值】 阴性。

【临床意义】

(1)阳性:诊断早期妊娠准确率为 95%～98%。可用于观察流产后胎盘滞留、宫外孕。

(2)阴性:产后。阳性转为阴性,显示胎儿已死于宫内。

57. 妊娠尿稀释试验

【正常值】 稀释成 1：50,呈阴性。

【临床意义】 阳性,滋养层细胞肿瘤(葡萄胎、恶性葡萄胎、绒毛膜癌),多胎妊娠,重度早孕反应。

58. 妊娠尿浓缩试验

【正常值】 阴性。

【临床意义】 用于葡萄胎流产后、恶性葡萄胎或绒毛膜癌化疗及手术后随访。浓缩 300 毫升尿试验阳性者,表示体内无活跃的滋养层细胞。

59. 尿人绒毛膜促性腺激素(HCG)

【正常值】 阴性。

【临床意义】 本测定主要用于妊娠诊断,一般在受孕后 10～14 天即可呈阳性反应。阳性还见于葡萄胎、恶性葡萄胎、绒毛膜上皮癌、睾丸畸胎瘤、宫外孕等。难免流产或不完全流产或人工流产后,子宫内膜仍有胎盘组织时,本试验可阳性。

60. 尿病原体检查

【正常值】 细菌数 $< 10^5$/毫升。

【临床意义】 当清洁中段尿细菌数 $> 10^5$/毫升时,可诊断为尿路感染。

61. 尿肿瘤细胞检测

【正常值】 未找到肿瘤细胞。

【临床意义】 如果报告"找到肿瘤细胞",约 95%为移行上皮细胞癌,鳞状上皮细胞癌和腺癌少见。移行上皮细胞癌,按照癌细胞的分化程度不同,又可分为乳头状瘤、移行细胞癌Ⅰ级、移行细胞癌Ⅱ级、移行细胞癌Ⅲ级。

(三)粪便常规检查

1. 粪便量

【正常值】 成人,100～300 克/24 小时(g/24h)。干重 23～32 克/24 小时;含水量 65%。

【临床意义】

(1)增加:消化不良、慢性胰腺炎、肠道功能紊乱、甲状腺功能亢进等。

(2)减少:慢性便秘、精细食物影响。

2. 粪便性状

【正常性状】 正常粪便呈软泥样柱状(即成形便),婴儿的粪便往往为不成形的糊状。

【临床意义】

(1)水样便:腹泻等。

(2)黏液便或脓血便:细菌性痢疾、肠炎等。

(3)柏油样便:各种原因引起的上消化道出血。

(4)米汤样便:霍乱或副霍乱。

3. 粪便颜色

【正常颜色】 正常成人粪便呈黄色或棕黄色;婴儿呈金黄色。

【临床意义】

(1)黑色:上消化道出血(柏油样便),食物性(如食猪肝、动物血)和药物性(如服用生物炭及铋、铁等制剂)所致。

(2)果酱色:细菌性痢疾、阿米巴痢疾急性发作。

(3)鲜红色:常见于肠下段出血性疾病(如结肠或直肠癌、痔出血、痢疾)。

(4)灰白色:常见于阻塞性黄疸、钡餐造影术后。

(5)绿色:常见于幼儿消化不良、摄入大量绿色蔬菜。

4. 粪便气味

【正常气味】 正常粪便有蛋白质分解产物靛基质及粪臭素的气味。

【临床意义】

(1)酸臭味:淀粉或糖类消化不良。

(2)恶臭味:慢性胰腺炎、吸收不良。

(3)腐臭味:直肠癌溃烂。

(4)血腥味:坏死性肠炎。

5. 粪红细胞

【正常粪便】 无红细胞。

【临床意义】 ①下消化道炎症或出血时,可出现数量不等的红细胞,如痢疾、溃疡性结肠炎、结肠癌、直肠息肉、痔疮、急性血吸虫病等。②消化道疾病时,由于炎症损伤而出血,白细胞、红细胞可同时出现;其中细菌性痢疾时,红细胞多分散存在且形态正常,数量少于白细胞;阿米巴痢疾时,红细胞多粘连成堆,并有破碎现象,且数量多于白细胞。③上消化道出血时,由于胃液的消化作用,红细胞已被破坏,粪便中也难见到。

6. 粪白细胞

【正常值】 正常粪便中,无白细胞,或偶见白细胞。

【临床意义】 ①粪便中常见中性粒细胞,形态完整者,与血液中的粒细胞无差别。病理情况下,中性粒细胞呈灰白色,胞体肿胀、坏死、破碎、结构不完整、胞质内充满细小的颗粒、核不清楚的中性粒细胞,即称其为脓细胞,常成堆出现。②病理情况下,白细胞数量与炎症轻重及部位有关。肠炎时,白细胞增多不明显,一般小于 15 个/高倍视野,分散存在;细菌性痢疾、溃疡性结肠炎时,可见大量白细胞或成堆出现的脓细胞,以及吞噬异物的小吞噬细胞;肠易激综合征、肠道寄生虫(尤其是钩虫病及阿米巴痢疾)时,粪便经涂片染色,可见较多的嗜酸性粒细胞,可伴有夏科-莱登结晶。

7. 粪上皮细胞

【正常值】 正常粪便很少见到柱状上皮细胞。

【临床意义】 粪便中的上皮细胞,为肠黏膜上皮细胞。除直肠被覆复层鳞状上皮外,整个小肠、大肠黏膜上皮细胞均为柱状上皮细胞,呈卵圆形或短柱状,两端钝圆,细胞较厚,结构模糊,夹杂于白细胞之间。柱状上皮细胞增多,见于结肠炎症、伪膜性肠炎等。

8. 粪大吞噬细胞

【正常值】 正常粪便无大吞噬细胞。

【临床意义】 粪便中出现大吞噬细胞(或巨噬细胞),见于急性细菌性痢疾、急性出血性肠炎,偶见于溃疡性肠炎。

9. 粪结晶

【正常值】 粪便内可见多种少量结晶,如磷酸盐、草酸钙、碳酸钙结晶,一般无临床意义。

【临床意义】 如出现夏科-莱登结晶、血红素结晶,则是消化道出血的依据。主要可见于胃肠道出血、阿米巴痢疾、钩虫病及过敏性肠炎,同时可见嗜酸性粒细胞。

10. 粪病原体检测

【正常值】 正常人肠道寄居有多种正常菌群,属无病原性细菌。

【临床意义】 粪便中分离培养出致病病原体可明确诊断:霍乱弧菌,为霍乱;痢疾志贺菌,为细菌性痢疾;沙门菌属细菌,为沙门菌感染;伤寒沙门菌或副伤寒沙门菌,为肠热证;结核分枝杆菌,为肠结核。荧光显微镜检查,见到与志贺荧光抗体结合的荧光菌体,可诊断为细菌性痢疾。见车轮状的病毒颗粒,提示为轮状病毒引起的秋季婴儿腹泻。米泔水样便悬滴标本,显微镜暗视野下见鱼群样运动活跃的弧菌,提示为霍乱。

11. 粪寄生虫及虫卵

【正常值】 阴性。

【临床意义】 粪便检测寄生虫及虫卵,是诊断肠道寄生虫感染的最直接及最可靠的方法。可检测的线虫类虫卵有蛔虫卵、钩虫卵、蛲虫卵;吸虫类,有华支睾吸虫卵、血吸虫卵、姜片虫卵;绦虫,只能见妊娠节片,因其虫卵不排入肠内;原虫,有阿米巴原虫及滋养体与包囊体、隐孢子虫及包囊体、鞭毛虫和纤毛虫及包囊体等。

12. 粪便隐血试验(OB)

【正常值】 阴性。

【临床意义】 阳性,常见于各种消化道出血性疾病。

注意,做粪便隐血检查时,应禁食肉、含血食物、铁剂 3 天,以防出现假阳性。

13. 粪胆红素(BIL)

【正常值】 阴性。

【临床意义】 阳性,见于乳儿腹泻。

14. 粪胆素

【正常值】 阳性。

【临床意义】

(1)弱阳性:胆汁分泌功能减退、胆管不完全性阻塞。

(2)阴性:完全梗阻性黄疸。

15. 粪胆原

【正常值】 68~473 微摩/24 小时(μmol/24h)。

【临床意义】

(1)升高:见于溶血性黄疸。

(2)降低:见于梗阻性黄疸、肝细胞性黄疸、再生障碍性贫血、恶病质、口服抗生素引起肠道菌群失调等。

16. 粪脂肪

【正常值】 成人粪便总脂量(以总脂肪酸计算),为 2~5 克/24 小时(g/24h),或为干粪便的 7.3%~27.6%。成人摄入脂肪50~150 克/24 小时,排出量小于 7 克,脂肪吸收率大于 95%。

【临床意义】 粪便脂肪包括结合脂肪、游离脂肪酸及中性脂肪。粪便脂肪检测,可作为了解消化功能和胃肠道吸收功能的参考指标。病理情况下,在脂肪消化吸收功能减退时,粪总脂量大量增加,如 24 小时粪总脂量大于 6 克,称为脂肪泻。粪脂增加见于:①胰腺疾病。慢性胰腺炎、胰腺癌、胰腺纤维囊性变等。②肝胆疾病。胆汁瘀积性黄疸、胆汁分泌不足、病毒性肝炎、肝硬化等。③小肠病变。乳糜泻、蛋白性肠病、Whipple 病等。④胃、十二指肠瘘,消化性溃疡等。

(四)唾液及泪液检查

1. 唾液钠(Na)

【正常值】 未刺激,为 5~20 毫摩/升(mmol/L);刺激后,约为 44 毫摩/升。

【临床意义】

(1)增高:见于囊性纤维变性、类风湿关节炎、腮腺炎等。

(2)降低:见于充血性心力衰竭、肾上腺皮质功能亢进。

2. 唾液钾(K)

【正常值】 未刺激,为 19~23 毫摩/升(mmol/L);刺激后,为 18~19 毫摩/升。

【临床意义】 增高,见于囊性纤维变性症、原发性醛固酮增多症和洋地黄中毒。

3. 唾液氯(Cl)

【正常值】 未刺激,为 19~23 毫摩/升(mmol/L);刺激后,为 18~19 毫摩/升。

【临床意义】

(1)增高:见于囊性纤维变性症、腮腺炎、口眼干燥综合征。

(2)降低:见于充血性心力衰竭、肾上腺皮质功能亢进。

4. 唾液白蛋白(A)

【正常值】 未刺激,低于 10 毫克/升(mg/L)。

【临床意义】 增高,见于口眼干燥综合征。

5. 唾液分泌型免疫球蛋白 A(IgA)

【正常值】 30～260 毫克/升(mg/L)。

【临床意义】 增高,见于口眼干燥综合征、口腔黏膜白斑、扁平苔藓、类风湿关节炎等。

6. 唾液溶菌酶(LZM)

【正常值】 (1.7±0.2)毫克(mg)。

【临床意义】 增高,见于口眼干燥综合征。

7. 唾液尿素氮(BUN)

【正常值】 (5.7±1.6)毫摩/升(mmol/L)。

【临床意义】 与血清尿素氮平行,唾液尿素氮/血清尿素氮约为 1.03。唾液尿素氮测定,可作为肾功能的一个指标。

8. 泪液酸碱度(pH)

【正常值】 7.317～7.800。

【临床意义】 下降,见于春季卡他性角膜炎。

9. 泪液溶菌酶(LZM)

【正常值】 (1.4±0.5)克/升(g/L)。

【临床意义】 降低,见于疱疹性角膜炎、干性角膜炎。

10. 泪液分泌型免疫球蛋白 A(IgA)

【正常值】 (342±207)毫克/升(mg/L)。

【临床意义】 降低,见于疱疹性角膜炎。

11. 泪液活化第三补体成分(C_3)

【正常值】 小于 20 毫克/升(mg/L)。

【临床意义】

(1)增高:见于急性病毒性角膜炎。

(2)降低:见于虹膜炎。

12. 泪液乳铁蛋白(LF)

【正常值】 1.04～2.23 克/升(g/L)。

【临床意义】 降低,见于干性角膜炎。

13. 泪液电解质检测

【正常值】

（1）钠：10～40 毫摩/升（mmol/L）。

（2）钾：9 毫摩/升。

（3）氯化物：4～60 毫摩/升。

【临床意义】 增高，见于胰腺囊性纤维化、未治疗的艾迪生病（阿狄森病）、糖原累积症、葡萄糖-6-磷酸酶缺乏症、血管加压素低阻性尿崩症。

（五）痰液检查

1. 痰液量

【正常值】 无痰或仅有少量稀薄的痰液。

【临床意义】 增加，常见于支气管扩张、支气管胸膜瘘并脓胸、支气管哮喘、老年慢性支气管炎、肺结核、肺脓肿，痰量超过 50 毫升/24 小时。

2. 痰液颜色

【正常颜色】 白色或灰白色。

【临床意义】

（1）黄色或黄绿色：常见于呼吸道感染（痰内有脓细胞等）。

（2）绿色：常见于肺部铜绿假单胞菌感染。

（3）铁锈色：常见于大叶性肺炎或肺坏死。

（4）粉红色：常见于肺水肿。

（5）黑褐色：常见于矽肺、心力衰竭等。

（6）红色：常见于肺癌、肺吸虫、肺结核等。

（7）砖红色胶冻样：可见于肺炎杆菌性肺炎。

3. 痰液性状

【正常性状】 一般无色、无味。

【临床意义】

（1）黏液性：常见于支气管炎、支气管哮喘。

(2)黏液脓性:由于痰中脓细胞含量不同,可呈不同程度黄色,常见于肺结核、支气管炎恢复期等。

(3)脓性:常见于支气管扩张继发感染、肺脓肿、肺坏疽、穿透性脓胸等。

(4)血性:指痰中混有血液,常见于肺结核、肺癌、肺吸虫病、支气管扩张等。

(5)乳白色:可能为白色念珠菌感染。

(6)浆液性:见于肺水肿、肺瘀血、慢性支气管炎等。

4. 痰液气味

【正常气味】 无特殊臭味。

【临床意义】

(1)血腥味:常见于晚期肺结核、晚期肺癌、肺脓肿等。

(2)粪臭:见于膈下脓肿和肺相连。

(3)恶臭:常见于厌氧菌感染、肺脓肿、肝脓肿穿透肺组织等。

5. 痰中异常物质

【正常情况】 没有异常物质。

【临床意义】

(1)支气管管型:由纤维蛋白和黏液在支气管内形成灰白色树枝状,常见于肺炎、慢性支气管炎等。

(2)柯什曼(Curschmann)螺旋体:常见于支气管哮喘、急性或慢性支气管炎。

(3)肺石:痰液中的一种钙化小体,见于肺结核患者的肺内异物经钙化后随痰液咳出。

6. 痰液中的细胞分类

【正常值】 正常人痰液有少量白细胞、上皮细胞及尘埃,无红细胞。

【临床意义】

(1)红细胞:大量出现,表示肺或气管出血。

(2)脓细胞:大量出现,常见于呼吸道化脓性感染。

（3）嗜酸性粒细胞增多：常见于过敏性支气管哮喘、肺吸虫病、热带嗜酸性细胞增多症及肺结核恢复期。

（4）色素细胞：较常见的有"心力衰竭细胞"，常见于心力衰竭、肺炎、肺气肿和肺出血患者的痰中。

（5）肿瘤细胞：提示呼吸道癌。

7. 痰液中的结晶体

【正常值】 痰液中无夏科-雷登结晶。

【临床意义】

（1）夏科-雷登结晶：常见于支气管哮喘、肺吸虫病等。

（2）胆固醇结晶：常见于肺脓肿、脓胸、肺结核、肿瘤。

（3）胆红素结晶：多见于支气管扩张、肺脓肿等。

（4）脂酸结晶：见于肺坏疽、支气管炎、慢性肺结核等。

8. 痰液中的寄生虫

【正常值】 痰中无寄生虫及虫卵。

【临床意义】 痰中见到肺吸虫卵，可确诊肺吸虫病；还可见到蛔虫蚴、钩虫蚴、棘球绦虫的棘球蚴及阿米巴滋养体等。

9. 痰液细菌涂片检测

【正常值】 未找到细菌。

【临床意义】 痰涂片做革兰染色，对肺部感染诊断很有意义。如发现大量葡萄球菌、肺炎双球菌、革兰阴性细菌，是抗生素治疗的指征；发现抗酸杆菌，在未获得培养结果前，就可做抗结核治疗。由于痰液中混入的杂菌较多，检查出的细菌不一定与疾病有关，判断病原菌意义常以优势细菌为依据，但须做细菌培养鉴定。

10. 痰液细菌培养

【正常值】 阴性。

【临床意义】 通过细菌培养，如结核分枝杆菌培养、厌氧菌培养、真菌培养（白色假丝酵母菌及熏烟曲霉菌等）检验结果，不仅能明确诊断，还能针对不同细菌进行治疗。

11. 痰液的肿瘤细胞检测

【正常值】 未找到肿瘤细胞。

【临床意义】 痰液细胞学检测,主要用于呼吸系统恶性肿瘤的普查和诊断。如找到肿瘤细胞,可诊断为肺癌。痰液中找到的癌细胞,多数来自肺部原发性肿瘤,转移性肿瘤较少见。肺癌,以鳞状上皮细胞癌(简称鳞癌)多见,可分为高分化、低分化性鳞癌两型;腺癌及未分化癌,较少见。

(六)关节腔液检查

1. 关节腔液外观

【正常外观】 清晰、淡黄色,放置不会自然凝固。

【临床意义】 黄色混浊,见于化脓性或非化脓性炎症;乳白色或假乳糜色,见于结核性关节炎、慢性类风湿关节炎、急性痛风性关节炎等;绿色,见于慢性类风湿关节炎、痛风引起滑膜炎的急性发作期、流感嗜血杆菌化脓性关节炎;血性液,见于损伤性关节炎、关节肿瘤、穿破关节的骨折等。

2. 关节腔液白细胞计数

【正常值】 $<200 \times 10^6$/升。

【临床意义】 增高,见于关节的感染性炎症或非感染性炎症。

3. 关节腔液白细胞分类计数(DC)

【正常值】 粒细胞低于有核细胞总数的 25%。

【临床意义】 粒细胞高于 90%,见于化脓性关节炎;粒细胞高于 50%,见于类风湿关节炎。

4. 关节腔液黏红蛋白凝块试验

【正常值】 凝块形成良好。

【临床意义】 凝块形成差,见于各种炎症,如化脓性关节炎、痛风性关节炎及类风湿关节炎。

5. 关节腔液总蛋白及蛋白电泳

【正常值】 总蛋白,$10 \sim 30$ 克/升(g/L)。其中白蛋白(A):

60%;球蛋白(G):α_1 为 9%、α_2 为 4%、β 为 10%、γ 为 11%。

【临床意义】 总蛋白增高,提示由炎症或肿瘤引起的滑膜选择性渗透性破坏。

6. 关节腔液葡萄糖测定

【正常值】 较血糖低,低于 5.55 毫摩/升(mmol/L)。

【临床意义】 降低,见于化脓性关节炎和类风湿关节炎。

7. 关节腔液类风湿因子(RF)测定

【正常值】 阴性。

【临床意义】 阳性,见于类风湿关节炎,个别化脓性关节炎病人也可呈阳性。

8. 关节腔液感染程度分类判断

见表2。

表2 关节腔液感染程度分类判断

区分	正常	非炎性（Ⅰ型）	轻度炎性（Ⅱ型）	严重炎性（Ⅲ型）	脓毒性感染（Ⅳ型）
外观	透明、黄色	透明、黄色	透明至轻度混浊、黄色	混 浊	混浊至脓性
黏稠度	高	高	减低	减低	减低
黏蛋白凝块	良好	良好	良好或中等	中等或不良	不良
血与滑液葡萄糖浓度差(毫摩/L)	0~-0.6	0~0.6	0~1.1	0~2.2	1.1~5.6
白细胞计数（×10^6/升)	0~200	0~5000	0~10000	500~50000	500~200000
中性粒细胞（%)	0~25	0~25	0~50	0~90	40~100

(七)浆膜腔液检查

1. 浆膜腔液量

【正常值】 胸水为 1~20 毫升(ml),腹水为 20~50 毫升,心包液为 30 毫升。

【临床意义】 在正常情况下,浆膜腔内只含上述少量液体,以起到润滑作用。在病理情况下,可发生不同程度的积液,通过穿刺做进一步检查,即可做出诊断。

2. 浆膜腔液颜色

【正常值】 正常浆膜腔液为清亮、淡黄色。

【临床意义】 渗出液颜色随病情而改变,漏出液颜色较浅。

(1)红色:恶性肿瘤、结核病急性期、风湿性疾病等。

(2)黄色:各种原因引起的黄疸。

(3)绿色:铜绿假单胞菌感染。

(4)乳白色:化脓性胸膜炎、丝虫病、淋巴结肿瘤、淋巴结结核、慢性肾炎、肝硬化、腹膜癌等。

(5)咖啡色:内脏损伤、恶性肿瘤、出血性疾病及穿刺损伤时积液。

(6)黑色:曲霉菌感染。

3. 浆膜腔液透明度

【正常值】 清晰透明。

【临床意义】 积液透明度,常与其所含的细胞、细菌和蛋白质数量等有关。漏出液,因所含细胞和蛋白质少,而呈透明或微浊;渗出液,因细胞、细菌等成分较多,而呈不同程度混浊。

4. 浆膜腔液比重

【正常值】 漏出液<1.015,渗出液>1.018。

【临床意义】 积液比重高低,与其所含的溶质有关。漏出液,因含细胞、蛋白质少,则比重<1.015;渗出液,因含细胞、蛋白质多,则比重>1.018。

5. 浆膜腔液酸碱度(pH)

【正常值】 pH值7.40～7.50。

【临床意义】

(1)胸腔积液:pH值<7.4,提示炎性积液。如pH值<7.3,且伴有葡萄糖降低,提示有并发症的炎性积液、类风湿积液和恶性

积液等；如 pH 值<6.0，多因胃液进入胸腔，使 pH 值降低所致，见于食管破裂或严重脓胸。

（2）腹腔积液：腹腔感染积液时，细菌代谢产生酸性物质增多，使 pH 值降低。如 pH 值<7.3，见于自发性细菌性腹膜炎。

（3）心包积液：酸碱度（pH）明显降低，可见于风湿性、结核性、化脓性、恶性肿瘤性、尿毒症性心包炎等。其中，结核性、恶性肿瘤性积液的 pH 降低程度较明显。

6. 浆膜腔液凝固性测定

【正常值】　不易凝固。

【临床意义】　渗出液，因含有较多的纤维蛋白质等凝固物质而易于凝固；当其含有大量纤溶酶时，也可不发生凝固。

7. 浆膜腔液细胞计数及分类

【正常值】　正常人无积液，故无此项参考值。

【临床意义】

（1）漏出液与渗出液的鉴别：细胞数量<$100×10^6$/升为漏出液，细胞数量>$500×10^6$/升为渗出液。

（2）红、白细胞数升高：如红细胞数>$0.1×10^{12}$/升，可见于肿瘤、肺栓塞、创伤等。如白细胞数>$200×10^6$/升，可见于结核病、肿瘤等；如超过 $1000×10^6$/升，可见于化脓性细菌感染等。

（3）细胞分类变化：嗜中性粒细胞数量增高占 85%～95%，见于急性化脓性细菌感染、结核早期感染；嗜酸性粒细胞增高占 2%甚至 5%以上，见于过敏性疾病、寄生虫病、结核病吸收期、系统性红斑狼疮、气胸、肺梗死、真菌感染、肿瘤等；淋巴细胞增高，见于结核病、梅毒、肿瘤、骨髓瘤、慢性非结核性胸膜炎等；间皮细胞通常占 15%～20%，多出现在漏出液中，也可见于渗出液，表示胸膜受到刺激。

8. 浆膜腔液肿瘤细胞检测

【正常值】　未找到肿瘤细胞。

【临床意义】　如果报告"找到肿瘤细胞"，提示为肿瘤，约

95％为转移性肿瘤。胸水中找到肿瘤细胞,常见由肺癌、乳腺癌、间皮瘤转移来;腹水中找到肿瘤细胞,常见由胃癌、大肠癌、卵巢癌、肝癌、胆囊癌、胆管癌、淋巴瘤等转移来;心包积液中找到肿瘤细胞,常见由肺癌、乳腺癌转移来。男性病人积液中的肿瘤细胞,以由肺癌、淋巴癌、胃癌、大肠癌、肝癌等转移为主;女性病人积液中的肿瘤细胞,以乳腺癌、肺癌、卵巢癌、淋巴癌、胃癌、大肠癌等转移来为主。

9. 浆膜腔液病原体检测

【正常值】 漏出液无病原体,渗出液可见病原体。

【临床意义】 根据积液中查到的病原体种类,可明确诊断为该种病原体感染的炎症渗出。

10. 浆膜腔液蛋白质定性

【正常值】 Rivaita 试验:漏出液,阴性;渗出液,阳性。

【临床意义】 可鉴别积液性质。

11. 浆膜腔液蛋白质定量

【正常值】 漏出液,<25 克/升(g/L);渗出液,>30 克/升。

【临床意义】 综合分析浆膜腔积液蛋白质的变化,对鉴别渗出液和漏出液,以及形成积液的原因,有重要意义。

(1)胸腔积液:单独蛋白质测定,对鉴别积液的性质有一定的误差,需要结合其他指标综合判断,如胸腔积液蛋白质与血清蛋白质之比大于 0.5,则多为渗出液。

(2)心包积液:蛋白质测定,对鉴别积液的性质,价值不大。

(3)血清腹腔积液清蛋白梯度(SAAG),对于鉴别肝硬化腹腔积液与其他疾病所致的腹腔积液,有一定的鉴别价值。肝硬化门脉高压性积液,SAAG>11 克/升,其他原因的腹腔积液 SAAG 常<11 克/升。

12. 浆膜腔液葡萄糖测定

【正常值】 3.6～5.5 毫摩/升(mmol/L)。

【临床意义】 漏出液,葡萄糖含量与血清相似;积液时,葡萄糖含量降低,或积液含量与血清含量的比值<0.5,一般见于风湿性积液、积脓、恶性积液、结核性积液、狼疮性积液或食管破裂。

13. 浆膜腔液脂类测定

【正常值】 胆固醇,为 1.6 毫摩/升(mmol/L);三酰甘油,为 0.65 毫摩/升。

【临床意义】 胸腔积液,胆固醇>1.6 毫摩/升时,多为恶性积液;胆固醇<1.6 毫摩/升时,多为肝硬化性积液。三酰甘油含量>1.26 毫摩/升时,提示为乳糜性胸腔积液;三酰甘油<0.57 毫摩/升时,则可排除乳糜胸腔积液。

14. 浆膜腔液乳酸脱氢酶(LDH)测定

【正常值】 漏出液,LDH 活性接近血清活性,积液/血清 LDH 大于 0.6。

【临床意义】 渗出液 LDH,在化脓性感染积液中活性最高,均值可达正常血清的 30 倍,其次为恶性积液,结核性积液略高于正常血清。恶性胸腔积液的 LDH 活性约为患者自身血清的 3.5 倍,而良性积液约为 2.5 倍,均有助于鉴别诊断。

15. 浆膜腔液的腺苷脱氨酶(ADA)测定

【正常值】 0~45 单位/升(U/L)。

【临床意义】 结核性积液,ADA 活性显著升高,大于 40 单位/升,对结核性胸腔积液的特异性为 99%,优于结核菌素试验、细菌学(如活组织检查)等方法。抗结核药物治疗有效时,ADA 下降,故可作为抗结核疗效观察指标。

16. 浆膜腔液淀粉酶测定

【正常值】 0~300 单位/升(U/L)。

【临床意义】 ①原发性或继发性肺腺癌患者,胸腔积液中淀粉酶活性显著升高,多大于 300 单位/升。②各型胰腺炎或胰腺癌患者,腹腔积液淀粉酶活性也均可增高,可达正常血清的 3 倍,且比血清酶活性持续时间长。③食管破裂引起的胸腔积液中,淀粉酶也增高,对食管癌破裂早期诊断也很有价值。

17. 浆膜腔液溶菌酶测定

【正常值】 0～5 毫克/升(mg/L),胸腔积液中溶菌酶(LZM)与血清中比值<1.0。

【临床意义】 LZM 主要存在于单核细胞、吞噬细胞、中性粒细胞及类上皮细胞溶酶体内,而淋巴细胞和肿瘤细胞无 LZM。感染积液中 LZM 含量增高;恶性积液 LZM 与血清的比值<1.0,而结核性积液 LZM 与血清的比值>1.0。故检测积液 LZM,有助于鉴别良、恶性积液。

18. 浆膜腔液碱性磷酸酶测定

【正常值】 40～150 单位/升(U/L)。

【临床意义】 大多数小肠扭转穿孔患者在腹腔积液时,碱性磷酸酶(ALP)活性升高,其值约为血清的 2 倍;发病 2～3 小时即升高,并随病情加重而增高。浆膜表面癌的癌细胞,可释放 ALP,故其胸腔积液与血清 ALP 比值大于 1.0,而其他癌性胸腔积液与血清的比值则小于 1.0。

19. 浆膜腔积液癌胚抗原(CEA)测定

【正常值】 0～5 纳克/毫升(ng/ml)。

【临床意义】 积液 CEA>20 纳克/毫升,积液/血清 CEA>1.0 时,有助于恶性积液的诊断,尤其对腺癌所致积液诊断价值最高。

20. 浆膜腔积液甲胎蛋白(AFP)测定

【正常值】 0～8.1 纳克/毫升(ng/ml)。

【临床意义】 积液 AFP,与血清浓度呈正相关。当腹腔积液 AFP>300 纳克/毫升时,有助于诊断原发性肝癌所致的腹腔积液。

21. 浆膜腔液 C-反应蛋白测定

【正常值】 一般 C-反应蛋白很少。

【临床意义】 <10 毫克/升(mg/L),为漏出液;>10 毫克/升,为渗出液。

22. 浆膜腔液类风湿因子测定

【正常值】 ＜1：320。

【临床意义】 积液类风湿因子(RF)效价＞1：320,且积液 RF 效价高于血清,可作为诊断类风湿积液的依据。

(八)脑脊液(CSF)检查

1. 脑脊液颜色

【正常颜色】 无色水样液体。

【临床意义】 红色,脑出血、蛛网膜下腔出血及穿刺损伤等; 黄色,脑肿瘤、脑血栓、陈旧性出血等;乳白色,各种化脓性脑膜炎; 微绿色,铜绿假单胞菌及甲型链球菌性脑膜炎。

2. 脑脊液透明度

【正常值】 清晰透明。

【临床意义】 混浊,常见于脑脓肿、脊髓灰质炎、乙型脑炎、病毒性脑膜炎、化脓性脑膜炎、结核性脑膜炎。脑脊液静置后呈毛玻璃样改变,是结核性脑膜炎的特征性改变。

3. 脑脊液比重

【正常值】

(1)成人:脑室液为 1.002～1.004,脑池液为 1.004～1.008, 腰脊椎液为 1.006～1.008。

(2)小儿:为 1.005～1.009。

【临床意义】

(1)升高:见于脑膜炎、尿毒症、糖尿病。

(2)降低:少见。

4. 脑脊液凝固性

【正常值】 无凝块和无沉淀,放置 24 小时不形成薄膜。

【临床意义】 当脑脊液内蛋白质(包括纤维蛋白质)增加至 10 克/升时,可出现薄膜或凝块。化脓性脑膜炎,一般在 1～2 小时内形成薄膜、凝块或沉淀;结核性脑膜炎,在 12～24 小时形成膜状物;神经梅毒,可出现小絮状凝块;蛛网膜下腔阻塞时,可呈黄色胶冻状样表现。

5. 脑脊液酸碱度(pH)

【正常值】 pH 值 7.25～7.42,终池较脑池约低 0.02。

【临床意义】 pH 值降低,常见于脑血管意外、脑外伤、急性脑炎、新生儿窒息、心搏骤停等,也可见于糖尿病酮症酸中毒、慢性肾功能不全等。

6. 脑脊液压力

【正常值】 成人,坐位压力为 3.43～4.41 千帕(kPa),侧卧位为 0.69～1.37 千帕,最高为 1.76 千帕。儿童,0.49～0.98 千帕;新生儿,0.37～0.78 千帕。脑脊液由穿刺针滴出速度为每分钟少于 60 滴。

【临床意义】 成人超过 1.96 千帕,提示颅内压增高。

7. 脑脊液红细胞计数

【正常值】 不含红细胞。

【临床意义】 脑脊液含红细胞,可能为病理改变所致。

8. 脑脊液白细胞计数

【正常值】 婴儿,(10～20)×10^6/升(L);儿童,(0～10)×10^6/升;成人,(0～8)×10^6/升。

【临床意义】 脑脊液白细胞高于 $10×10^6$/升为病理指征。脑脊液白细胞(13～30)×10^6/升为轻度增加,常见于浆液性脑膜炎、脑水肿等;脑脊液白细胞(31～200)×10^6/升为中度增加,常见于结核性脑膜炎;脑脊液白细胞(200～500)×10^6/升为极度增加(最高可达 1000×10^6/升),常见于化脓性、流行性脑脊髓膜炎。

9. 脑脊液白细胞分类计数

见表 3。

10. 脑脊液嗜酸性粒细胞直接计数

【正常值】 无。

【临床意义】 增高,见于中枢神经系统寄生虫感染及部分肺炎球菌性脑膜炎等,可能与变态反应有关。

表 3　脑脊液白细胞分类计数

细胞分类	新生儿(%)	成人(%)
嗜酸性粒细胞	罕见	罕见
嗜中性粒细胞	3±5	2±5
淋巴细胞	20±18	62±34
软脑膜蛛网膜间皮细胞、单核细胞	72±22	36±20
组织细胞	5±4	罕见
室管壁细胞	罕见	罕见

11. 脑脊液涂片检测及细菌培养

【正常值】　阴性,但有时可见到一些污染菌,如枯草杆菌、葡萄球菌和类白喉杆菌等。

【临床意义】　如从脑脊液中查出细菌,而又非污染或误入,均应视为病原菌,对神经系统的细菌或真菌感染有诊断意义,而对中枢神经系统的病毒性疾病无诊断意义。

病理性脑脊液标本中可能出现的细菌如下:革兰阳性菌有肺炎双球菌、金黄色葡萄球菌、溶血性链球菌、消化链球菌、四联球菌、结核分枝杆菌、炭疽杆菌和单核细胞增多性李氏杆菌;革兰阴性菌有脑膜炎奈瑟菌、卡他布兰汉菌、流感杆菌、沙门菌、大肠埃希菌、产气肠杆菌。其他还有新生(型)隐球菌、白色念珠菌和钩端螺旋体。

12. 脑脊液肿瘤细胞检测

【正常值】　未找到肿瘤细胞。

【临床意义】　主要用于发现中枢神经系统肿瘤,以转移性肿瘤多见,如肺癌、乳腺癌、胃癌、淋巴瘤、黑色素瘤等;原发肿瘤较少见,如髓母细胞瘤、星形胶质细胞瘤、室管膜瘤、松果体瘤、脉络丛乳头状瘤等。

13. 脑脊液寄生虫测定

【正常值】　阴性。

【临床意义】　在脑脊液中,发现寄生虫虫卵,即可诊断为寄生虫病。做病理检测时,脑脊液中还可以发现阿米巴、弓形虫等。

14. 脑脊液蛋白(PRO)定性试验

【正常值】 潘氏法:阴性或弱阳性;罗琼法:阴性。

【临床意义】 阳性,常见于脑、脊髓及脑膜炎症,肿瘤,出血,脑软化,脑退化疾病,神经根病变,脑脊液循环梗阻等。

15. 脑脊液蛋白定量检测

【正常值】 成人,腰池 150～450 毫克/升(mg/L),小脑延脑池 150～250 毫克/升,脑室内 50～150 毫克/升;儿童,腰池 200～400 毫克/升,小脑延脑池 100～250 毫克/升;新生儿,腰池 400～1 200 毫克/升;老年人,腰池 300～600 毫克/升。

【临床意义】 脑脊液蛋白质含量增高,可提示不同类型的中枢神经系统疾病,见表 4。

表 4　各类中枢神经系统疾病的脑脊液蛋白质含量

疾病名称	蛋白质含量(mg/L)
细菌性脑膜炎	800～5000
病毒性脑膜炎	300～1000
脑炎	150～1000
隐球菌性脑膜炎	250～2000
结核性脑膜炎	500～3000
脊髓病后炎症反应	轻度增加
脑脓肿	200～1200
肿瘤	150～2000(多正常)
脊髓肿瘤	1000～2000
脑出血	300～1500
多发性硬化症	250～500
神经梅毒	500～1500

16. 脑脊液免疫球蛋白测定

【正常值】 免疫法:免疫球蛋白 A(IgA),0～6 毫克/升(mg/

L);免疫球蛋白 G(IgG),10～40 毫克/升;免疫球蛋白 M(IgM),0～13 毫克/升。

【临床意义】 免疫球蛋白 A 略有增高,见于结核性脑膜炎。免疫球蛋白 G 增高,见于化脓性脑膜炎;明显增高,见于结核性脑膜炎、化脓性脑膜炎、真菌性脑膜炎;降低见于癫痫、放射性损伤。免疫球蛋白 M 增高,多见于化脓性脑膜炎,明显增高可排除病毒性感染。

17. 脑脊液蛋白电泳检测

【正常值】 前白蛋白,0.03～0.07;白蛋白,0.51～0.63;α_1-球蛋白,0.06～0.08;α_2-球蛋白,0.06～0.10;β-球蛋白,0.14～0.19;γ-球蛋白,0.06～0.10。

【临床意义】 一般脑脊液蛋白质较高者,前白蛋白则较低;如蛋白质较低者,前白蛋白则较高。凡引起脑脊液蛋白质增高的神经系统疾病,常伴有脑脊液白蛋白增高,白、球蛋白比值降低。α_1-球蛋白、α_2-球蛋白增高,主要见于中枢神经系统急性炎症,如细菌性脑膜炎、脊髓灰质炎。急性脑膜炎进入慢性期,则 γ-球蛋白增高。γ-球蛋白增高,主要见于中枢神经系统萎缩或退行性改变;γ-球蛋白显著增高,表示中枢神经系统有炎性疾病,还可见于多发性硬化、麻痹性痴呆、恶性肿瘤等。

18. 脑脊液髓鞘碱性蛋白(MBP)测定

【正常值】 <4 微克/升(μg/L)。

【临床意义】 MBP 是神经组织独有的蛋白质,是脑组织实质损伤的特异性标记,也是反映神经细胞有无实质性损伤的灵敏指标,其高低与损伤范围和病情的严重程度有关。MBP 含量增高,是髓索遭到破坏的近期指标。约 90%的多发性硬化症的急性期,表现为 MBP 显著升高;50%的慢性活动者 MBP 可出现增高,非活动者 MBP 不增高。但神经性梅毒、脑血管病及外伤患者的脑脊液中,MBP 也可升高。所以,MBP 可作为多发性硬化症的辅助诊断。

19. 脑脊液葡萄糖测定

【正常值】 酶法:婴儿 3.9～5.0 毫摩/升(mmol/L),儿童 2.8～4.4 毫摩/升,成人 2.5～4.4 毫摩/升。

【临床意义】

(1)增高:常见于病毒性脑炎、乙型脑炎、脊髓灰质炎、脑肿瘤、脑水肿及糖尿病等。

(2)降低:常见于流行性脑脊髓膜炎、化脓性脑膜炎、结核性脑膜炎、脑脓肿等。

20. 脑脊液氯化物测定

【正常值】 比色法:婴儿 110～122 毫摩/升(mmol/L),儿童 117～127 毫摩/升,成人 119～129 毫摩/升。

【临床意义】

(1)增高:见于尿毒症。

(2)降低:常见于结核性脑膜炎、化脓性脑膜炎。

21. 脑脊液脂类测定

【正常值】 总脂类 0.01～0.02 克/升(g/L),总胆固醇 0.01 毫摩/升,磷脂 0.04 克/升,中性脂肪 4 毫克/升,脂肪酸含量极低。

【临床意义】 总脂肪增高,可见于细菌性脑膜炎、脑瘤、组织损伤、变性、脱髓鞘疾病等;磷脂总量增高,可见于中枢神经系统炎症、肿瘤、脑血管病等;脑磷脂增高,可见于黑蒙性痴呆等;脂肪酸增高,可见于多发性硬化、急性脑膜炎。

22. 脑脊液谷氨酰胺(GIN)测定

【正常值】 硫酸加热水解法,为 0.41～1.10 毫摩/升(mmol/L)。

【临床意义】 脑脊液 GIN 增高,可反映大脑组氨的增加,用于诊断肝性脑病。晚期肝硬化、肝性脑病患者,GIN 可高达 3.14 毫摩/升;出血性脑膜炎、呼吸衰竭继发性脑病时,可轻度增高。

23. 脑脊液乳酸(LA)测定

【正常值】 1.0～2.9 毫摩/升(mmol/L)。

【临床意义】

(1)细菌性脑膜炎,细菌通过无氧糖酵解获得能量,以及炎症、水肿时,LA在体内大量积聚,超过其排泄量,常见于化脓性脑膜炎和结核性脑膜炎。病毒性脑膜炎,LA则正常。

(2)脑血流量明显减少、低碳酸血症、脑积水、癫痫大发作或持续状态、脑脓肿和急性脑栓塞等,脑脊液酸碱度(pH)和氧分压(PO_2)降低而LA增高,对诊断具有一定意义。

(3)脑死亡,LA常达6.0毫摩/升以上。

24. 脑脊液天冬氨酸氨基转移酶(AST)和丙氨酸氨基转移酶(ALT)活性测定

【正常值】 AST<20单位/升(U/L),ALT<15单位/升。

【临床意义】 增高见于脑栓塞、脑萎缩、中毒性脑病、急性颅脑损伤、中枢神经系统转移瘤等。

25. 脑脊液乳酸脱氢酶(LDH)活性测定

【正常值】 LDH<40单位/升(U/L)。

【临床意义】 增高见于脑组织坏死、蛛网膜下腔出血、脑出血、脑梗死、脑瘤、脱髓鞘病急性期。

26. 脑脊液肌酸激酶(CK)活性测定

【正常值】 CK为0.5~2.0单位/升(U/L)。

【临床意义】 增高见于化脓性脑膜炎、结核性脑膜炎、进行性脑积水、继发性癫痫、多发性硬化症、蛛网膜下腔出血、脑瘤、脑供血不足、慢性硬膜下血肿等。

27. 脑脊液腺苷脱氢酶活性测定

【正常值】 腺苷脱氢酶(ADA)为0~8单位/升(U/L)。

【临床意义】 增高见于化脓性脑膜炎、脑出血、脑梗死、格林-巴利综合征等中枢神经系统疾病。

28. 脑脊液溶菌酶活性测定

【正常值】 无或微含量。

【临床意义】 增高见于细菌性脑膜炎、结核性脑膜炎。结核性脑膜炎增高程度明显高于化脓性脑膜炎,且随病情变化增减,即病情恶化时增高,而病情缓解时随之下降。

(九)胃液及十二指肠引流液检查

1. 胃液量

【正常值】 空腹胃液量约为 50 毫升。

【临床意义】

(1)增多:空腹胃液量超过 100 毫升(ml),常见于十二指肠溃疡、胃泌素瘤、胃蠕动功能减慢、幽门梗阻及痉挛等。

(2)减少:空腹胃液量不足 20 毫升,主要见于胃蠕动亢进症。

2. 胃液颜色

【正常颜色】 无色透明。

【临床意义】 如胃液中含有十二指肠反流的胆汁时,可呈黄色或黄绿色;若存在大量胆汁时,可提示有胆囊病变或梗阻。如胃液中含有少量新鲜血液时,呈浅红色,系胃黏膜损伤或病理性出血;如为陈旧性出血,胃液呈棕色或咖啡色,多见于胃癌。

3. 胃液气味

【正常气味】 无特殊气味。

【临床意义】 胃液有发酵味,可见于严重消化不良或明显的胃内停留食物过久;胃液有粪臭时,可见于小肠低位梗阻;胃液有明显恶臭味,见于晚期胃癌。

4. 胃液食物残渣

【正常值】 空腹 10 小时以上的胃液中,应无食物残渣。

【临床意义】 如空腹 10 小时以上的胃液中仍有食物残渣,表示胃蠕动功能减低,可见于胃扩张、胃下垂、幽门梗阻,也可能是由幽门附近的溃疡或肿瘤压迫所致。

5. 胃液黏液

【正常值】 可见少量黏液。

【临床意义】 胃液中如有大量黏液存在时,可见于慢性胃炎等。

6. 胃液酸碱度(pH)

【正常值】 pH 值为 1.3~1.8,即为较强酸性。

【临床意义】 pH 值为 3.5~7.0,为低酸;pH 值大于 7.0 时,则视为无酸,常见于萎缩性胃炎、胃癌。十二指肠液大量反流时,酸度也会减少。

7. 胃液隐血试验

【正常值】 阴性。

【临床意义】 胃液隐血试验阳性,常见于十二指肠溃疡、急性胃炎、胃癌胃黏膜出血。

8. 胃液细胞

【正常值】 无红细胞,可有少量白细胞、上皮细胞和食物碎屑等。

【临床意义】 如胃液中存在红细胞,常见于溃疡病或慢性胃炎活动期、胃黏膜糜烂、损伤和胃癌等;胃液中白细胞增多或成堆出现,见于胃部化脓性炎症,或由咽下的痰液及鼻咽部分泌物所致;胃液中胃壁柱状细胞增多,见于胃炎;胃液中有组织碎片,见于胃溃疡或胃癌。

9. 胃液细菌

【正常值】 无细菌,或仅有少量酵母菌。

【临床意义】 如胃液中酵母菌增多,见于食滞;如胃液中有八叠球菌、乳酸杆菌,见于消化性溃疡、幽门梗阻、胃癌;如胃液中有结核杆菌,见于胃结核或肺结核患者将痰咽入胃中所致。

10. 胃液乳酸(LA)

【正常值】 含少量乳酸。

【临床意义】 乳酸增加,可见于胃癌、萎缩性胃炎、幽门梗阻等。

11. 基础胃酸分泌试验(BAO)

【正常值】 (3.9 ± 2.0)毫摩/升(mmol/L)。

【临床意义】

(1)基础胃酸分泌增高:主要见于十二指肠溃疡、幽门梗阻、慢性胆囊炎等。

(2)基础胃酸分泌减少:见于胃癌、萎缩性胃炎、继发性缺铁性贫血、胃扩张等。

12. 五肽胃泌素试验

【正常值】 最大分泌量(MAO):男性 17～23 毫摩/升(mmol/L),女性,10～16 毫摩/升;高峰分泌量(PAO):(21±9.5)毫摩/升。

【临床意义】 十二指肠球部溃疡者,高峰分泌量显著增高。当基础胃酸分泌试验(BAO)超过 15 毫摩/升,基础胃液量超过 200 毫升/小时,基础胃酸分泌试验:高峰分泌量(BAO:PAO)大于 60%时,即可确定诊断胃泌素瘤。进行性胃癌的高峰分泌量较正常低;胃溃疡并伴有高峰分泌量明显降低者,应考虑溃疡性胃癌。

13. 胃内因子测定

【正常值】 VB_{12}法:大于 700 单位/小时(U/h)。

【临床意义】 萎缩性胃炎,内因子可降到 600 单位/小时以下。

14. 胃蛋白酶测定

【正常值】 Anson 法:基础胃液胃蛋白酶分泌量为(84.4±9.72)毫克酪氨酸/小时,最高胃蛋白酶分泌量为(190.29±15.31)毫克酪氨酸/小时。

【临床意义】

(1)降低:见于恶性贫血、慢性胃炎、慢性胃扩张、慢性十二指肠炎等。

(2)增高:见于十二指肠溃疡等。

15. 胃液免疫球蛋白 A(IgA)、免疫球蛋白 G(IgG)测定

【正常值】 单向扩散法:免疫球蛋白 A 低于 50 毫克/升

(mg/L),免疫球蛋白 G 低于 200 毫克/升。

【临床意义】 免疫球蛋白 A 大于 50 毫克/升,免疫球蛋白 G 大于 200 毫克/升,均为阳性,见于胃癌病人。其阳性率分别为 87% 和 93.6%。

16.十二指肠引流液一般性状

【正常值】 见表 5。

表 5　十二指肠引流液一般性状

	D	A	B	C
量(ml)	10~20	10~20	36~60	不定
颜色	淡黄色	金黄色	深褐色	柠檬黄色
透明度	透明或微混	透明	透明	透明
黏稠度	较黏稠	稍黏稠	黏稠度较大	稍黏稠
pH 值	7.6	7.0	6.8	7.4
比重		1.009~1.013	1.026~1.032	1.007~1.010

注:D 为十二指肠引流液;A、B、C 分别为第一管胆液、第二管胆液、第三管胆液

【临床意义】

(1)颜色:如十二指肠引流液 D 管呈血色,见于十二指肠炎、消化性溃疡出血、胰头癌等;如胆汁内有肉眼血色,应注意胆管肿瘤及出血性胆管炎;如胆汁混入较多胃液,久置后,可呈混浊的绿色。

(2)透明度:如因胃液混入浑浊时,加碱后仍可变清,如不变清,应考虑有细菌、细胞、脓液或黏液存在,见于十二指肠炎、胆管感染。无胆汁排出,排除引流失败外,见于胆总管梗阻,如结石、狭窄、肿瘤压迫等;如无 B 胆汁排出,见于胆囊收缩不良、胆囊切除或胆总管梗阻;使用硫酸镁之前,B 胆汁已排出,见于胆管扩张伴感染或胆囊胆汁积时,其胆汁多呈黑褐及绿色。排出异常黏稠浓厚的胆汁,见于胆囊液淤积,如胆石症;如排出异常稀薄的胆汁,见于胆囊浓缩功能降低,如慢性胆囊炎。胆汁内有颗粒性沉淀或胆沙,见于胆石症。

17. 十二指肠引流液显微镜检测

【正常值】 正常人十二指肠引流液白细胞＜10 个/高倍视野；硫酸镁刺激后,应＜20 个/高倍视野。正常人十二指肠液,应无红细胞。正常人十二指肠引流液,偶见来自胆管或胆囊的柱状上皮细胞及少量胆固醇结晶。正常十二指肠引流液,无胆红素结晶、寄生虫卵及致病细菌。

【临床意义】 十二指肠引流液分 4 管采集留取,引流时首先引流出 D 液(十二指肠液),然后给予 330 克/升(g/L)温硫酸镁刺激 Oddi 括约肌,使之松弛,再依次引流出 A 液(胆总管液)、B 液(胆囊液)和 C 液(胆管液)。①白细胞增多见于十二指肠炎及胆管感染。②红细胞少量,可见于插管损伤,大量见于十二指肠、肝、胆、胰等部位炎症,以及消化道溃疡、胆石症或肿瘤等。

18. 十二指肠引流液细胞学检测

【正常值】 无红细胞,白细胞偶见,上皮细胞、胆固醇结晶少量,无胆红素结晶。

【临床意义】 十二指肠和胆管感染时,白细胞可成堆出现,甚至可满布视野,且以中性粒细胞为主;在慢性炎症时,白细胞数量少,且多见淋巴细胞;十二指肠、肝、胆、胰等部位的出血性炎症或肿瘤,可见较多的红细胞;血性标本,多见于肿瘤;如被胆汁染成淡黄色柱状上皮细胞,提示为十二指肠炎症和胆管部位的炎症;如见胆固醇、胆红素和胆红素钙结晶,同时伴红细胞存在,提示为胆管结石。

19. 十二指肠引流液细菌和寄生虫检测

【正常值】 无细菌、无寄生虫。

【临床意义】 如疑有细菌存在,最好将标本离心沉淀后进行染色镜检,检出率更高,有时可发现化脓性球菌或革兰阴性杆菌等;如各部位引流液均出现同一种细菌,提示十二指肠或胆管系统存在炎症。在引流液中,尤其是 B 胆汁中发现虫卵,如钩虫卵、蛔虫卵或革兰贾第鞭毛虫滋养体,则提示相应的寄生虫病的存在。

（十）精液和前列腺液检查

1. 精液量

【正常值】 一次排精量为 3～5 毫升(ml)。

【临床意义】 前列腺和精囊有病变时,尤其是结核性疾病时,精液可减少至 1～2 滴,甚至完全无精液排出,而只有成堆的红细胞,亦可见大量红细胞;排泄管道梗阻,如先天性发育不全或炎性狭窄等;精液潴留于异常部位,如尿道憩室和逆行排精。

2. 精液颜色

【正常颜色】 正常人射出的精液为灰白色或乳白色;10 日以上未射精者,可射出略带淡黄色的精液。

【临床意义】 射出鲜红或暗红色精液,见于生殖系统的炎症、结核和肿瘤;如射出黄色、棕色精液,见于精囊炎和前列腺炎。

3. 精液黏稠度

【正常值】 最初排出的白色黏稠胶样半流体,放置 30 分钟至 1 小时后,可自行液化,个别经 24 小时才液化。

【临床意义】 液化迟缓或根本无液化现象,可抑制精子的活动而影响生育力,也可能是间接影响不孕的因素。如排出时稀薄,表示含精子量少,亦属异常。

4. 精液气味

【正常气味】 呈腥臭味。

【临床意义】 呈其他气味,可能为前列腺、尿道病变所致。

5. 精液酸碱度

【正常值】 正常精液偏碱性,pH 值为 7.7～8.5。

【临床意义】 有些病例精液 pH 值可低至 6.0 或更低,是造成死精症的原因。

6. 精液凝固及液化

【正常值】 射精后,精液立即凝固,液化时间<30 分钟(min)。

【临床意义】 健康人精液射出后,很快呈胶冻凝块状,即精液凝固。精液由胶冻状转变为流动状所需时间,即为精液液化时间。

(1)精液凝固障碍:见于精囊腺炎或输精管缺陷等,当精囊腺炎时,凝固蛋白分泌减少,而引起精液凝固障碍。

(2)液化不完全:见于前列腺炎,因前列腺分泌纤溶酶减少所致,抑制精子活动力,进而影响生育能力。精液液化缓慢,如超过1小时或数小时不液化,即称为精液迟缓液化症。

7. 精液细胞显微镜检测

【正常值】 正常生育男性精液中,偶见前列腺上皮细胞、精囊细胞、尿道移行上皮细胞、柱状或鳞状上皮细胞。红细胞、白细胞和上皮细胞<5 个/高倍视野。

【临床意义】 精液中红细胞、白细胞增多,见于生殖道炎症、结核、恶性肿瘤等。经甲苯胺蓝过氧化酶染色,正常精液中白细胞$<1\times10^9$/升;如精液中白细胞超过 1×10^9/升,即为白细胞精子症,患者可伴有精子浓度、射精量、精子活力等改变和(或)精子功能丧失。精液中检出癌细胞,对生殖系统恶性肿瘤的诊断将提供重要依据。前列腺增生患者,还可见到较多增大的前列腺上皮细胞。

8. 精液生精细胞测定

【正常值】 $<1\%$。

【临床意义】 生精细胞,即指未成熟生殖细胞,包括各阶段发育不全的生殖细胞,如精原细胞、初级精母细胞、次级精母细胞及发育不全精子细胞等。当睾丸曲细精管生精功能受到药物或其他因素的影响时,精液中可出现较多的未成熟生殖细胞。

9. 精子密度

【正常值】 精子计数$\geq20\times10^9$/升(L),精子总数$\geq40\times10^6$/次射精。

【临床意义】 计数单位体积内精子数量,为精子密度;精子密度乘以 1 次射精液量,即 1 次射精的精子总数。精子计数<20×10^9/升时,即为少精子症;精液中无精子时,为无精子症。常见于:①睾丸病变。如精索静脉曲张,睾丸畸形、炎症、结核、淋病、肿瘤及隐睾等。②输精管疾病。如输精管阻塞、输精管先天性缺失和免疫性不育(睾丸创伤和感染使睾丸屏障的完整性受到破坏,产生抗精子抗体所致)。③其他。逆行射精、有害金属或放射性损害、环境因素、老年人、应用抗癌药物等。

10. 精子形态

【正常形态】 正常精子的形态如蝌蚪状,前端膨大为头部,其后方为体部,体后面连接一条长 50～60 微米的尾巴,即尾部。

【临床意义】 异形精子,可分为头部、体部和尾部畸形三种,其中头部形态最为重要。如畸形精子在 10% 以下时,对生育无影响;在 20% 以下,仍有生育的可能;如畸形精子超过 20%,可考虑与不孕有关。

11. 精子计数

【正常值】 每毫升精液含精子 0.6 亿～1.5 亿,多时可达 2 亿;一次射精的精子总数为 4 亿～6 亿。

【临床意义】 每毫升精液含精子数少于 0.6 亿,或一次射精精子总数少于 0.9 亿,均应视为异常,表示生育机会减少。一般认为,每毫升精液中精子数少于 0.2 亿时,则不能生育;完全无精子,称为无精症。

12. 精子活动率

【正常值】 排出的新鲜精液中,精子活动率大于 75%。

【临床意义】 精子活动率小于 40%,是引起男性不育症的重要原因之一。

13. 精子活动力

【正常值】 80%～90% 的精子有活动力,离体 2～3 小时后的精子 50%～60% 仍能活动,或其活动力应持续 3～6 小时。

【临床意义】 精子无活动能力或活动能力不强,均提示为不育原因之一。

14. 精子运动速度

【正常值】 正常精子运动速度每秒超过 30 微米,纤毛运动速度每分钟为 1～7 毫米(mm),鞭毛运动频率每秒为 14～16 次 (32℃),在宫颈中的运动速度每分钟为 0.2～3.1 毫米。

【临床意义】 精液的环境是精子运动的条件,在精液不能液化、黏稠度太大或精子被凝集抗体所凝集等情况时,精子便不能正常运动,这是不育的原因之一。

15. 精子活动持续时间

【正常值】 正常精子活动(37℃)持续时间应在 4～8 小时,在阴道中活动精子存活时间为 12 小时,在宫颈中活动精子存活时间为 2～8 日,在子宫和输卵管中活动精子存活时间为 2～2.5 日。

【临床意义】 基本同精子运动速度。但精子活动持续时间还与女性阴道、宫颈、子宫和输卵管的环境正常与否有关,环境异常(如炎症等),便可影响存活时间,为不孕的原因之一。

16. 精子爬高试验

【正常值】 1 小时后于直径 1.2 毫米塑料管的 5 厘米处,正常精子多于 10 个。

【临床意义】 精子数量过少、形态异常及活动力不良等,均可致精子爬高试验异常降低,是不孕症众多因素之一。

17. 精子存活率测定

【正常值】 伊红染色法,存活率≥75%。

【临床意义】 精子存活率降低,是导致不育的重要原因之一。死精子超过 50%,即可诊断为死精子症,可能与附属性腺炎症(如附睾炎)有关。

18. 精液中细胞

【正常值】 红细胞和白细胞各少于 5 个/高倍视野,偶见极少的精原细胞和上皮细胞等。

【临床意义】 如显微镜下见满视野红细胞,称为血精。常伴有少量白细胞,可见于非特异性精囊炎、结核和前列腺癌等。如镜下有大量白细胞或有成堆脓细胞存在,称为脓精,可伴有红细胞,常见于前列腺炎、精囊病变等。

19. 精液中果糖

【正常值】 高于 2.78 毫摩/升(mmol/L)。

【临床意义】 有慢性附件炎,如精囊损伤严重时,精液中果糖浓度明显降低。

20. 精液锌测定

【正常值】 比色法:(1.259±0.313)毫摩/升(mmol/L),或一次≥2.4 毫摩/升。原子吸收光谱法:(2.12±0.95)毫摩/升,或(163.02±45.26)微克/毫升。中子活化法:(2.24±1.45)毫摩/升。

【临床意义】 严重缺锌,可致不育症。青春期缺锌,则影响男性生殖器官和第二性征发育。锌测定,可作为评价男性生育功能和诊治不育症的指标之一。

21. 精子顶体酶测定

【正常值】 速率法:(36.72±21.43)单位/升(U/L)。

【临床意义】 活性降低,可导致不育。

22. 精液抗精子抗体(ASA)测定

【正常值】 精子凝集试验:阴性;精子制动试验:<2;免疫珠试验:阴性;混合免疫球蛋白试验:阴性。

【临床意义】 25%～30%不育症病人的抗精子抗体试验为阳性,但男性有效生育能力的判断还需结合其他项目的精液检查。

23. 精液中酸性磷酸酶测定

【正常值】 King 法:大于 300 单位。

【临床意义】 当前列腺有慢性炎症时,精液中酸性磷酸酶明显降低。

24. 精液中柠檬酸

【正常值】 超过 2.0 克/升(g/L)。

【临床意义】 前列腺炎时,精液中柠檬酸含量显著减少。

25. 精液检查生殖力判断表

见表6。

表6　精液检查生殖力判断指标

项目	不良	尚可	最佳	备注
量(ml)	<1	$1.1\sim3$	>3.1	主要指标
活动率(%)	<40	$40\sim60$	>60	主要指标
活动力	不良	尚可	良好	主要指标
计数(/L)	$(0\sim10)\times10^9$	$(11\sim30)\times10^9$	$(31\sim60)\times10^9$	主要指标
异型精子(%)	>30	$11\sim30$	<10	主要指标
液化时间(min)	>60	$30\sim60$	<30	辅助指标
pH值	<7.4	$7.5\sim8.0$	>8.0	辅助指标
精子总数	$<0.9\times10^8$	$(1\sim3)\times10^8$	$>3\times10^8$	辅助指标
运动速度($\mu m/s$)	<10	$11\sim30$	>30	参考指标
精子爬高(个)	0	$1\sim9$	>10	参考指标

注:ml(毫升),min(分),μm/s(微米/秒),/L(升)

表6中,如有两项主要指标,一项辅助指标,或一次主要指标,两项以上辅助指标属不良,则可考虑为男性不育症;如属于表中尚可,或不良与尚可之间者,为生殖力较低,但经治疗、矫正后,仍具有生殖力;如属于表中最佳者,为具备生殖能力。

26. 前列腺液量

【正常值】　数滴至1毫升(ml)。

【临床意义】　前列腺炎时,排泄量增加。

27. 前列腺液颜色

【正常值】　为淡乳白色稀薄液体。

【临床意义】　前列腺病变时,可出现红色黏液丝或浅黄色脓样液体。

28. 前列腺液透明度

【正常值】　为不透明而有光泽的液体。

【临床意义】　黄色混浊,脓性黏稠,提示为化脓性感染,见于化脓性前列腺炎或精囊炎。

29. 前列腺液酸碱度(pH)

【正常值】 pH 值为 6.3～6.5。

【临床意义】 增高：>75 岁者,pH 值可增高;如混入较多精囊液,pH 值也可增高。

30. 前列腺液细胞显微镜检测

【正常值】 ①卵磷脂小体:多量,均匀分布满视野。②前列腺液颗粒细胞:<1 个/高倍视野。③红细胞:偶见,<5 个/高倍视野。④白细胞:<10 个/高倍视野。

【临床意义】

(1)卵磷脂小体:前列腺炎时,可见卵磷脂小体减少、成堆或分布不匀;炎症较严重时,磷脂酰胆碱小体被吞噬细胞吞噬而消失。

(2)前列腺颗粒小体:增多多见于老年人;前列腺炎时,可增加 10 倍,并伴有大量脓细胞。

(3)淀粉样小体:可与胆固醇结合,形成前列腺结石。

(4)红细胞:增多时,在排除按摩出血后,见于前列腺炎、前列腺结石、前列腺结核或恶性肿瘤。

(5)白细胞:增多并成簇,是慢性前列腺炎的特征之一。

(6)滴虫:发现滴虫,可诊断为滴虫性前列腺炎。

31. 前列腺液病原体检测

【正常值】 无病原体。

【临床意义】 前列腺液细菌定位检测:当后段尿细菌数显著高于前段尿、菌落数超过 5 000 个/毫升,则可诊断为前列腺炎;如前段和后段尿细菌数接近,而前列腺液培养阳性,也可诊断为前列腺炎;如若中段尿无菌,前段尿细菌数多于后段尿 10 倍以上,可诊断为尿道炎。

32. 精液和前列腺液的肿瘤细胞检测

【正常值】 未找到肿瘤细胞。

【临床意义】 报告"找到肿瘤细胞",多数为前列腺癌,且以腺癌多见,未分化癌少见。

(十一)羊水及阴道分泌物检查

1. 羊水量

【正常值】 早期妊娠为 450~1 200 毫升(ml),足月妊娠为 500~1 400 毫升。

【临床意义】 超过 1 500 毫升,为羊水过多;少于 500 毫升,为羊水过少。

2. 羊水颜色

【正常颜色】 早期妊娠为透明色,足月妊娠为透明或微乳白色。

【临床意义】 黄绿色或深绿色:为胎儿窘迫现象,羊水内混有胎粪;棕红色或褐色,为死胎;金黄色为羊水胆红素过高,如母子血型不合;黏稠拉丝状黄色,为过期妊娠,胎盘功能减退;脓性或有臭味,为子宫内感染。

3. 羊水卵磷脂/鞘磷脂(L/S)比值

【正常值】 早期妊娠小于 1:1,足月妊娠大于 2:1。

【临床意义】 卵磷脂/鞘磷脂大于 2,肺成熟,胎儿不出现呼吸窘迫综合征;卵磷脂/鞘磷脂小于 1.5,肺不成熟,相当多的胎儿可出现呼吸窘迫综合征;卵磷脂/鞘磷脂在 1.5~1.9,属中间型,少数胎儿可发生呼吸窘迫综合征。

4. 羊水白细胞

【正常值】 无白细胞。

【临床意义】 有白细胞,为羊膜绒毛膜炎。

5. 羊水细菌检测

【正常值】 阴性。

【临床意义】 阳性,为羊膜绒毛膜炎。

6. 羊水胆红素

【正常值】 早期妊娠低于 1.28 微摩/升(μmol/L),足月妊娠大于 0.43 微摩/升。

【临床意义】 妊娠后期羊水胆红素继续升高,表示胎儿有胎

63

内溶血,可能为 Rh 或 ABO 血型不合。

7. 羊水肌酐

【正常值】 早期妊娠为 70.7～97.2 微摩/升(μmol/L),足月妊娠为 159.1～353.6 微摩/升。

【临床意义】 妊娠后期,如羊水肌酐大于 176.8 微摩/升,表示胎儿肌肉、肾脏已成熟;如羊水肌酐降低,胎儿虽已成熟,但出生后体重会过低。

8. 羊水肌酸激酶(CK)

【正常值】 0～30 单位/升(U/L)。

【临床意义】 死胎,羊水肌酸激酶活性与死亡后时间长短呈正相关。死亡后 1～2 日,羊水肌酸激酶为 10～40 单位/升;死亡后 4～5 日,羊水肌酸激酶为 1 000～5 300 单位/升;死亡后 10 日,羊水肌酸激酶大于 8 000 单位/升;死亡后 20～30 日,羊水肌酸激酶大于 10 000 单位/升。故羊水肌酸激酶活性测定,是诊断死胎易行且准确的方法。

9. 羊水甲胎蛋白(AFP)

【正常值】 早期妊娠为 20～48 毫克/升(mg/L)。

【临床意义】 如羊水甲胎蛋白高出正常值 10 倍,表示胎儿有开放性神经管异常或为无脑儿。

10. 白带一般性状检测

【正常值】 白色稀糊状,一般无气味。

【临床意义】 无色透明黏性白带:外观与正常白带基本相似,但量多,常见于应用雌激素药物后;脓性白带:常见于滴虫阴道炎、慢性宫颈炎、老年性阴道炎、子宫内膜炎等;豆腐渣样白带:见于真菌性阴道炎;血性白带:常见于宫颈息肉、黏膜下肌瘤、重度慢性宫颈炎、宫颈癌和宫体癌的可能;黄色水样白带:子宫黏膜下肌瘤、子宫颈癌、子宫体癌、输卵管癌。

11. 阴道分泌物(或白带)清洁度检测

【正常值】 在生理情况下,女性生殖系统具有自然保护功能,因为阴道中存在阴道杆菌,它能保持阴道处于酸性的环境,在此环境下其他细菌不能生存,故阴道具有自净作用。阴道分泌物(或白带)清洁度检查,就是将分泌物涂片,在显微镜下观察其中的上皮细胞、白细胞、阴道杆菌和其他细菌,根据这些成分的分布情况来判断是否生病。通常,白带清洁度分为四度:Ⅰ度指涂片中见到大量的阴道杆菌和上皮细胞,白细胞为 0～5 个/高倍视野,有或无其他细菌;Ⅱ度指涂片中见到中等数量的阴道杆菌和上皮细胞,白细胞为 10～15 个/高倍视野,有少量其他细菌;Ⅲ度指涂片见到少量阴道杆菌和上皮细胞,白细胞为 15～30 个/高倍视野,其他细菌较多见;Ⅳ度指涂片中没有阴道杆菌,只有少量上皮细胞,白细胞大于 30 个/高倍视野,有大量其他细菌。正常为Ⅰ度或Ⅱ度。

【临床意义】 白带清洁度为Ⅲ度或Ⅳ度时,说明阴道存在炎症或感染,如滴虫阴道炎、真菌性阴道炎或淋病等。

12. 阴道滴虫检测

【正常值】 无滴虫发现。

【临床意义】 发现滴虫,常为滴虫阴道炎和尿道炎。

13. 宫腔细菌培养

【正常值】 无细菌生长。

【临床意义】 阳性,见于宫腔感染,多数为乙型溶血性链球菌感染。

14. 阴道肿瘤细胞检测

【正常值】 阴道肿瘤细胞检测,主要用于女性生殖系统恶性肿瘤的普查。阴道肿瘤细胞检查诊断,通常以分级法报告结果,一般分为五级:Ⅰ级,代表细胞形态正常;Ⅱ级,代表有轻度至中度核异质形态的细胞,但属良性病变;Ⅲ级,代表有癌细胞可能;Ⅳ级,代表有癌细胞,但形态不够典型;Ⅴ级,代表有典型的癌细胞。正常情况下,未找到肿瘤细胞,或细胞学检查为Ⅰ级或Ⅱ级。

【临床意义】 找到肿瘤细胞,或细胞学检查为Ⅴ级,说明为恶性肿瘤,如为宫颈癌、卵巢癌、阴道癌和子宫癌等。一般宫颈癌、阴道癌以鳞状上皮细胞癌(简称鳞癌)为主,而卵巢癌和子宫癌以腺癌为主。细胞学检查为Ⅳ级,提示病人应做活组织检查。细胞学检查为Ⅲ级,提示病人应继续随访,并定期做细胞学检查。

15. 阴道加德纳菌检测

【正常值】 正常情况下,阴道内不见或见少许阴道加德纳菌(GV)。计算乳酸杆菌和加德纳菌的数量变化,可作为细菌性阴道炎诊断的参考。正常时,乳酸杆菌为 6~30 个或大于 30 个/高倍视野。

【临床意义】 细菌性阴道炎时,加德纳菌如厌氧菌增加,而乳酸杆菌减少;乳酸杆菌<5 个/高倍视野,或无乳酸杆菌,但可见到大量加德纳菌及其他细小的革兰阳性或阴性细菌。

16. 阴道线索细胞检测

【正常值】 线索细胞,是由阴道的鳞状上皮细胞黏附大量的加德纳菌所致。正常情况下,用涂片法在显微镜下观察,阴道分泌物无线索细胞。

【临床意义】 出现线索细胞,常提示为加德纳菌性阴道炎。

17. 阴道淋病奈瑟菌检测

【正常值】 阴性。

【临床意义】 奈瑟菌为淋病的病原体,故检测到此菌,可诊断为淋病。

18. 阴道真菌检测

【正常值】 阴性。

【临床意义】 阴道内,85%为白色念珠菌,偶见阴道纤毛菌等。当阴道抵抗力减低或局部环境改变时,易引起真菌性阴道炎,并可通过性交传染。诊断真菌性阴道炎,以找到真菌为依据。

(十二)骨髓检查

1. 骨髓有核细胞总数

【正常值】 $(10\sim180)\times10^9$/升(L)。

【临床意义】

(1)增多:提示骨髓增生,如白血病、溶血性贫血、脾功能亢进等。

(2)减少:提示造血组织功能减退,如再生障碍性贫血。

2. 骨髓增生程度与有核细胞数量的关系

见表7。

表7　骨髓增生程度与有核细胞数

增生程度	范围($\times 10^9$/L)	均值($\times 10^9$/L)
增生极度活跃	220～1000	682.75
增生明显活跃	36～573	219
增生活跃	36～124	66.2
增生减少	6.6～62	24
增生极度减少	5.1～15	9.22

3. 骨髓增生程度的判断

见表8。

表8　骨髓增生程度的判断

| 骨髓增生程度 | 成熟红细胞(有核细胞) | | 常见原因 |
	既往实际病例的分析结果	日常工作中可按以下比例粗略估计	
增生极度活跃	0.56～1.67∶1	1∶1	白血病、红白血病
增生明显活跃	5.3～12.2∶1	10∶1	白血病、增生性贫血
增生活跃	15.9～32.3∶1	20∶1	正常骨髓或某些贫血
增生减低	37.4～70.4∶1	50∶1	造血功能低下
增生重度减低	199～999∶1	300∶1	典型的再生障碍性贫血

4. 骨髓巨核细胞及分类

【正常值】　总数7～35个/1.5厘米×3厘米。分类:原始型0,早幼型0～0.05(0～5%),中幼型0.10～0.27(10%～27%),晚幼型0.44～0.60(44%～60%),裸型0.08～0.30(8%～30%),变性0.02(2%)。

【临床意义】

（1）增多：慢性粒细胞型白血病、真性红细胞增多症、原发性血小板增多症、骨髓纤维化症、脾功能亢进、急性大出血等。

（2）减少：急、慢性再生障碍性贫血，各种急性白血病，血小板减少性紫癜，阵发性睡眠性血红蛋白尿等。

5. 骨髓粒细胞系统

【正常值】 见表9。

表9 骨髓粒细胞系统正常范围

	粒细胞系统	正常范围（%）	平均值（%）
嗜中性	原始粒细胞	0～1.8	0.64
	早幼粒细胞	0.4～3.9	1.57
	中幼粒细胞	2.2～12.2	6.49
	晚幼粒细胞	3.5～13.2	7.90
	杆状核粒细胞	16.4～32.1	23.72
	分叶核粒细胞	4.2～21.2	9.44
嗜酸性	中幼粒细胞	0～1.4	0.38
	晚幼粒细胞	0～1.8	0.49
	杆状核粒细胞	0.2～3.9	1.25
	分叶核粒细胞	0～4.2	0.86
嗜碱性	中幼粒细胞	0～0.2	0.02
	晚幼粒细胞	0～0.3	0.06
	杆状核粒细胞	0～0.4	0.10
	分叶核粒细胞	0～0.2	0.30

【临床意义】

（1）原始粒细胞和早幼细胞增多（占 20%～90%）：常见于急性粒细胞型白血病、慢性粒细胞型白血病（简称慢粒）急性变。

（2）中性中幼粒细胞增多（占 20%～50%）：常见于亚急性粒细胞型白血病、急性早幼粒细胞型白血病。

（3）中性晚幼粒细胞和杆状核细胞增多：常见于各种急性感染（如细菌、螺旋体、原虫），代谢障碍（如尿毒症、糖尿病、酸中毒、痛风），药物或毒物（如汞、注射异种蛋白），严重烧伤，急性失血，大手术后，恶性肿瘤及慢性粒细胞增多症。

（4）嗜酸性粒细胞增多：常见于过敏性疾病（如哮喘、热带嗜酸性粒细胞增多症等），寄生虫感染（如血吸虫等），某些白血病（如慢粒、霍奇金病等）。

（5）嗜碱性粒细胞增多：常见于慢性粒细胞增多症、嗜碱性粒细胞型白血病等。

（6）粒细胞减少：常见于各种化学、物理因素所致，以及严重病毒感染。

6. 骨髓红细胞系统

【正常值】 见表10。

表10 骨髓红细胞系统正常范围

红细胞系统	正常范围百分比（%）	平均值百分比（%）
原始红细胞	0～1.9	0.57
早幼红细胞	0.2～2.6	0.92
中幼红细胞	2.6～10.7	7.41
晚幼红细胞	5.2～17.5	10.75
早巨幼红细胞	0	0
中巨幼红细胞	0	0
晚巨幼红细胞	0	0

【临床意义】

（1）原始红细胞和早幼红细胞增多：常见于红血病、红白血病、骨髓增生异常综合征（MDS）等。

（2）中幼红细胞和晚幼红细胞增多：常见于各种增生性贫血、原发性血小板减少性紫癜急性发作期、黑热病等。

（3）晚幼红细胞增多：常见于缺铁性贫血、再生障碍性贫血等。

（4）红细胞减少：如粒系及巨核细胞均不减少，则见于纯红细胞再生障碍性贫血、溶血性贫血、营养性贫血等。

7. 骨髓粒细胞与有核红细胞比值(M/E)

【正常值】 1.28~5.95。

【临床意义】

(1)比值增大:常见于粒细胞系统增生,如感染、粒细胞性白血病、类白血病反应;红细胞系统减少,如单纯红细胞再生障碍性贫血。

(2)比值减少(或倒置):常见于粒细胞系统减少,如粒细胞缺乏症、放射病、慢性苯中毒等;红细胞增生,如幼红细胞增生的失血性贫血、缺铁性贫血及巨幼红细胞增生的恶性贫血、巨幼细胞性贫血等。

8. 骨髓单核细胞系统

【正常值】 原始单核细胞0~0.04(0~4%),幼单核细胞0~0.021(0~2.1%),单核细胞0.01~0.062(1%~6.2%)。

【临床意义】 增多,见于急性或慢性单核细胞型白血病(急性以原始和幼稚型为主,慢性以成熟型为主)及慢性感染。

9. 骨髓浆细胞系统

【正常值】 原始浆细胞0~0.001(0~0.1%),平均0.04%;幼浆细胞0~0.007(0~0.7%),平均0.104%;浆细胞0~0.021(0~2.1%),平均0.71%。

【临床意义】 增多,常见于多发性骨髓瘤,再生障碍性贫血、浆细胞白血病。

10. 骨髓其他细胞

【正常值】 巨核细胞,0~0.003(0~0.3%),平均为0.03%;网状细胞,0.001~0.01(0.1%~1.0%),平均为0.16%;内皮细胞,0~0.004(0~0.4%),平均为0.05%;巨噬细胞,0~0.004(0~0.4%),平均为0.05%;组织嗜碱细胞,0~0.005(0~0.5%),平均为0.03%;组织嗜酸细胞,0~0.002(0~0.2%),平均为0.004%;脂肪细胞,0~0.001(0~0.1%),平均为0.003%;分类不明细胞0~0.001(0~0.1%),平均为0.015%。

【临床意义】

(1)急性或慢性再生障碍性贫血及放射病,可见网状细胞、浆细胞、组织嗜碱细胞增多。

(2)恶性组织细胞病,可见网状细胞增多,且形态异常。

(3)某些感染(如黑热病),可见网状细胞增多。

11. 骨髓异常细胞和寄生虫

【正常值】 阴性。

【临床意义】 异常细胞:李-史(Reed-Sternberg)细胞、戈谢(Gaucher)细胞、尼曼-匹克(Niemann-Pick)细胞、转移癌细胞等;寄生虫:疟原虫、利杜小体即黑热病小体。

12. 骨髓细菌培养

【正常值】 阴性。

【临床意义】 阳性,败血症或菌血症时,可培养出致病菌或条件致病菌;伤寒病时,骨髓培养阳性率高。

13. 过氧化酶染色(POX)

【正常值】

(1)阳性:细胞质内见到蓝绿色颗粒,根据颗粒多少可分为强阳性(常见于早幼粒细胞以下各期细胞及嗜酸性粒细胞),阳性(常见于少数巨噬细胞),弱阳性(常见于幼稚及成熟单核细胞)。

(2)阴性:胞质内无蓝绿色颗粒的细胞。

【临床意义】 有助于急性白血病的鉴别诊断。如急性淋巴细胞性白血病(ALL)呈阴性反应,急性非淋巴细胞白血病(ANLL)呈阳性反应,其中急性单核细胞性白血病(M_5)多见为弱阳性;早幼粒细胞性白血病(M_3)以强阳性为主等。

14. 嗜中性粒细胞碱性磷酸酶(NAP)染色

【正常值】 阴性反应,胞质呈淡红色,无颗粒。正常人嗜中性粒细胞碱性磷酸酶积分值一般多在80分以下;阳性反应,胞质呈棕黄色至黑色,根据颗粒大小、多少和染色程度可分为:(＋)浅黄色、(＋＋)棕黄色、(＋＋＋)棕黑色、(＋＋＋＋)黑色。

【临床意义】 主要用于慢性粒细胞性白血病(慢粒)与其他类白血病、骨髓纤维化及化脓性感染等的鉴别诊断。慢粒时 NAP 明显减低,甚至消失(积分 0);类白血病反应时 NAP 增高,尤其是化脓性感染时可明显增高。此外,妊娠妇女 NAP 也增高。

15. 非特异性酯酶(NSE)染色

【正常值】 阳性反应,细胞质内有灰黑色絮状沉淀,根据沉淀情况可分强阳性(深黑色)、中度阳性(棕黑色)、弱阳性(灰黑色)。

【临床意义】 用于鉴别急性单核细胞白血病与其他类型白血病。如单核细胞白血病呈强阳性反应,粒细胞和淋巴细胞性白血病均为阴性。

16. 特异性酯酶(氯醋酸酯酶 AS-D)染色

【正常值】 阳性反应,胞质中可见红色颗粒。

【临床意义】 阳性反应主要见于粒系细胞,原始粒细胞呈弱阳性,早幼粒细胞呈强阳性反应,单核细胞一般呈阴性或弱阳性反应。由此可鉴别急性粒细胞型白血病和急性单核细胞白血病。

17. 糖原染色(PAS)

【正常值】 阳性反应时,胞质内可见红色颗粒或团块状。正常淋巴细胞内阳性率低于 30%,积分少于 60 分,幼红细胞积分小于 40 分。

【临床意义】 淋巴细胞性白血病及其他淋巴细胞增殖性疾病,糖原呈粗颗粒或块状强阳性反应,积分增高;红血病或红白血病时,幼红细胞的 PAS 呈强阳性反应。

18. 酸性磷酸酶(ACP)染色

【正常值】 阳性反应时,胞质内可见黑色颗粒。

【临床意义】 毛细胞白血病时,ACP 呈阳性反应,且不为左旋酒石酸所抑制;急性单核细胞白血病和组织细胞白血病可呈阳性;戈谢细胞(Caucher)呈阳性反应。

19. 铁染色

【正常值】 阳性反应,胞质中有蓝色颗粒,根据颗粒多少、大小和染色深浅,用(+)表示阳性强弱。正常人细胞外铁+~++;细胞内铁(铁幼粒细胞)阳性率为19%~44%,常为1~5个颗粒。

【临床意义】 主要用于贫血的鉴别诊断。缺铁性贫血,细胞外铁明显降低或消失,红细胞阳性率为0~30%(粒小、色淡、胞质内颗粒为1~2个);缺铁性贫血,红细胞外铁常为++~+++,细胞内铁阳性率为50%~90%(粒大、色深、胞质内颗粒数常为30个左右)。

20. 苏丹黑 B 染色

【正常值】 骨髓涂片中,细胞的脂类被染成黑色颗粒,分布于胞质中。原始粒细胞一般呈阴性,早幼粒以下各阶段细胞为阳性,且随细胞的成熟,而阳性程度逐渐加强。原始单核细胞常为阴性,幼单及单核细胞呈阳性反应,但颗粒细小,呈弥散分布。淋巴细胞、红细胞、浆细胞及巨核细胞系列,均呈阴性反应。

【临床意义】 苏丹黑脂类和过氧化物酶染色结果一致,二者临床意义相似,故可参考过氧化物酶临床意义部分。但有时阳性反应出现比过氧化物酶为早,有助于较早鉴别急性淋巴型和急性非淋巴型白血病。

21. 非特异性酯酶加氟化钠抑制试验

【正常值】 非特异性酯酶的活性,可以被氟化钠抑制。故本试验主要用于对白血病亚型的鉴别诊断。

【临床意义】 急性单核细胞白血病、急性粒-单核细胞白血病幼稚细胞,其非特异性酯酶染色呈强阳性反应,而加氟化钠后受抑制,阳性率及阳性强度均明显下降,一般下降≥50%。急性早幼粒细胞白血病的阳性强度,可比急性单核细胞白血病、急性粒-单核细胞更高,加氟化钠后不受抑制,受氟化钠抑制的细胞<50%。急性粒细胞白血病的幼稚细胞呈弱阳性,加氟化钠后不受抑制。所以,该试验有助于急性单核细胞白血病,急性粒-单核细胞白血病

与急性早幼粒细胞白血病、急性粒细胞白血病的鉴别。

22. 骨髓象分析

【正常值】 骨髓象分析是指综合分析骨髓细胞增生程度、骨髓细胞计数、粒细胞比例等项目检查后,得出最后的骨髓象报告及结论,是一份综合性的报告。正常骨髓报告应为骨髓增生活跃,各系统、各阶段造血细胞比例正常,无各种异常细胞和寄生虫。

【临床意义】 病理性骨髓象分析报告常见的有以下几种。

(1)原始细胞超过 30%,通常被认为是急性白血病的主要诊断标准。如果这些细胞过氧化物酶染色(POX)阳性,则考虑为急性非淋巴细胞白血病,包括粒细胞、单核细胞和粒-单核细胞白血病等;如果这些原始细胞过氧化物酶阴性,而糖原染色(PAS)阳性,则考虑为急性淋巴细胞白血病、红白血病或巨核细胞白血病。

(2)粒细胞异常增多,以成熟阶段为主者,可用嗜中性粒细胞碱性磷酸酶染色(NAP)来区别。如碱性磷酸酶染色阳性值高,考虑为感染引起的类白血病反应,不是白血病;阳性值低或为阴性,则被认为是慢性粒细胞白血病。

(3)红细胞系统增生明显,多为增生性贫血。其中红细胞颜色变浅、体积变小的,往往提示为缺铁性贫血;体积增大、早期红细胞增多的,可考虑为巨幼红细胞性贫血;红细胞大小不等而且伴有各种异常形态的,往往为溶血性贫血。

(4)粒细胞、红细胞均减少,巨核细胞也减少,而淋巴细胞比例增高,可能是再生障碍性贫血;单纯某一个系统的血细胞减少,往往是单纯性单个血细胞系统的再生障碍。

(十三)血液流变学检查

1. 全血黏度(BV)测定

【正常值】 因为血液是非牛顿流体,故血液黏度对剪切率有依赖性。一般把 50/秒以下视为低切范围,50～100/秒为中切范围,大于 100/秒为高切范围。根据切变率的不同,全血黏度又分为高、中、低切黏度。高切变率下的全血黏度是反映红细胞变形性的指标,而低切率下的全血黏度是反映红细胞聚集性的指标。下面介绍高切变率下的全血黏度(即高切黏度)和低切变率下的全血黏度(即低切黏度)正常值。注意仪器不同时,正常值有所变化。高切黏度正常值,男性为 5.63~6.67 毫帕·秒(mPa·S),女性为 4.74~5.86 毫帕·秒。低切黏度正常值,男性为 7.51~10.09 毫帕·秒,女性为 5.84~8.05 毫帕·秒。

【临床意义】 血液黏度增高,必然会引起血流阻力的增加,进而使血流速度减慢,形成恶性循环,最后导致血流停滞,直接影响脏器、组织的血流灌注和微循环功能,从而发生坏死、炎症、变性、水肿、血栓等一系列病理变化。

(1)全血黏度增高:常见于高血压、冠心病、心肌梗死、脑梗死、肺心病、糖尿病、真性红细胞增多症、巨球蛋白血症、多发性骨髓瘤、先天性和获得性高纤维蛋白原血症、高黏度综合征、恶性肿瘤、血液病、休克、烧伤、先兆子痫、深静脉栓塞、周围血管瘤等。

(2)全血黏度减低:见于贫血,出血性疾病(如上消化道出血、子宫出血、出血性脑卒中、出血性休克等),肝硬化,尿毒症等。

2. 血浆黏度测定

【正常值】 男性为 0.85~1.99 毫帕·秒(mPa·S),女性为 0.82~1.84 毫帕·秒。

【临床意义】 血浆黏度越高,全血黏度也越高。血浆黏度的高低,与血浆中所含的各种蛋白质、糖类、脂类等高分子物质的量有关,以蛋白质(如纤维蛋白原等)对血浆的黏度影响最大。临床血浆黏度增高,可见于缺血性心脑血管疾病、巨球蛋白血病等。

3. 血清黏度(SV)测定

【正常值】 黏度计法测定,相对黏度(血清流过时间/蒸馏水流过时间)为 1.4~1.8。

【临床意义】 相对黏度大于4,可考虑高黏滞血综合征;当达到6~7或以上时,可有明显的伴随症状出现。血清黏度测定方法简单,且灵敏度较高,可以取代全血黏度测定,其临床意义同全血黏度测定,对多发性骨髓瘤、高球蛋白血症的敏感性更高。

4. 全血还原黏度测定

【正常值】 全血高切还原黏度,男性为 3.382～5.629,女性为 3.801～5.0761。全血低切还原黏度,男性为 10.412～17.714,女性为 11.014～18.822。

【临床意义】

(1)如全血黏度和全血还原黏度均高,说明血黏度大,而且与红细胞自身流变性质变化有关,临床上有参考价值。

(2)如全血黏度高而全血还原黏度正常,说明红细胞压积高(血液黏稠)而引起血液黏度大,但红细胞自身流变性质并无异常(对黏度贡献不大)。

(3)如全血黏度正常而全血还原黏度高,表明红细胞压积低(血液稀),但红细胞自身的流变性质异常(对黏度贡献过大),说明全血黏度还是高,临床上有参考价值。

(4)如全血黏度和全血还原黏度均正常,说明血液黏度正常。

5. 血沉方程 K 值测定

【正常值】 男性为 0～77.6,女性为 0～88.8。

【临床意义】 血沉方程 K 值排除了红细胞压积对血沉的干扰,是较能真正代表血沉快慢的指标,比血沉的可靠性大得多。血沉方程 K 值超过正常值,反映红细胞聚集性增加,血沉增快。

6. 红细胞变形性测定

【正常值】 男性为 0.58～1.037,女性为 0.63～1.103。

【临床意义】 红细胞变形能力下降时,会使全血黏度,尤其是全血高切黏度升高,影响微循环和红细胞寿命,对微血管内血流产生严重干扰,使气体和物质交换受阻,引起缺氧、酸中毒及组织坏死等一系列病理改变。许多疾病,如溶血性贫血、心肌梗死、脑血栓、冠心病、高血压和外周血管病、糖尿病、肺心病等,可使红细胞膜的变形能力降低,脆性增大。

7. 红细胞聚集性测定

【正常值】 男性为 5.165～9.857，女性为 5.075～9.846。

【临床意义】 红细胞聚集性高是引起全血低切黏度升高的主要原因之一，是体内循环障碍、血液瘀滞、血栓形成的危险因素之一。临床上，许多疾病都伴有红细胞聚集性增高，如急性心肌梗死、脑梗死、肺心病、糖尿病、高脂血症、周围血管病等。

8. 红细胞电泳时间测定

【正常值】 男性为 15～20.025 秒(s)，女性为 14.438～18.075 秒。

【临床意义】 红细胞电泳时间，是用来观察红细胞表面负电荷多少的客观指标，可以反映红细胞的聚集功能。研究证明，冠心病患者的红细胞电泳与心肌缺血的程度相平行；以血栓形成为主的疾病与红细胞电泳时间成正相关；癌细胞电泳率比正常细胞为高，且癌变程度越高，电泳率也越高。

9. 血浆纤维蛋白原测定

【正常值】 双缩脲法：为 2～4 克/升(g/L)。凝血法：为 1.95～3.80 克/升。

【临床意义】

(1)纤维蛋白原减少：常见于先天性低(无)纤维蛋白原血症、新生儿及早产儿、弥散性血管内凝血、重症肝炎、肝硬化、重症贫血、原发性纤维蛋白溶解症、恶性肿瘤及某些产科急症等。

(2)纤维蛋白原增多：见于妊娠晚期妊娠高血压综合征、老年人糖尿病、动脉粥样硬化症、急性传染病、结缔组织病、急性肾炎和尿毒症、烧伤、放射病、多发性骨髓瘤、休克、手术后及心肌梗死等。

10. 血小板聚集功能(PAgT)测定

【正常值】 11.2 微摩/升(μmol/L)ADP 液，为 53%～87%；5.4 微摩/升肾上腺素，为 45%～85%；20 毫克/升花生四烯酸，为 56%～82%；1.5 克/升瑞斯托霉素，为 58%～76%；20%毫克/升

胶原,为 47%～73%;最大聚集率,为 50%～79%(ADP³ 毫摩/升)。

【临床意义】 在一般疾病的诊断中,以至少使用两种诱导剂为宜。PAgT 测定易受试验过程中所用的容器性能、静脉穿刺情况、试验温度、高浓度血小板血浆(PRP)中血小板数量、测定时间段、诱导剂的质量及某些药物等影响。

(1)降低:见于血小板无力症、血小板贮存池病、血管性假血友病(瑞斯托霉素作为诱导剂时)、巨大血小板综合征、低或无纤维蛋白原血症、急性白血病、骨髓增生异常综合征、骨髓增生性疾病、肝硬化、尿毒症、服用抗血小板药物、特发性血小板减少性紫癜、细菌性心内膜炎、维生素 B_{12} 缺乏症等。

(2)增高:见于血栓前状态和血栓形成性疾病,如糖尿病、肾小球肾炎、肾病综合征、心脏瓣膜置换术后、心绞痛、心肌梗死、脑梗死、深静脉血栓形成、抗原-抗体复合物反应、高脂饮食、口服避孕药、吸烟等。

11. 血小板黏附功能(PAdT)测定

【正常值】 玻璃珠柱法,为 53.9%～71.7%;玻璃漏斗法,为 21.0%～42.8%;旋转玻球法(12 毫升玻瓶),男性为 28.9%～40.9%,女性为 34.2%～44.6%。

【临床意义】

(1)降低:见于先天性和继发性血小板功能异常,一般以后者为多见,如血管性假血友病、巨大血小板综合征、爱-唐氏综合征、低(无)纤维蛋白血症、血小板无力症、异常纤维蛋白症、急性白血病、骨髓增生异常综合征、骨髓增生性疾病、肝硬化、尿毒症,以及服用抗血小板药物(如阿司匹林、双嘧达莫、保泰松)等。

(2)增加:血栓前状态和血栓形成性疾病,如高血压病、糖尿病、妊娠高血压综合征、肾小球肾炎、肾病综合征、心脏瓣膜置换术后、心绞痛、心肌梗死、脑梗死、深静脉血栓形成、口服避孕药等。

12. 血小板电泳时间测定

【正常值】 16.4～23.2秒(s)。

【临床意义】

(1)时间延长：提示血小板聚集性增强，血液黏度增高，易形成血栓性疾病，如闭塞性脉管炎、心肌梗死、心绞痛、缺血性脑卒中、高血压等。

(2)时间缩短：提示血小板带电荷强，血液黏度下降。常见于血小板无力症、巨球蛋白血症、肿瘤、维生素C缺乏症，以及服用阿司匹林、保泰松、右旋糖酐等药物。

(十四)出血和凝血检查

1. 毛细血管脆性试验(束臂试验)

【正常值】 男性<5个新鲜斑点，女性及儿童<10个新鲜斑点。

【临床意义】 如新鲜斑点超过上述范围，表示毛细血管脆性增加，可见于下述类型疾病：①毛细血管壁异常。如遗传性毛细血管扩张症、过敏性紫癜、维生素C缺乏症、亚急性感染性心内膜炎。②血小板减少。如原发性或继发性血小板减少性紫癜，其血小板<60×10⁹/升。③血小板功能异常。如原发性血小板增多症。④其他。慢性胃炎、尿毒症、糖尿病、类风湿关节炎、恶病质等，都可为阳性。

2. 出血时间(BT)

【正常值】 Duke法：1～3分钟(min)；Ivy法：0.5～7分钟；出血时间测定器法：2.3～9.5分钟；阿司匹林耐量试验：服药后2小时出血时间较服药前延长2分钟为异常。

【临床意义】

(1)延长：见于血小板减少症、血小板增多症、先天性或获得性血小板病、血管性血友病、低(无)纤维蛋白原血症、弥散性血管内凝血、遗传性毛细血管扩张症等。

（2）缩短：见于某些严重的高凝状态和血栓形成。

3. 血块收缩试验(CRT)

【正常值】 血浆法：大于40％；定量法：48％～64％；定性法：30～60分钟开始收缩，24小时完全收缩。

【临床意义】 血块收缩小于40％，表明血块收缩不佳或完全不收缩，可见于血小板无力症、血小板减少症、血小板增多症、红细胞增多症、严重凝血因子缺乏、低(无)纤维蛋白血症、纤维蛋白原增多症、异常球蛋白血症等。

4. 血管性血友病因子抗原(vWF:Ag)

【正常值】 火箭电泳法：为94.09％±32.46％；酶联免疫吸附法：为1.02±0.56单位/毫升。

【临床意义】

（1）增高：见于心肌梗死、心绞痛、脑血管病变、肾脏疾病、肝脏疾病、糖尿病、妊娠高血压综合征、大手术后及周围血管病变、剧烈运动和怀孕中后期等。

（2）降低：见于血管性血友病等。

5. 血小板相关免疫球蛋白(PAIg)

【正常值】 PAIgG 0～78.8纳克/10^7血小板(ng/10^7PA)，PAIgM 0～7.0纳克/10^7血小板，PAIgA 0～2.0纳克/10^7血小板。

【临床意义】

（1）可作为特发性血小板减少性紫癜的诊断依据，而且血小板相关免疫球蛋白增高的程度，往往与血小板数量、血小板生存时间密切相关，即前者的升高可以导致后者的减少及缩短。

（2）可以作为特发性血小板减少性紫癜预后判定的指标，如此病治疗后PAIgG减少且不再升高，其预后较好。反之，则预后较差。

6. 血小板凝血酶敏感蛋白(TSP)测定

【正常值】 RIA法：血浆为57.6～215.6微克/升(μg/L)。

【临床意义】 增高，见于血栓前状态和血栓性疾病，如急性心肌梗死、脑血栓形成、糖尿病伴微血管病变、深部静脉栓塞、肺栓塞、高血压病、弥散性血管内凝血、肾病综合征等。

7. 血小板因子Ⅲ(PF$_3$)

【正常值】 血浆相互混合试验的第一管凝固时间比第二管延长 5 秒以上时,提示 PF$_3$ 有效性降低。

【临床意义】 有效性降低,常见于血小板无力症、巨大血小板综合征、某些血小板病、尿毒症、骨髓增生性疾病、巨球蛋白血症、再生障碍性贫血、急性白血病等。

8. 血小板因子Ⅳ(PF$_4$)

【正常值】 凝血酶测定法:为 14.4%±5.0%。

【临床意义】

(1)活性增高:常见于弥散性血管内凝血、冠心病、糖尿病、某些肿瘤等。

(2)活性降低:常见于原发性血小板减少性紫癜、骨髓病性血小板减少症等。

9. 血小板膜表面相关抗体和相关补体检测

【正常值】 PAIgG:(0~78.8)纳克/10^7 血小板(ng/10^{7}PA);PAIgA(0~2)纳克/10^7 血小板;PAIgM:(0~7)纳克/10^7 血小板;PAC$_3$:(0~129)纳克/10^7 血小板。

【临床意义】 它是特发性血小板减少性紫癜(ITP)诊断、治疗效果、预后观察的指标及切脾的指征。90%以上的 ITP 病人 PAIgG 增加,同时测定 PAIgA、PAIgM 及 PAC$_3$ 阳性率达 100%。治疗后有效者,上述指标下降,复发者则增加。ITP 病人在糖皮质激素治疗后,PAIgG 不下降,可作为切脾的指征。

10. 血小板膜糖蛋白测定

【正常值】 GPI$_b$:(1.05~2.03)×10^4 分子数/血小板;GPⅡ$_b$/Ⅲ$_a$:(4.26~6.64)×10^4 分子数/血小板。

【临床意义】 本检测特异性和敏感性均高,故对诊断巨大血小板综合征和血小板无力症具有诊断价值。GPI$_b$ 缺乏,见于巨大血小板综合征;GPⅡb/Ⅲa 缺乏,见于血小板无力症。

11. 血小板钙流检测

【正常值】 正常细胞内,钙浓度为 20～90 纳摩/升(nmol/L);正常细胞外,钙浓度为 1.1～1.3 纳摩/升。

【临床意义】 血小板钙流是一项新的检测项目,其测定有助于了解钙离子在血小板活化和各种止血功能中的作用,也可用于判断钙通道阻滞药的药理作用。临床上,有些血小板疾病与钙离子代谢有关,此类疾病的此项检测结果常减少,故通过检测血小板钙流,可诊断此类疾病。

12. β-血小板球蛋白(β-TG)

【正常值】 放免法:为 25±8.2 微克/升($\mu g/L$)。

【临床意义】 增高,表示血小板释放功能亢进,常见于心肌梗死、脑血管意外、肾病综合征等。

13. 血浆血栓素 B_2(TXB_2)

【正常值】 放免法:为 135.99±81.8 皮克/毫升(pg/ml)。

【临床意义】

(1)增高:提示血液高凝倾向。在动脉硬化、糖尿病、静脉血栓性疾病时,由于血管壁损伤,血小板活性增高,可见此种变化。

(2)减少:如阿司匹林等非甾体类抗炎药所致。

14. 血浆 β-血小板球蛋白(β-TG)和血小板第Ⅳ因子 (PF_4)检测

【正常值】 β-TG,为 6.6～26.2 微克/升($\mu g/L$);PF_4 为 0.9～5.5 微克/升。

【临床意义】 降低,见于先天性或获得性贮存池病。增加,见于血栓前状态及血栓性疾病,如糖尿病伴血管病变、妊娠高血压综合征、系统性红斑狼疮、血液透析、肾病综合征、尿毒症、大手术后、心绞痛、心肌梗死、脑梗死、弥散性血管内凝血、深静脉血栓形成等。

15. P 选择素检测

【正常值】 血浆 P 选择素,为 9.2～20.8 微克/升($\mu g/L$);血

小板 P 选择素数目,为 7 900～10 100 分子数/血小板。

【临床意义】 增加见于血栓前状态及血栓形成性疾病,如心肌梗死、脑梗死、糖尿病、自身免疫性疾病。

16. 血浆因子Ⅱ、Ⅴ、Ⅶ、Ⅹ促凝活性检测

【正常值】 FⅡ∶C 为 97.7%±16.7%;FⅤ∶C 为 102.4%±30.9%;FⅦ∶C 为 103%±17.3%;FⅩ∶C 为 103%±19.0%。

【临床意义】 本试验是继外源凝血系统筛选试验异常后,进一步直接检测诸因子促凝活性,是诊断这些因子缺陷的直接依据。

(1)增高,见于血栓前状态和血栓性疾病。

(2)降低,见于肝病变、维生素 K 缺乏(因子Ⅴ∶C 除外)、DIC和口服抗凝药等。上述因子先天性缺乏较罕见。

(3)目前,因子Ⅱ∶C、Ⅴ∶C、Ⅶ∶C、Ⅹ∶C 的测定,主要用于肝脏受损的检测。其中,因子Ⅶ∶C 下降,在肝病的早期即可发生;因子Ⅴ∶C 的测定,在肝损伤和肝移植中应用较多。

17. 凝血时间(CT)

【正常值】 玻璃管法:为 5～10 分钟(min);塑料管法:为 10～19 分钟;硅管法:为 15～32 分钟。

【临床意义】

(1)延长:见于血浆因子Ⅷ、因子Ⅸ、因子Ⅺ水平降低,如血友病 A、血友病 B 及因子Ⅺ缺乏症;严重时凝血酶原(因子Ⅱ)、因子Ⅴ、因子Ⅹ和纤维蛋白原缺乏,这主要发生在肝脏疾病、阻塞性黄疸、新生儿出血症、肠道灭菌综合征、吸收不良综合征、低(无)纤维蛋白血病等;纤维蛋白溶解活力增强,如继发性、原发性纤维蛋白溶解功能亢进等;血循环中有抗凝物质,如有抗因子Ⅷ或因子Ⅸ抗体等。

(2)缩短:见于高凝状态,如促凝物质进入血液及凝血因子的活性增高等情况;血栓性疾病,如心肌梗死、不稳定型心绞痛、脑血管病变、糖尿病伴血管病变、肺梗死、深静脉血栓形成、妊娠高血压综合征、肾脏病综合征等。

18. 复钙试验(RT)

【正常值】 2.18～3.77 分钟(min)。

【临床意义】 与凝血时间相同,但比其更敏感。延长,常见于血友病(与正常对照相比,延长时间超过 40%)。

19. 复钙交叉试验(CRT)

【正常值】 如延长的复钙时间(RT)可以被 1/10 体积的正常人混合血浆所纠正,说明病人有内源性凝血系统凝血因子(如因子Ⅷ、因子Ⅸ及因子Ⅺ等)缺陷;如延长的复钙时间不能被等量的正常人混合血浆所纠正,说明病人血液中含有病理性的抗凝物质。

【临床意义】 复钙交叉试验可以用于出血的鉴别诊断。在先天性凝血因子缺乏的病人中,由于长期、大量的凝血因子替代治疗,其中一些病人(10%～20%)体内可产生针对这些凝血因子的抗体,造成治疗效果下降、出血加剧;另一些女性及老年男性病人,以前从未有过血友病病史,出现类似血友病的出血症状时,也应考虑到产生获得性抗体的可能性。此时,可首先做复钙交叉试验进行初筛,如结果显示为凝血因子缺乏,则应进行相应凝血因子活性的检测;如结果表现为病理性抗凝物质存在,则应进行相应凝血因子抗体的筛查。

20. 凝血酶时间(TT)

【正常值】 16～18 秒钟。超过正常对照 3 秒钟,为异常。

【临床意义】 延长,见于血浆纤维蛋白原降低或结构异常,临床上应用肝素或在肝病、肾病及系统性红斑狼疮时的肝素样抗凝物质增多。此外,纤维蛋白溶解系统功能亢进时的纤维蛋白(原)降解产物增多,也会使血浆凝血酶时间延长。

21. 连续凝血酶时间(STT)

【正常值】 30 分钟凝血酶时间为 18～38 秒钟(s)。

【临床意义】 延长,见于弥散性血管内凝血。

22. 凝血酶原时间(PT)

【正常值】 手工法:为 12～14 秒钟(s);仪器法:为 11～13 秒

钟;奎克一步法:为 11～15 秒,新生儿延长 2～3 秒钟。国际标准
化比值具有可比性,推荐使用。

【临床意义】

(1)延长见于:①严重的肝脏病变,如急性重型肝炎、肝硬化。
②阻塞性黄疸影响、维生素 K 及肠道菌群紊乱并影响维生素 K 生
成,进而影响凝血酶原生成。③弥散性血管内凝血。④新生儿自
然出血症,先天性凝血酶原缺乏症,先天性纤维蛋白原缺乏症,以
及使用抗凝药物(如华法林、双香豆素、肝素等)时,可见凝血酶原
时间延长。

(2)缩短见于:凝血状态及弥散性血管内凝血早期。

23. 活化部分凝血活酶时间(APTT)

【正常值】 35～45 秒钟(s)。

【临床意义】

(1)延长:见于Ⅷ、Ⅸ、Ⅺ和Ⅻ缺乏症,严重的因子Ⅱ、Ⅴ、Ⅹ凝
血酶原和纤维蛋白原缺乏症,纤维蛋白溶解活性增强,血循环中有
抗凝物质存在时。

(2)缩短:见于因子Ⅷ和Ⅴ活性增多、弥散性血管内凝血、血栓
性疾病、血小板增多症。

24. 白陶土部分凝血活酶时间(KPTT)

【正常值】 35～45 秒钟(s)。

【临床意义】

(1)延长:较正常对照延长,超过 10 秒钟有意义。参与血浆凝
血活酶生成的任何因子有缺陷者(如血友病),凝血酶原、纤维蛋白
原严重减少者,有抗凝物质存在时。

(2)缩短:弥散性血管内凝血高凝期。

25. 简易凝血活酶生成试验(STGT)

【正常值】 10～15 秒钟(s)。

【临床意义】 生成不良(大于 15 秒钟),见于血友病、血管内
假性血友病、肝脏病、弥散性血管内凝血等。

26. 抗凝血酶Ⅲ活性(ATⅢ)测定

【正常值】　发色底物法:为 0.80～1.43。

【临床意义】

(1)降低:见于肝脏疾病、外科手术后,以及血栓前期和血栓性疾病,如心绞痛、心肌梗死、脑血管疾病、肾小球疾病、弥散性血管内凝血、脑梗死、妊娠高血压综合征等。

(2)增高:见于血友病、口服抗凝药、应用黄体酮等。

27. 蛋白 C(PC)测定

【正常值】　发色底物法:为 0.87～1.13。

【临床意义】

(1)蛋白 C 含量或活性降低:见于先天性或获得性蛋白 C 缺陷、弥散性血管内凝血、呼吸窘迫综合征、肝病、手术后及口服双香豆素等。

(2)蛋白 C 含量或活性增加:见于冠心病、糖尿病、肾病综合征、妊娠后期等。

28. 蛋白 S(PS)测定

【正常值】　蛋白 S 总活性(TPS)为 0.88～1.07,游离蛋白 S 活性为 0.71～1.30。

【临床意义】　蛋白 S 降低,见于蛋白 S 缺陷,患者常伴有严重的深部静脉栓塞;获得性蛋白 S 降低,见于肝脏疾病及口服双香豆素等抗凝药物。

29. 优球蛋白溶解时间(ECT)测定

【正常值】　大于 2 小时(h)。

【临床意义】

(1)缩短:表示纤溶亢进,可见于急性纤维蛋白溶解症(如广泛烧伤、出血性休克、产科急症、胸外科手术、输血反应等),慢性纤维蛋白溶解症(如急性白血病、慢性肾炎、肝脏疾病)及弥散性血管内凝血晚期、原发性与继发性纤维蛋白溶解症等。

(2)延长:表明纤维蛋白溶解活性降低,见于血栓形成前期和血栓形成性疾病。

30. 抗凝血酶(AT：A)活性测定

【正常值】 108.5%±5.3%。

【临床意义】 AT 活性或抗原测定,是临床上评估高凝状态良好的指标,尤其是 AT 活性下降。AT 抗原和活性同时检测,是遗传性 AT 缺乏的分型主要依据。

(1)遗传性 AT 缺乏分为两型:①交叉反应物质(CRM)阴性型(CRM$^-$),即抗原与活性同时下降。②CRM$^+$型,抗原正常,活性下降。

(2)获得性 AT 缺乏:①AT-Ⅲ合成降低,主要见于肝硬化、重症肝炎、肝癌晚期等,可伴发血栓形成。②AT-Ⅲ丢失增加,见于肾病综合征。③AT-Ⅲ消耗增加,见于血栓前期和血栓性疾病,如心绞痛、脑血管疾病、DIC 等。在疑难诊断 DIC 时,AT-Ⅲ水平下降,具有诊断价值。而急性白血病时,AT-Ⅲ水平下降,更可看作是 DIC 发生的危险信号。

(3)AT 水平增高,见于血友病、白血病和再生障碍性贫血等疾病的急性出血期,以及口服抗凝药治疗过程中。在抗凝治疗中,如怀疑肝素治疗抵抗,可用 AT 检测来确定。抗凝血替代治疗时,也应首选 AT 检测来监护。

31. 凝血酶-抗凝血酶复合物(TAT)测定

【正常值】 1.0~4.1 微克/升(μg/L)。

【临床意义】 血浆 TAT 含量增高,见于血栓形成前期和血栓性疾病,如 DIC、深静脉血栓形成、急性心肌梗死等。

32. 组织因子途径抑制物(TFPI)活性测定

【正常值】 40~70 毫克/升(mg/L)。

【临床意义】

(1)老年人血浆中 TFPI 含量较高,妊娠时血浆 TFPI 也增高,但胎儿血浆 TFPI 含量较低。

(2)先天性 TFPI 缺乏易患血栓形成,然而常见的 TFPI 减少大多数是获得性的。大手术、脓毒血症与 DIC 时,往往血浆中 TFPI 减少,主要是过分消耗所致。致死性败血症时,往往血浆中 TFPI 增多,可能与广泛性血管内皮受损使之释放增加有关。此外,慢性肾衰竭时,血中 TFPI 也增多。

33. 血浆鱼精蛋白副凝试验(PPP 或 3P)

【正常值】 阴性。

【临床意义】 阳性,见于弥散性血管内凝血的早期或中期,但结果判断应排除易引起本试验假阳性的因素。阳性还见于正常人、弥散性血管内凝血的晚期和原发性纤维蛋白溶解症。

34. 鲎溶解物试验(LLT)

【正常值】 阴性。

【临床意义】 阳性,见于内毒素血症。

35. 阿司匹林耐量试验(ATT)

【正常值】 服药 2 小时和 4 小时的出血时间,少于服药前 2 分钟。

【临床意义】 延长,见于轻型和亚临床型血管性假血友病、轻型血小板病、血小板功能异常等。

36. 游离肝素时间

【正常值】 阴性。

【临床意义】 阳性,指凝血酶时间延长,加入甲苯胺蓝后使凝血酶时间缩短 5 秒钟以上,见于使用肝素、氮芥,以及过敏性休克、严重肝病、弥散性血管内凝血、肝叶切除、肝移植等。

37. 血浆肝素水平测定

【正常值】 正常人发色底物法检测,血浆肝素为 0。

【临床意义】 在用肝素防治血栓性疾病,以及血液透析、体外循环的过程中,可用此试验对肝素的合理用量进行检测。在过敏性休克、严重肝病或 DIC、肝叶切除或肝移植等患者的血浆中,肝素也增高。

38. 组织纤溶酶原激活物活性(t-PA：A)检测

【正常值】 300～600 单位/升(U/L)。

【临床意义】

(1)t-PA：A 活性增高,表示纤溶活性亢进,见于原发及继发性纤溶症,如 DIC;也见于应用纤溶酶原激活物类药物。

(2)t-PA：A 活性降低,表示纤溶活性减弱,见于高凝状态和血栓性疾病。

39. 血浆纤溶酶原活化抑制物活性(PAI：A)检测

【正常值】 100～1 000 单位/升(U/L)。

【临床意义】 PAI：A 与 t-PA：A 应用时检测,其临床意义较大。

(1)PAI：A 增高,见于高凝状态和血栓性疾病。

(2)PAI：A 降低,见于原发性和继发性纤溶。

40. 血浆纤溶酶原活性(PLG：A)检测

【正常值】 85.55％±27.83％。

【临床意义】

(1)增高,表示其激活物的活性(纤溶活性)降低,见于血栓前状态和血栓性疾病。

(2)降低,表示纤溶活性增高,常见于原发性纤溶症和 DIC,还见于前置胎盘、肿瘤扩散、大手术后、肝硬化、重症肝炎、门脉高压、肝切除等获得性纤溶酶原缺乏症。

(3)PLG 缺陷症,可分为交叉反应物阳性(CRM$^+$)型(PLG：Ag 正常和 PLG：A 降低)和 CRM$^-$型(PLG：Ag 和 PLG：A 均降低)。

41. 血浆 α_2-抗纤溶酶活性(α_2-AP：A)检测

【正常值】 95.6％±12.8％。

【临床意义】 α_2-AP 的检测,具有鉴别诊断的价值,根据 α_2-AP：A 和 α_2-AP：Ag 的不同,可将 α_2-AP 缺陷分为 CRM$^+$型和 CRM$^-$型两种。

（1）增高，见于静脉、动脉血栓形成，恶性肿瘤，分娩后等。

（2）降低，见于肝病、DIC、手术后、先天性 α_2-AP 缺乏症。

42. 纤维蛋白肽 $B_{b1\sim15}$ 与 $B_{b15\sim42}$ 测定

【正常值】 纤维蛋白肽 $B_{b1\sim15}$，为 $0.74\sim2.24$ 纳摩/升（nmol/L）；纤维蛋白肽 $B_{b15\sim42}$，为 1.56 ± 1.20 纳摩/升。

【临床意义】 血浆中 $B_{b1\sim15}$ 与 $B_{b15\sim42}$ 含量增高，反映纤维活性增强，见于原发性纤溶、DIC 等情况。

43. D -二聚体(D -D)

【正常值】 定性，阴性；定量，小于 75 微克/升（$\mu g/L$）。

【临床意义】 阳性或增高，见于高凝状态、弥散性血管内凝血、肾脏疾病、器官移植排异反应、溶栓治疗等造成的继发性纤维蛋白溶解功能亢进。在原发性纤维蛋白溶解亢进时，血浆 D -二聚体没有显著变化，故此项测定可以作为鉴别原发性纤维蛋白溶解亢进症和弥散性血管内凝血的重要依据。

44. 弥散性血管内凝血(DIC)检测项目

弥散性血管内凝血是许多疾病发展过程中的一种病理生理状态，它常继发于感染、创伤、白血病、恶性肿瘤化疗后、病理性妊娠及休克、肝硬化等。临床上，弥散性血管内凝血时，有多部位的严重出血倾向，并出现多脏器损伤症状，尤其表现为急性肾功能不全，有时表现为迅速进展的进行性贫血等。所以，弥散性血管内凝血一旦发生，可危及生命，必须及时诊治。实验室主要诊断指标如下：

（1）血小板计数低于 100×10^9/升，或进行性下降。

（2）血浆纤维蛋白原含量＜1.5 克/升，或进行性下降，或超过 4 克/升。

（3）纤维蛋白(原)降解产物(FDP)为阳性。

（4）D -二聚体测定为阳性。

（5）凝血酶原时间缩短或延长 3 秒钟以上，或呈动态变化。

（6）纤溶酶原含量及活性降低。

(7)抗凝血酶Ⅲ(AT-Ⅲ)含量及活性降低。

(8)血浆因子Ⅷ活性低于50%。

前三项为弥散性血管内凝血过筛试验,如均为阳性,结合临床便可诊断为本病;如仅有其中两项异常,可结合其他五项检查来确定。

45. 弥散性血管内凝血(DIC)与原发性纤维蛋白溶解、重症肝病的鉴别

见表11。

表 11　DIC 与原发性纤维蛋白溶解、重症肝病的鉴别

检测项目	DIC	原发性纤维蛋白溶解	重症肝病
血小板计数(PLT)	减少	正常	正常或减少
凝血酶原时间(PT)	延长	轻度延长	延长
纤维蛋白原定量(Fb)	减少或正常	减少	一般不减少
3P试验(PPP)	阳性	阴性	阴性
凝血酶时间(TT)	延长	延长	有时延长
优球蛋白溶解时间(ELT)	正常或轻度缩短	缩短	缩短

(十五)溶血与贫血检查

1. 血浆游离血红蛋白(FHb)

【正常值】　小于40毫克/升。

【临床意义】　增加,见于血管内溶血性疾病,如阵发性睡眠性血红蛋白尿、阵发性寒冷性血红蛋白尿、温抗体型自身免疫性溶血性贫血、微血管性溶血性贫血、溶血性输血反应、溶血性链球菌败血症、疟疾,以及某些药物,如磺胺类、苯肼、砷剂等引起的溶血反应等。

2. 红细胞渗透脆性试验(EOFT)

【正常值】　始溶,71.8～78.6毫摩/升(mmol/L)氯化钠(NaCl);全溶,54.7～58.1毫摩/升氯化钠。

【临床意义】

(1)增加:主要见于先天性球形红细胞增多症、自身免疫性溶血性贫血。

(2)减少:多见于靶形红细胞性贫血,如某些缺铁性贫血、球蛋白生成障碍性贫血(地中海贫血)、异常血红蛋白病、阻塞性黄疸及脾切除术后。

3. 红细胞自身溶血试验(AHT)

【正常值】 正常人仅轻度溶血(<3.5%),加葡萄糖或三磷腺苷(ATP)后溶血程度<1%。

【临床意义】 先天性球形红细胞增多症及后天获得性球形红细胞增多症,溶血发生早且快,溶血程度也较重,但加糖后大部分可纠正。非球形红细胞溶血性贫血Ⅰ型(以6-磷酸葡萄糖脱氢酶缺乏为主),溶血较轻,加入葡萄糖后可以纠正;非球形红细胞性溶血性贫血Ⅱ型(以丙酮酸激酶缺乏为主),溶血较重,加入葡萄糖后不能纠正,但加入三磷腺苷后可以纠正。

4. 酸溶血试验(Ham test)

【正常值】 阴性。

【临床意义】 阳性,见于阵发性睡眠性血红蛋白尿、先天性或后天性溶血性贫血、某些自身免疫性溶血性贫血等。根据有缺陷的红细胞膜对补体敏感性的不同,可将阵发性睡眠性血红蛋白尿分为三型,即补体敏感型、补体不甚敏感型及补体不敏感型。其中补体敏感型者,酸溶血试验为强阳性;补体不甚敏感型者,酸溶血试验为弱阳性;补体不敏感型者,酸溶血试验为阴性。

5. 蔗糖溶血试验

【正常值】 阴性。

【临床意义】 阳性,见于阵发性睡眠性血红蛋白尿(PNH)、某些自身免疫性溶血性贫血、遗传性球形红细胞增多症。

6. 蛇毒因子溶血试验

【正常值】 正常人溶血率小于5%。

【临床意义】 正常红细胞、PNHⅠ型和Ⅱ型红细胞,均不发生溶血。溶血率增加,PNH 的可能性大,可反映 PNHⅢ型红细胞的溶血情况。

7. 红细胞葡萄糖-6-磷酸脱氢酶(G-6-PD)

【正常值】 比色法:为 2.8～7.3 单位/克(U/g)血红蛋白;荧光斑点法:有荧光点。

【临床意义】 降低,见于葡萄糖-6-磷酸脱氢酶缺乏症,药物反应(如伯氨喹、磺胺吡啶、乙酰苯胺等),蚕豆病,感染等。

8. 高铁血红蛋白还原试验(MHb-RT)

【正常值】 光电比色法:高铁血红蛋白还原率大于 75%;目测法:为阴性。

【临床意义】 阳性或高铁血红蛋白还原率降低,见于葡萄糖-6-磷酸脱氢酶缺陷症。一般认为,高铁血红蛋白还原率 31%～74%为杂合子型,还原率小于 30%为纯合子型。

9. 血浆高铁血红素白蛋白含量检测

【正常值】 正常人呈阴性。

【临床意义】 阳性,见于各种原因所致的严重血管内溶血,结合珠蛋白与大量游离血红蛋白结合,使结合珠蛋白耗尽。

10. 红细胞谷胱甘肽含量及稳定性试验

【正常值】 还原型谷胱甘肽含量大于 0.45 克/升(g/L)红细胞,还原型谷胱甘肽稳定度下降不超过 20%。

【临床意义】 还原型谷胱甘肽生成减少、稳定度下降,主要见于葡萄糖-6-磷酸脱氢酶减少,如伯氨喹型溶血性贫血、蚕豆病等。

11. 冷溶血试验(D-LT)

【正常值】 阴性。

【临床意义】 阳性,见于阵发性寒冷性血红蛋白尿、麻疹、腮腺炎、水痘、传染性单核细胞增多症。

12. 热溶血试验

【正常值】 阴性。

【临床意义】 阳性,常见于阵发性睡眠性血红蛋白尿。

13. 抗人球蛋白(Coombs)试验

【正常值】 阴性(直接、间接反应)。

【临床意义】 阳性,见于自身免疫性溶血性贫血(直接、间接反应均为阳性),新生儿溶血病(患儿直接反应阳性、母体间接反应阳性),高球蛋白血症(如系统性红斑狼疮、类风湿关节炎、恶性肿瘤等),药物性溶血性贫血(如甲基多巴、青霉素等)。

14. 血清结合珠蛋白(HP)

【正常值】 0.2~1.9 克/升(g/L)。

【临床意义】 各种溶血性贫血,由于血清结合珠蛋白被大量消耗,血清结合珠蛋白下降明显,甚至为 0。

15. 胰蛋白酶试验

【正常值】 阴性。

【临床意义】 阳性,常见于自身免疫性溶血性贫血。

16. 不稳定血红蛋白加热试验

【正常值】 不稳定血红蛋白占总血红蛋白量的5%以下。

【临床意义】 增高,常见于不稳定性血红蛋白溶血性贫血。

17. 异丙醇沉淀试验

【正常值】 阴性。

【临床意义】 阳性,见于血红蛋白 F 含量超过 10%的样本,以及一些珠蛋白生成障碍性贫血。

18. 变性珠蛋白小体测定

【正常值】 <0.8%。

【临床意义】 增多,见于红细胞缺乏葡萄糖-6-磷酸脱氢酶的溶血性贫血或某些药物(如伯氨喹)中毒引起的血红蛋白变性、蚕豆病、不稳定血红蛋白病等,脾切除者和先天性无脾症的小儿此小体也增多。

19. 血红蛋白 H(HbH)包涵体生成试验

【正常值】 阴性。

【临床意义】 阳性,见于血红蛋白 H 病、不稳定血红蛋白病。

20. 抗碱血红蛋白

【正常值】 男性,0.17%～2.27%;女性,0.13%～1.56%;新生儿55%～85%,2～4个月后逐渐下降,1岁左右接近成年人水平。

【临床意义】 增高,见于β珠蛋白生成障碍性贫血、某些再生障碍性贫血、急性白血病、铁粒幼细胞贫血、先天性球形红细胞增多症、多发性骨髓瘤等。

21. 血红蛋白 F(HbF)

【正常值】 酸洗脱法:男性成人阳性率为 0.004～0.48(0.4%～48%),阳性指数为 0.07～0.21;女性成人阳性率为 0.012～0.105(1.2%～10.5%),阳性指数为 0.20～1.88。

【临床意义】 成人仅有少量血红蛋白 F,新生儿则以血红蛋白 F 为主。增加,见于再生障碍性贫血、地中海贫血。

22. 血红蛋白 A_2(HbA_2)

【正常值】 0.02～0.03(2%～3%)。

【临床意义】

(1)增高:见于巨幼红细胞性贫血、轻型 β 地中海贫血、纯合子β 地中海贫血、某些不稳定 Hb 病等。

(2)减少:见于严重缺铁性贫血、铁幼粒红细胞性贫血、红白血病、α 地中海贫血等。

23. 红细胞镰变试验

【正常值】 阴性。

【临床意义】 阳性,见于镰状红细胞贫血等。

24. 血红蛋白电泳(HBEP)

【正常值】 血红蛋白 A,为 95%;血红蛋白 A_2,为 1.6%～3.5%;血红蛋白 F,为 0.2%～2.0%。

【临床意义】 本试验的目的,是为了确诊有否异常血红蛋白存在,以及各种血红蛋白的比例。

25. 血红蛋白基因 PCR 技术检测

【正常值】 血红蛋白基因序列正常,异常基因阴性。

【临床意义】 此项检测,可知道血红蛋白基因的存在,是纯合子还是杂合子,基因缺陷的部位在哪里等,可在分子水平上进行血红蛋白病的诊断和研究。

26. 血清铁(SI)

【正常值】 亚铁嗪比色法:新生儿为 $18\sim45$ 微摩/升(μmol/L),婴儿为 $7\sim18$ 微摩/升,儿童为 $9\sim22$ 微摩/升,男性成人为 $9\sim29$ 微摩/升,女性成人为 $7\sim27$ 微摩/升,老年人为 $7\sim14$ 微摩/升。

【临床意义】

(1)增高:常见于再生障碍性贫血、溶血性贫血、巨幼红细胞性贫血、急性肝炎、铅中毒及维生素 B_6 缺乏症。

(2)减少:常见于各种缺铁性贫血、恶性肿瘤、肝硬化、长期失血、血铁吸收障碍。

27. 血清总铁结合力(TBC)

【正常值】 亚铁嗪比色法:婴儿为 $18\sim72$ 微摩/升(μmol/L),成人为 $45\sim72$ 微摩/升。

【临床意义】

(1)增加:常见于缺铁性贫血、肝细胞坏死及急性肝炎。

(2)降低:见于遗传性铁蛋白缺乏症、肝硬化、溶血性贫血、肾病及尿毒症。

28. 血清铁蛋白(SF)

【正常值】 男性为 $15\sim200$ 微克/升(μg/L),女性为 $12\sim150$ 微克/升。

【临床意义】

(1)增高:常见于恶性肿瘤、原发性血色病、含铁血黄素增多症、铁粒幼红细胞性贫血、病毒性肝炎等。

(2)下降:主要见于缺铁性贫血、营养不良症。

29. 血清转铁蛋白(Tf)

【正常值】 $2.2\sim4.0$ 克/升(g/L)。

【临床意义】

(1)增加:常见于慢性缺铁性疾病(缺铁性贫血)、口服避孕药。

(2)降低:常见于溶血性贫血、心肌梗死、遗传性转铁蛋白低下症、营养不良、恶病质致严重蛋白质缺乏等。

30. 血清维生素 B_{12}(VB_{12})

【正常值】 70~590 皮摩/升(pmol/L)。

【临床意义】

(1)增高:常见于肝实质损害、骨髓增生性疾病。

(2)降低:常见于恶性贫血、萎缩性胃炎、胃全切或胃部分切除术后。

31. 血浆叶酸(SFA)

【正常值】 11~54 纳摩/升(nmol/L)。

【临床意义】 降低,常见于巨幼红细胞性贫血、溶血性贫血、骨髓增生性疾病。

32. ^{51}Cr 标记红细胞寿命测定

【正常值】 正常红细胞半寿期为 25~32 天。

【临床意义】 此项测定,为诊断溶血的可靠指标。溶血性贫血时,此项值降低。

33. 红细胞丙酮酸激酶(PK)活性

【正常值】 比色法:为 10.1~20 单位/克(U/g)血红蛋白;荧光斑点法:为阴性。

【临床意义】 降低,见于遗传性丙酮酸激酶缺陷症,某些获得性丙酮酸激酶缺陷(如粒细胞白血病、骨髓增生异常综合征)等。

34. 冷凝集试验(CAT)

【正常值】 免疫法测定,效价低于 1：32。

【临床意义】 增高,见于冷凝集素综合征、支原体肺炎、传染性单核细胞增多症、疟疾、多发性骨髓瘤、淋巴瘤等。

35. 煌焦油蓝还原试验

【正常值】 正常人脱色时间为 35~55 分钟。

【临床意义】 延长,葡萄糖-6-磷酸脱氢酶(G -6-PD)缺乏者超过 140 分钟甚至超过 24 小时,杂合子型(女性携带者)介于正常人与患者之间。

36. 波蒽茨小体计数

【正常值】 小于 0.8%。

【临床意义】 葡萄糖-6-磷酸脱氢酶缺乏症患者,波蒽茨小体体积增大,数量增多(80%)。

37. 氰化物-抗坏血酸试验

【正常值】 阴性。

【临床意义】 阳性,本试验是葡萄糖-6-磷酸脱氢酶缺陷性贫血的一种敏感度高而准确的筛选法。

38. 红细胞-葡萄糖-6-磷酸脱氢酶缺乏性贫血玻片检测法

【正常值】 残影红细胞低于 2%。

【临床意义】 葡萄糖-6-磷酸脱氢酶显著缺乏者残影红细胞超过 80%,中度缺乏者为 20%~79%。

39. 葡萄糖-6-磷酸脱氢酶荧光斑点试验

【正常值】 斑点明显荧光。

【临床意义】 葡萄糖-6-磷酸脱氢酶缺乏时,无荧光或荧光减弱,杂合子检出率达 60%。

(十六)血型检查与输血

1. ABO 血型的鉴定

【正常值】 ABO 血型,可分为 A 型、B 型、O 型、AB 型。

【临床意义】

(1)临床输血:当循环血量不足或大失血或贫血需要进行输血治疗时,在输血前,必须先选择血型相同的供血者,再进行交叉配血,完全相同后才能输血。

(2)器官移植:在皮肤、肾等移植时,需选择 ABO 血型相符的供体。

(3)不孕症和新生儿溶血症病因的分析。

(4)亲子鉴定等。

2. ABO 血型的遗传

【正常值】 从父母的血型,可推测子代可能或不可能的血型(表 12)。

表 12　ABO 血型的遗传

父母的血型	子女可能的血型	子女不可能有的血型
O×O	O	A、B、AB
O×A	O、A	B、AB
O×B	O、B	A、AB
O×AB	A、B	O、AB
A×A	O、A	B、AB
A×B	A、 B、AB、O	
A×AB	A、AB、B	O
B×B	O、B	A、AB
B×AB	B、A、AB	O
A×AB	A、B、AB	O

【临床意义】 用作亲子鉴定等。

3. RH 血型鉴定

【正常值】 RH 血型,可分为 RH 阳性和 RH 阴性。

【临床意义】 RH 血型鉴定的临床意义与 ABO 血型鉴定相似。我国汉族人的 RH 阴性率为 0.34%,绝大多数人为 RH 阳性,故由 RH 血型不合引起的输血反应相对较 ABO 血型少。

4. 交叉配血试验

【正常值】 主试验和副试验均不出现凝血(也不溶血),即说明受血者和供血者 ABO 血型相配。

【临床意义】 在血型鉴定的基础上,通过交叉配对试验,进一步证实受血者和供血者之间不存在血型不合的抗原-抗体反应,以保证受血者的输血安全。

5. 成分输血及其意义

【正常值】 通常用 ACD 血液保存液保存的血液保存期为 21 天,是指在 2℃～6℃,输注 24 小时体内红细胞存活率至少达到原来标准的 70%。其他成分的保存期则较短,如白细胞只能保存 5 天,其中粒细胞破坏最快,24 小时即丧失功能;血小板在 4℃保存 1 天后就明显破坏,48 小时存活率为 40%,3 天后已无治疗价值;Ⅷ因子保存 24 小时,活性下降 50%;Ⅴ因子保存 3～5 天,也损失一半。所以目前认为,输"全血"、输"新鲜血"的概念是不妥当的。

【临床意义】 临床上认为,不加选择的盲目输入"全血"或"新鲜血",将带来危害和浪费,并增加一些输血反应。由于全血所含白细胞及血小板等的量甚少,并不能达到治疗效果。过多输血,对老年人、儿童及心功能不全者,会带来不良影响。输血,还有患传染病的危险性等。因此,单纯输全血的时代已经过时了,应该选用不同的成分输血,其意义如下:①恢复血容量,可用生理盐水、羟甲淀粉、血浆蛋白溶液和白蛋白等。②补充携氧能力,用红细胞。③治疗粒细胞缺乏症所引起的严重感染,可用浓缩粒细胞液。④预防和治疗血小板数量减少或功能紊乱所引起的出血,用富含血小板的血浆或浓缩血小板。⑤预防和治疗凝血因子缺乏所引起的出血,选用Ⅷ因子、Ⅴ因子、纤维蛋白原等。⑥补充体液免疫缺乏,可用免疫球蛋白、转移因子等。⑦移去血循环内的有害物质或自身免疫抗体,用换血法或换血浆法等。目前,应提倡一血多用,一人献血,多人受益,使一瓶血发挥最大的治疗价值。

(十七)血气分析和酸碱度检查

1. 动脉血酸碱度(pH)

【正常值】 pH 值为 7.35～7.45。

【临床意义】

(1)增高:轻度碱中毒,pH 值为 7.45～7.50;中度碱中毒,pH

值为 7.51～7.60;重度碱中毒,pH 值大于 7.60,常见于未代偿或代偿不全的原发性呼吸性或代谢性碱中毒。

(2)降低:轻度酸中毒,pH 值为 7.30～7.35;中度酸中毒,pH 值为 7.25～7.29;重度酸中毒,pH 值小于 7.25;极度酸中毒,pH 值小于 6.80,常见于未代偿或代偿不全的原发性呼吸性或代谢性酸中毒。血钾每增高 0.5 毫摩/升,则 pH 值降低 0.1。

2. 二氧化碳总量(T-CO$_2$)

【正常值】 血清测定:成人为 23～31 毫摩/升(mmol/L),婴儿与儿童为 20～28 毫摩/升,新生儿为 17～24 毫摩/升,脐带血为 14～24 毫摩/升。

【临床意义】

(1)增高:二氧化碳潴留,HCO$_3^-$ 增多。

(2)降低:二氧化碳减少,HCO$_3^-$ 减少。

3. 二氧化碳结合力(CO$_2$CP)

【正常值】 静脉血浆测定:微量滴定法为 23～30 毫摩/升(mmol/L);量气法:成人为 22～31 毫摩/升,儿童为 18～27 毫摩/升。

【临床意义】

(1)增高:提示碱储备过剩。常见于代谢性碱中毒(如幽门梗阻等),呼吸性酸中毒(如呼吸道阻塞、肺气肿等)。

(2)降低:提示碱储备不足。常见于代谢性酸中毒(如重度脱水、流行性出血热、感染性休克等),呼吸性碱中毒(如呼吸中枢兴奋)。

4. 血氧含量(O$_2$CT)

【正常值】 动脉血为 6.7～10.3 毫摩/升(mmol/L),静脉血为 4.9～8.0 毫摩/升。

【临床意义】

(1)增高:常见于原发性或继发性红细胞增多症及溶血性疾病。

(2)降低:常见于缺氧性低氧血症(如高空条件、肺炎、肺气肿等所致),贫血性低氧血症,组织中毒缺氧血症等。

5. 动脉血氧分压(PaO₂)

【正常值】 血气分析(电极法):新生儿为 8.0~12.0 千帕(kPa),成人为 10.6~13.3 千帕。

【临床意义】

(1)增高:常见于吸入高氧气体。

(2)降低:常见于一氧化碳中毒,麻醉,呼吸窘迫综合征,肺肿瘤,通气功能障碍(如支气管哮喘、慢性阻塞性肺气肿等),吸烟者。

可根据动脉血氧分压值来判断缺氧程度。低于 7.98 千帕为缺氧,低于 6.65 千帕为呼吸衰竭,低于 3.9 千帕将危及生命。

6. 50%血氧饱和度时的氧分压

【正常值】 计算法:(3.5±0.2)千帕(kPa)。

【临床意义】

(1)增高:氧离曲线右移,有利于氧的释放,从而有利于组织供氧。

(2)降低:氧离曲线左移,氧释放困难,从而使组织缺氧。

7. 血氧饱和度(SAT)

【正常值】 动脉血为 0.9~1.0(90%~100%),静脉血为 0.64~0.88(64%~88%)。

【临床意义】

(1)增高:原发性或继发性红细胞增多症、血液浓缩、氧中毒。

(2)降低:缺氧性缺氧血症(如肺气肿、肺淤血等),贫血性缺氧血症(如贫血、碳氧血红蛋白血症等),停滞性缺氧血症(如心功能不全代偿期),组织中毒性缺氧血症(如酒精中毒、氰化物中毒)。

8. 动脉血二氧化碳分压(PaCO₂)

【正常值】 血气分析仪:男性为 4.7~6.4 千帕(kPa),女性为4.1~5.6 千帕,婴儿为 3.5~5.5 千帕。

【临床意义】

(1)增高:提示肺泡通气不足,可能为呼吸性酸中毒或代谢性碱中毒的呼吸代偿。

（2）降低：提示肺泡通气过度，可能为呼吸性碱中毒或代谢性酸中毒的呼吸代偿。

9. 血浆实际碳酸氢盐(AB 或 HCO$_3^-$)

【正常值】　血气分析仪：(25±3)毫摩/升。

【临床意义】

（1）增高：常见于代谢性碱中毒。

（2）降低：常见于代谢性酸中毒。

10. 血浆标准碳酸氢盐(SB 或 ST)

【正常值】　成人为 22～28 毫摩/升(mmol/L)，儿童为21～25 毫摩/升。

【临床意义】

（1）增高：常见于代谢性碱中毒。

（2）降低：常见于代谢性酸中毒。

11. 阴离子间隙(AG)

【正常值】　血浆测定：7～16 毫摩/升(mmol/L)。

【临床意义】　阴离子间隙是反映代谢性酸碱中毒的指标之一，在酮症酸中毒、乳酸酸中毒及肾功能不全时可增高。

12. 缓冲碱(BB)

【正常值】　动脉血：45～55 毫摩/升(mmol/L)。

【临床意义】

（1）增高：常见于代谢性碱中毒。

（2）降低：常见于代谢性酸中毒。如实际碳酸氢盐正常，有可能为贫血或血浆蛋白降低。

13. 剩余碱(BE)

【正常值】　血气分析仪：新生儿为－10～－2 毫摩/升(mmol/L)，婴儿为－7～－1 毫摩/升，儿童为－4～＋2 毫摩/升，成人为－3～＋3 毫摩/升。

【临床意义】

(1)增高:常见于代谢性碱中毒。

(2)减少:常见于代谢性酸中毒。

14. 血液一氧化碳(CO)定性检测

【正常值】 阴性。

【临床意义】 阳性,可诊断为一氧化碳中毒。

15. 肺泡-动脉氧分压差(A-αDO₂)

【正常值】 吸空气时≤2.66 千帕(kPa),吸纯氧时≤6.6 千帕。

【临床意义】 肺泡-动脉氧分压差是判断换气功能正常与否的一个依据,是心肺复苏中反映预后的一项重要指标。其值增高,主要反映肺淤血和肺水肿,显示肺功能严重减退。

(十八)血液无机物(或电解质)检查

1. 血清钾(K)

【正常值】 离子电极法:新生儿为 3.7~5.9 毫摩/升(mmol/L),婴儿为 4.1~5.3 毫摩/升,儿童为 3.4~5.7 毫摩/升,成人为3.5~5.0 毫摩/升。火焰光度测定法:成人为 3.6~5.4 毫摩/升;四苯硼钠比浊法:儿童为 4.1~5.6 毫摩/升。

【临床意义】

(1)增高:见于经口及静脉摄入增加,如含钾药物及储钾利尿药过度使用;钾流入细胞外液,如严重溶血及感染、烧伤破坏组织、胰岛素破坏;组织缺氧,如心功能不全、呼吸障碍、休克;尿排泄障碍,如肾衰竭、肾上腺皮质功能减退症等。

(2)降低:见于经口摄入减少,如胃肠手术后、食管狭窄、严重感染或肿瘤晚期等;钾移入细胞内液,如碱中毒及使用胰岛素后等;消化道钾丢失,如频繁呕吐、腹泻;尿钾丢失,如肾小管性酸中毒。

2. 血清钠(Na)

【正常值】 离子电极法:135~145 毫摩/升(mmol/L);火焰光度法:131~148 毫摩/升;醋酸铀镁法:134.9~148 毫摩/升。

【临床意义】

(1)增高:血清钠高于 150 毫摩/升(mmol/L)时称高钠血症。见于严重脱水,大量出汗,高热,糖尿病性多尿,肾上腺皮质功能亢进(如库欣综合征、醛固酮增多症)等。

(2)减少:血清钠低于 130 毫摩/升时为低钠血症。见于肾脏失钠,如肾皮质功能不全、重症肾盂肾炎、糖尿病;胃肠失钠,如胃肠道引流、呕吐及腹泻;抗利尿激素过多等。

3. 血清氯(Cl)

【正常值】 离子电极法:96~108 毫摩/升(mmol/L)。

【临床意义】

(1)增高:常见于呼吸性碱中毒、高渗性脱水、肾炎少尿及尿道梗塞。

(2)降低:常见于低钠血症、严重呕吐、腹泻、胃肠胰液胆汁大量丢失、肾功能减退及艾迪生病等。

4. 血清总钙(TCa)

【正常值】 百里酚蓝比色法:儿童为 2.5~3.0 毫摩/升(mmol/L),成人为 2.1~2.8 毫摩/升。原子吸收分光光度法:(2.2±2.6)毫摩/升;邻甲酚酞络合剂直接比色法:2.18~2.78 毫摩/升。

【临床意义】

(1)增高:常见于甲状旁腺功能亢进、骨髓炎、骨肿瘤、急性骨萎缩、肾上腺皮质功能减退及维生素 D 摄入过量等。

(2)降低:常见于甲状旁腺功能减退、维生素 D 缺乏症、低钙饮食及吸收不良。

5. 血清离子钙(Ca^{2+})

【正常值】 离子选择电极法:1.375~1.75 毫摩/升(mmol/L)。

【临床意义】

(1)增高:见于甲状旁腺功能亢进、异位高甲状旁腺瘤等。

(2)降低:见于甲状旁腺功能减退、维生素 D 缺乏、镁不足、碱血症等。

6. 血清无机磷(P)

【正常值】 磷钼酸直接比色法:儿童为 1.5～2.0 毫摩/升(mmol/L),成人为 0.8～1.0 毫摩/升。

【临床意义】

(1)增高:常见于甲状旁腺功能减退,急、慢性肾功能不全,尿毒症,骨髓瘤及骨折愈合期。

(2)降低:常见于甲状旁腺功能亢进、代谢性酸中毒、佝偻病、软骨病、肾功能不全、长期腹泻、吸收不良。

7. 血清铁(Fe)

【正常值】 双吡啶比色法:儿童为 8.95～32.23 微摩/升($\mu mol/L$),成人男性为 13.60～28.28 微摩/升,女性为 10.74～30.97 微摩/升,老年人为 7.16～14.32 微摩/升;亚铁嗪比色法:新生儿为 18～45 微摩/升,婴儿为 7～18 微摩/升,儿童为 9～22 微摩/升,男性成人为 9～29 微摩/升,女性成人为 7～27 微摩/升。

【临床意义】

(1)增高:见于贫血(溶血性贫血、再生障碍性贫血),急性肝炎,铅中毒或维生素 B_6 缺乏等。

(2)降低:见于各种缺铁性贫血、妊娠或婴儿生长期、恶性肿瘤、肝硬化、长期失血、铁吸收障碍。

8. 血清总铁结合力测定

【正常值】 总铁结合力为 45～70 微摩/升($\mu mol/L$),未饱和铁结合力为 25～52 微摩/升。

【临床意义】

(1)增高:见于缺铁性贫血、急性肝炎。

(2)降低:见于肝硬化、肾病、尿毒症和原发性含铁血黄素沉着症。

9. 血清铁饱和度测定

【正常值】 35%。

【临床意义】 增高、降低，与血清总铁结合力相同。

10. 血清镁(Mg)

【正常值】 原子吸收法：0.8～1.2 毫摩/升(mmol/L)。

【临床意义】

(1)增高：见于急慢性肾功能不全、甲状腺及甲状旁腺功能减退、多发性骨髓瘤、严重脱水及糖尿病昏迷等。

(2)降低：见于先天性家族性低镁血症、甲状腺功能亢进、长期腹泻、呕吐、吸收不良、糖尿病酸中毒、原发性醛固酮症、长期使用皮质激素治疗后。

11. 血清铜(Cu)

【正常值】 原子吸收法：新生儿为 2.5～10 微摩/升(μmol/L)，儿童为 5.0～29.8 微摩/升，成人男性为 11～22 微摩/升，成人女性为 12.6～24.3 微摩/升。

【临床意义】

(1)增高：常见于恶性肿瘤、肝硬化、白血病、甲状腺功能亢进、风湿病等。

(2)降低：常见于低蛋白血症、肝豆状核变性、肾病综合征等。

12. 血清锌(Zn)

【正常值】 原子吸收法：7.7～21.4 微摩/升(μmol/L)。

【临床意义】

(1)增高：常见于锌中毒、甲状腺功能亢进、嗜酸性粒细胞增多症、放射线照射后等。

(2)降低：慢性肝病、烧伤、肾病综合征、各种贫血、恶性肿瘤。

13. 血清硒(Se)

【正常值】 原子吸收法：1.02～2.29 微摩/升(μmol/L)。

【临床意义】

(1)增高：常见于硒中毒(某些职业环境可造成血硒浓度增高)。

(2)降低:常见于克山病、溶血性贫血、缺血性心脏病、肝硬化等。

14. 血清铅(Pb)

【正常值】 氨基酚(AAS)法:儿童低于 1.45 微摩/升($\mu mol/L$),成人低于 1.93 微摩/升,等于或大于 4.83 微摩/升为铅中毒。

【临床意义】 常见于铅中毒。

15. 血清铬(Cr)

【正常值】 2.3～40.3 微摩/升($\mu mol/L$)。

【临床意义】 增高,主要见于铬中毒及接触铬作业人员的慢性铬中毒,并由于铬中毒造成的胃肠综合征、肺炎、肺癌等。

(十九)血液维生素检查

1. 血清 β-胡萝卜素(β-Car)

【正常值】 0.93～3.7 微摩/升($\mu mol/L$)。

【临床意义】

(1)增多:常见于黏液性水肿、糖尿病、慢性肾炎及大量摄入含胡萝卜素的食物。

(2)减少:常见于肝硬化。

2. 血清维生素 A

【正常值】 0.5～2.1 微摩/升($\mu mol/L$)。

【临床意义】

(1)增高:常见于维生素 A 过多症、肾功能不全、甲状腺功能减退。

(2)降低:常见于维生素 A 缺乏症(如夜盲症、眼干燥症、角膜软化病),脂类吸收不良等。

3. 维生素 A 耐量试验

【正常值】 7～21 微摩/升($\mu mol/L$)。

【临床意义】 降低,常见于肝病、肝硬化、维生素 A 吸收不良、消化不良等。

4. 血清维生素 B$_1$

【正常值】 94～271 皮摩/升(pmol/L)。

【临床意义】 降低,常见于脚气病。

5. 血清维生素 B$_2$

【正常值】 0.27～1.33 皮摩/升(pmol/L)。

【临床意义】 常见于维生素 B$_2$ 缺乏症,如摄入不足、吸收障碍、维生素 B$_2$ 活性化障碍、肠内细菌合成减少所致的舌炎、口角炎、阴囊炎等。

6. 血清维生素 B$_6$

【正常值】 14.6～72.9 纳摩/升(nmol/L)。

【临床意义】 降低,常见于维生素 B$_6$ 缺乏症(如摄入不足、吸收障碍、使用抗生素致肠内菌群失调而合成障碍),妊娠,发热等。

7. 血清维生素 B$_{12}$

【正常值】 70～590 皮摩/升(pmol/L)。

【临床意义】

(1)降低:常见于未经治疗的维生素 B$_{12}$ 缺乏症、吸收障碍(如内因子缺乏、小肠病变等),利用障碍(如肝损害),需要量增加(如妊娠、恶性肿瘤等)。

(2)增高:急性或慢性白血病、肝脏疾病、蛋白质营养不良等。

8. 血清维生素 C

【正常值】 23～91 微摩/升(μmol/L)。

【临床意义】 降低,常见于维生素 C 缺乏病(坏血病)、血液透析、贫血、妊娠、脂肪泻、酒精中毒、营养吸收障碍、甲状腺功能亢进等。

9. 血清维生素 E

【正常值】 11.6～46.4 微摩/升(μmol/L)。

【临床意义】

(1)增加:常见于高脂血症、孕妇、肾炎。

(2)减少:常见于营养吸收不良、红细胞增多症、胆管阻塞、脂肪泻、溶血性贫血等。

(二十)血液氨基酸及非蛋白氮类检查

1. 血清天门冬氨酸

【正常值】 早产儿,为(10±10)微摩/升(μmol/L);新生儿,为痕量～16 微摩/升;1～3 个月,为(4±2)微摩/升;9 个月至 2 岁,为 0～9 微摩/升;2～10 岁,为 0～20 微摩/升;6～18 岁,为 0～14 微摩/升;成人,为 0～24 微摩/升。

【临床意义】 增高,可见于慢性肾炎、婴幼儿腹泻。

2. 血清甘氨酸(GIY)

【正常值】 早产儿,为 275～460 微摩/升(μmol/L);新生儿,为 224～514 微摩/升;1～3 个月,为(164±29)微摩/升;9 个月至 2 岁,为 56～308 微摩/升;2～6 岁,为 175～296 微摩/升;3～10 岁,为 117～223 微摩/升;10～18 岁,为 158～302 微摩/升;成人,为 120～554 微摩/升。

【临床意义】

(1)增高:常见于败血症、Ⅰ型高氨血症、高甘氨酸血症等。

(2)常见于痛风等。

3. 血清组氨酸(HiS)

【正常值】 1～3 个月,为(63±10)微摩/升(μmol/L);3～6 个月,为 96～139 微摩/升;9 个月至 2 岁,为 24～112 微摩/升;3～10 岁,为 24～85 微摩/升;成人,为 32～107 微摩/升。

【临床意义】

(1)增高:常见于组氨酸血症。

(2)降低:常见于类风湿关节炎等。

4. 血清羟脯氨酸(Pro)

【正常值】 6～8 岁:男性为 0～50 微摩/升(μmol/L),女性为 0～44 微摩/升;成人:男性为 0～42 微摩/升,女性为 0～32 微摩/升。

【临床意义】 增高,常见于甲状腺功能亢进、霍奇金病、高羟脯氨酸血症等。

5. 血清亮氨酸(Leu)

【正常值】 1～3 个月,为(104±30)微摩/升(μmol/L);9 个月至 2 岁,为 45～155 微摩/升;3～10 岁,为 56～178 微摩/升;6～18 岁,为 79～144 微摩/升;成人,为 75～175 微摩/升。

【临床意义】 增高,常见于糖尿病、痛风。

6. 血清异亮氨酸(Ile)

【正常值】 9 个月至 2 岁,为 26～94 微摩/升(μmol/L);3～10 岁,为 28～84 微摩/升;6～18 岁,为 38～95 微摩/升;成人,为 37～98 微摩/升。

【临床意义】

(1)增高:常见于糖尿病、痛风。

(2)降低:常见于婴儿胃肠炎、慢性肾炎、类癌综合征。

7. 血清赖氨酸(Lys)

【正常值】 1～3 个月,为(103±33)微摩/升(μmol/L);9 个月至 2 岁,为 45～144 微摩/升;3～10 岁,为 71～151 微摩/升;6～18 岁,为 108～233 微摩/升;成人,为 83～238 微摩/升。

【临床意义】

(1)增高:常见于高赖氨酸血症。

(2)降低:常见于类癌综合征。

8. 血清丝氨酸(Ser)

【正常值】 1～3 个月,为(114±19)微摩/升(μmol/L);9 个月至 2 岁,为 33～128 微摩/升;3～10 岁,为 79～112 微摩/升;6～18 岁,为 71～181 微摩/升;成人,为 65～193 微摩/升。

【临床意义】

(1)增高:见于痛风、婴儿胃肠炎等。

(2)降低:见于糖尿病等。

9. 血清苏氨酸(Thr)

【正常值】 1～3 个月,为(144±40)微摩/升(μmol/L);4～6 个月,为 191～384 微摩/升;3～10 岁,42～95 微摩/升;10～18 岁,为 74～202 微摩/升;成人,为 74～234 微摩/升。

【临床意义】 降低,常见于婴儿肠胃炎、糖尿病。

10. 血清缬氨酸(Val)

【正常值】 1～3 个月,为(194±49)微摩/升(μmol/L);9 个月至 2 岁,为 57～262 微摩/升;3～10 岁,为 128～383 微摩/升;10～18 岁,为 156～288 微摩/升;成人,为 141～317 微摩/升。

【临床意义】

(1)增高:常见于高缬氨酸血症、糖尿病。

(2)降低:见于婴儿胃肠炎、类癌综合征、慢性肾衰竭、蛋白质营养不良等。

11. 血清苯丙氨酸(Phe)及其负荷试验

【正常值】

(1)血清苯丙氨酸:成人,为 0～120 微摩/升(μmol/L);新生儿,为 73～212 微摩/升。

(2)苯丙氨酸负荷试验:口服苯丙氨酸 100 毫克/千克(mg/kg)体重。正常儿童 1 小时为 84.75 微摩/升(μmol/L);2 小时为 544.86 微摩/升;4 小时为 302.7 微摩/升。

【临床意义】

(1)苯丙氨酸检查:对苯丙酮尿症的确诊有帮助(μmol/L)。

(2)苯丙氨酸负荷试验:有遗传基因缺陷但无症状的儿童升高,且下降滞后。

12. 血氨(BA)

【正常值】

(1)纳氏试剂显色法:5.9～35.2 微摩/升(μmol/L)。

(2)酚—次氯酸盐法:27.02～81.6微摩/升。

【临床意义】 升高,见于肝性脑病前期、慢性活动期肝炎、急性病毒性肝炎。超过117.8微摩/升,可发生肝性脑病。

13. 血浆(清)α-氨基酸氮(AAN)

【正常值】 2.6～5毫摩/升(mmol/L)。

【临床意义】

(1)增高:见于白血病、坏死性肝炎、尿毒症等。

(2)降低:见于胰岛素治疗时。

14. 血浆氨氮(AN)

【正常值】 20～70微摩/升(μmol/L)。

【临床意义】 增高,常见于肝性脑病、急性重型肝炎、肝硬化、出血性休克等。

15. 血清还原型谷胱甘肽(GSH)

【正常值】 0.57±1.04微摩/升(μmol/L)。

【临床意义】

(1)增高:常见于骨髓纤维化、嘧啶-5-核苷酸酶缺乏。

(2)降低:常见于葡萄糖-6-磷酸脱氢酶、磷酸葡萄糖异构酶缺陷所致的不稳定血红蛋白的存在。

(二十一)血液蛋白质检查

1. 血清总蛋白(TP)

【正常值】 双缩脲法:早产儿,为36～60克/升(g/L);新生儿,为46～70克/升;1周(7天),为44～76克/升;7个月至1岁,为51～73克/升;1～2岁,为56～75克/升;成人,为60～80克/升;60岁以上老年人,可降低约20克。

【临床意义】

(1)增高:常见于高度脱水症(如腹泻、呕吐、休克、高热),多发性骨髓瘤。

(2)降低:常见于营养及吸收障碍、重症结核、恶性肿瘤、溃疡性结肠炎、肝硬化、肾病综合征、烧伤、失血等。

2. 血清白蛋白(ALB 或 A)

【正常值】 BCG 法:35～55 克/升(g/L)。

【临床意义】

(1)增高:常见于急性炎症(如肺炎)、慢性感染(如肺结核)、恶性肿瘤、风湿热及结缔组织病。

(2)降低:常见于肝脏疾病、肾上腺及垂体功能减低、甲状腺功能减低等。

3. 血清 α_1-微球蛋白(α-MG)

【正常值】 RIA、EIA 法:10.2～24.2 毫克/升(mg/L)。

【临床意义】

(1)增高:常见于白血病、肝硬化、糖尿病、慢性肾炎等,女性妊娠末期比妊娠初期升高 3～4 毫克/升。

(2)降低:常见于急性胰腺炎、肝炎及晚期肾小球肾炎等。

4. β_2-微球蛋白(β_2-MG)

【正常值】 免疫散射比浊法:0.91～2.2 毫克/升(mg/L)。

【临床意义】 增高,见于肾功能不全、肾小球疾病、急性肾衰竭、尿毒症、真性红细胞增多症、珠球蛋白生成障碍性贫血、脾功能亢进、传染性单核细胞增多症、炎症活动期、脏器移植排异反应、恶性肿瘤、多发性肌瘤、慢性淋巴细胞性白血病、恶性淋巴肉瘤等。

5. α_2-巨球蛋白(α_2-MG 或 AMG)

【正常值】 免疫散射比浊法:1 500～3 500 毫克/升(mg/L)。

【临床意义】

(1)增高:见于炎症、慢性肝炎活动期、肾病综合征、慢性肾病、糖尿病、妊娠及口服避孕药等。

(2)降低:见于重症肝炎、恶性肿瘤晚期及进行期、肝硬化、类风湿关节炎、多发性骨髓瘤等。

6. 血清黏蛋白(SM)

【正常值】 改良 Harr 法:20～40 毫克/升(mg/L)。

【临床意义】

(1)增高:常见于急性炎症(如肺炎)、慢性感染(如肺结核)、恶性肿瘤、风湿热及结缔组织病。

(2)降低:常见于肝脏疾病、肾上腺及垂体功能减低、甲状腺功能减低等。

7. 血清 α_1-酸性糖蛋白(α_1-AG 或 AAG)

【正常值】 免疫散射比浊法:550～1 400 毫克/升(mg/L)。

【临床意义】

(1)增高:见于急性炎症、类风湿关节炎、红斑狼疮、急性心肌梗死、恶性肿瘤等。

(2)降低:见于严重肝损害、营养不良、妊娠期等。

8. 全血高铁血红蛋白(MetHb)

【正常值】 9.3～37.2 微摩/升($\mu mol/L$)。

【临床意义】 增高,常见于出血性胰腺炎、各种溶血性疾病及有机磷中毒等。

9. 血清转铁蛋白(TRF)含量测定

【正常值】 血清 1.93～3.98 克/升(g/L)。

【临床意义】 血清中 TRF 的浓度,受铁离子供应的调节,与血浆中铁离子浓度呈负相关。测定血中 TRF 含量,可用于贫血的诊断、疗效观察、肝病预后判断。

(1)血清中 TRF 含量增多,常见于缺铁性贫血、妊娠末期、口服避孕药及使用雌激素等。

(2)血清中 TRF 减少,常见于严重肝病、营养不良、急慢性炎症、恶性肿瘤、结缔组织病、肾病综合征、慢性肾衰竭、严重烧伤、胃肠道疾病及再生障碍性贫血等。

10. 血清酸溶性蛋白(ASP)

【正常值】 比色法:男性为(1 150±250)毫克/升(mg/L),女性为(1 130±230)毫克/升。

【临床意义】

(1)增高:常见于恶性肿瘤、自身免疫性疾病、急性感染等。

(2)降低:常见于肝病,如急、慢性肝炎,肝硬化,肝癌。

11. 血清肌红蛋白(Mb)测定

【正常值】 定性,为阴性。ELISA 法定量,为 50～85 微克/升(μg/L);放免法定量,为 60～85 微克/升,诊断临界值为 >75 微克/升。尿肌红蛋白,定性为阴性。

【临床意义】 Mb 升高见于:①急性心肌梗死(AMI)发病后 3 小时内 Mb 开始升高(超过参考值上限),5～12 小时达峰值,18～30 小时恢复到正常水平。故 Mb 可用于 AMI 早期诊断,其诊断的灵敏度为 50%～59%,但其特异性较差。②急性骨骼肌损伤(挤压综合征)、肾衰竭、心力衰竭和某些肌病。③肌红蛋白尿症,主要见于遗传性肌红蛋白尿症、挤压综合征和某些病理性肌肉组织变性、炎症等。

12. 血清 C-反应蛋白

【正常值】 沉淀法:阴性;环状免疫单向扩散法:小于 10 毫克/升(mg/L)。

【临床意义】 阳性,常见于急性风湿病、类风湿关节炎急性期、病毒性肝炎、结核病活动期、感染及淋巴瘤、乳腺癌等。

13. 血浆纤维蛋白原(FIB 或 FD)

【正常值】 2.0～4.0 克/升(g/L)。

【临床意义】

(1)增高:常见于感染(如肺炎、胆囊炎等),脑血栓,心肌梗死,恶性肿瘤,手术及放疗后。

(2)降低:常见于严重肝病、弥散性血管内凝血、大量失血、先天性纤维蛋白原缺乏症。

14. 纤维结合蛋白(Fn)

【正常值】 单向免疫扩散法:190～280 毫克/升(mg/L)。

【临床意义】

(1)增高:见于急性肝炎、慢性肝炎、慢性活动性肝炎和早期肝硬化患者;类风湿关节炎、系统性红斑狼疮患者及妊娠妇女也可增高。

(2)降低:见于暴发性肝衰竭、失代偿性肝硬化、脑血栓、肺心病急性期、急性小儿肺炎、肾移植发生急性排异反应时、骨髓纤维化、感染、败血症、烧伤、伤寒等。

15. 铜蓝蛋白(CER)

【正常值】 免疫散射比浊法:200～500 毫克/升(mg/L),免疫扩散法:1～12 岁为 300～650 毫克/升,成人为 150～600 毫克/升。

【临床意义】

(1)增高:铜蓝蛋白为一种急性时相反应蛋白,在炎症、创伤时增高;在胆管阻塞性疾病、恶性肿瘤、类风湿关节炎、恶性贫血、硅沉着病、妊娠时也增高。

(2)降低:肝豆状核变性患者显著降低,这是本病的特点。营养不良、严重肝病、严重低蛋白血症、肾病综合征也降低。

16. 糖化血红蛋白(HbA1c)

【正常值】 微柱层析法:HbA1c 为 4%～6%。

【临床意义】

(1)增高:病情未控制的糖尿病患者,HbA1c 可高达 10%～20%;新发生的糖尿病患者,虽有血糖升高,但 HbA1c 可无明显增高。HbA1c<6%属正常,6%～7%提示有糖尿病可能,8%～10%提示糖尿病可能性大,>10%提示糖尿病未控制。珠蛋白生成障碍性贫血、白血病时,HbA1c 也可增高。

(2)降低:见于溶血性贫血、失血性贫血、慢性肾衰竭、低血糖症等。

17. 糖化血清蛋白(GSP)

【正常值】 硝酸四氮唑蓝(NBT)法:1.65～2.15 毫摩/升(mmol/L)。

【临床意义】 本测定不受血糖波动的影响,可反映患者过去

2～3 周内平均血糖水平,是糖尿病诊断和近期治疗效果的一个检测指标。

18. 视黄醇结合蛋白(RBP)

【正常值】 免疫散射比浊法,为 30～60 毫克/升(mg/L)。

【临床意义】

(1)增高:见于各类肾脏疾病引起的肾小球滤过率降低时。

(2)降低:见于肝脏功能损害、维生素 A 缺乏、吸收不良综合征、阻塞性黄疸、肝硬化、重症感染、甲状腺功能亢进等。

19. 层粘连蛋白(LN)

【正常值】 45～175 微克/升(μg/L)。

【临床意义】

(1)增高:见于肺心病、慢性阻塞性肺病、肝病慢性损害、肝纤维化、肝硬化、恶性肿瘤、糖尿病、先兆子痫孕妇等。

(2)降低:见于多脏器衰竭、严重感染、重症肝炎、肝癌转移、严重营养不良等。

20. α_1-酸性糖蛋白(α_1-AG)含量测定

【正常值】 0.47～1.25 克/升(g/L)。

【临床意义】 目前血清 α_1-AG 主要作为时相反应的指标,也可用于鉴别是急性时相反应还是雌激素所引起的一组急性时相反应蛋白升高;与结合珠蛋白测定联用,是鉴别血管内溶血的指标;还可鉴别渗出液和漏出液。

(1)增高,常见于炎症、恶性肿瘤、手术、组织损伤、妊娠、系统性红斑狼疮、烧伤、急性心肌梗死、风湿病、类风湿关节炎、克罗恩病等。

(2)降低,常见于肾病综合征、营养不良、重症肝炎、肝硬化及某些药物性影响等。

(3)脑脊液 α_1-AG 含量增高,多见于结核性脑膜炎、化脓性脑膜炎、脑组织损伤及脑膜白血病等。

21. 前白蛋白(PA)测定

【正常值】 0.15～0.36 克/升(g/L)。

【临床意义】 PA 测定是营养不良敏感的监测指标。

(1)血清 PA 含量增加,常见于蛋白质食物充足时的肾病综合征、霍奇金病等。

(2)血清 PA 含量减少,常见于急性炎症、恶性肿瘤、营养不良、甲状腺功能亢进、烧伤、溃疡性结肠炎、肾病综合征、肾炎、急性肝炎、慢性活动性肝炎、肝硬化、应用水杨酸类药物等。

22. 血清肌钙蛋白 I(CTnI)测定

【正常值】 血清 CTnI 为 0～0.08 毫克/升(mg/L),血浆 CTnI 为 0～0.03 纳克/毫升(ng/L)。

【临床意义】

(1)判断心肌梗死:CTnI 不仅有助于早期诊断急性心肌梗死,并对其预后估计也有一定的帮助。一般在胸痛发生后 3～6 小时,血中 CTnI 开始升高,14～20 小时达峰值,5～7 日后恢复正常。急性心肌梗死发病 24 小时后,血清 CTnI 的释放峰值与心肌梗死面积呈正相关,而与梗死后 4～6 周左室射血分数呈负相关。

(2)判断不稳定性心绞痛预后:CTnI 测定,对不稳定性心绞痛预后判断具有较高灵敏度,血清 CTnI 增高往往提示预后不好。

(3)检测心脏手术等造成的心肌损害:CTnI 是冠脉成形术后微小心肌损伤非常敏感的检测指标,其与支架是否置入无关。血清 CTnI 水平升高,也是原发性高血压病左室肥厚的标志,可鉴别骨骼肌损伤或慢性肾衰竭者是否有心肌损伤。

(二十二)血清酶检查

1. 淀粉酶(AMY)

【正常值】 PNP 法:<90 单位/升(U/L);碘-淀粉比色法: 800～1 800 单位/升;BMD 法:成人为 25～125 单位/升,70 岁以上为 20～160 单位/升。

【临床意义】

(1)增高:急性胰腺炎,血清淀粉酶可明显升高,但持续时间不长,一般腹痛 8 小时开始升高,12～24 小时达高峰,48～72 小时开始下降,3～5 日恢复正常。增高还见于胰腺肿瘤引起的胰腺导管阻塞、胰腺脓肿、胰腺损伤、肠梗阻、胃溃疡穿孔、流行性腮腺炎、腹膜炎、胆管疾病、胆囊炎、肾衰竭或肾功能不全、输卵管炎、创伤性休克、大手术后、肺炎、肺癌、急性酒精中毒、吗啡注射后等。

(2)降低:见于肝硬化、肝炎、肝癌、急性或慢性胆囊炎等。

2. 血清脂肪酶(LPS)

【正常值】 速率法,<90 单位/升(U/L);比浊法,<190 单位/升。

【临床意义】 增高,见于急性胰腺炎、慢性胰腺炎、胰腺癌或结石使胰管阻塞时、胆管疾病、胃穿孔、肝硬化、肠梗阻、十二指肠溃疡、乳腺癌、软组织损伤、急性或慢性肾脏疾病等。急性胰腺炎发病后 4～8 小时,脂肪酶出现增高,24 小时达高峰,8～14 天后逐渐恢复正常。

3. 血清胰蛋白酶(Try)

【正常值】 150～600 微克/毫升($\mu g/mL$)。

【临床意义】 增高,见于胰腺炎、胰腺癌、胰腺囊肿性纤维化、糖尿病等。

4. α_1-抗胰蛋白酶(α_1-AT)

【正常值】 免疫放射比浊法,为 780～2 000 毫克/升(mg/L)。

【临床意义】

(1)增高:见于感染和炎症,组织损伤(如心肌梗死、外伤),恶性肿瘤,结缔组织疾病(如系统性红斑狼疮、类风湿关节炎),妊娠等。

(2)降低:①遗传性 α_1-抗胰蛋白酶缺乏症。②后天性见于新生儿呼吸窘迫综合征、重症肝炎、骨病综合征、营养不良、肾移植早期排异反应。

5. 血清胃蛋白酶(PG)

【正常值】 总活性为 188～474 微克/升(μg/L)。

【临床意义】

(1)增高:见于十二指肠溃疡。

(2)降低:见于胰腺癌、肝胆疾病、萎缩性胃炎、胃癌、急性贫血等。

6. 铜蓝蛋白氧化酶(CP)

【正常值】 52.9～167.7 单位/升(U/L)。

【临床意义】

(1)增高:主要见于胆管阻塞、白血病、缺铁性贫血、霍奇金病。

(2)降低:主要见于肝豆状核变性、肾病综合征。

7. 血清醛缩酶(ALD)

【正常值】 1.3～8.2 单位/升。

【临床意义】 增高:①进行性假性肥大型肌营养不良,ALD 活性最高,可达正常上限的 10～50 倍。晚期,肌细胞合成此酶的能力受限时,血清 ALD 活性也可低于正常,故有一定的判断预后的意义。急性肌肉坏死时,血清 ALD 活性也显著增强。皮肌炎、多发生肌炎、上肢-肩胛型肌营养不良时,血清 ALD 仅轻度升高。②心肌梗死时,ALD 总活性可达对照值的 5～8 倍,多在发病后24～50 小时出现峰值,4～6 天降至正常。③急性肝炎,ALD 总活性可达正常值的 7～20 倍,多在发病后 15～20 天恢复正常。黄疸型病毒性肝炎时,其升高的阳性率为 89.7%,无黄疸型病毒性肝炎为 78.2%。慢性活动性肝炎、肝硬化、原发性肝癌时,ALD 活性略有升高。④使用可的松、促肾上腺皮质激素治疗时,可促使血清 ALD 活性显著升高。

8. 血清酸性磷酸酶(ACP)测定

【正常值】 0.2～0.9 单位/升(U/L)。

【临床意义】

(1)前列腺癌变范围超过被膜的 1/3～1/2 时,血清 ACP 活性增加；良性前列腺肥大在剧烈按摩后，其 ACP 活性可呈一过性升高。

（2）畸形性骨炎、粒细胞白血病、真性红细胞增多症、特发性血小板减少性紫癜者，可见血清 ACP 活性增高。

9. 血清胆碱酯酶(ChE)测定

【正常值】 5 000～12 000 单位/升(U/L)。

【临床意义】

（1）肝胆疾病：肝硬化、肝炎、长期肝外胆管阻塞、肝转移癌和严重肝细胞性黄疸者，ChE 活性降低。

（2）肝外疾病：营养不良、恶病质、严重贫血、急性感染、癌症和晚期血吸虫病等，ChE 活性降低。

（3）有机磷中毒：有机磷制剂是 ChE 的强烈抑制剂，中毒后 ChE 活性降低；当出现中毒症状时，ChE 活性往往已下降 40%。测定 ChE 活性，是判断有机磷中毒及预后的重要指标。

10. 血清腺苷脱氨酶(ADA)测定

【正常值】 0～25 单位/升(U/L)。

【临床意义】

（1）结核性渗出液：ADA 在良、恶性难辨的渗出液鉴别诊断上，有重要价值。ADA 诊断结核性渗出液的特异性和敏感性，优于组织检查和细菌等方法。结核性胸、腹腔积液的 ADA 活性显著升高，而癌性胸、腹腔积液的 ADA 活性不增高。以 1.4～8.0 单位/升(U/L)为阳性界限值，ADA 诊断结核性脑膜炎的敏感性和特异性，分别达到 90% 和 92% 以上。

（2）肝病：ADA 活性能较敏感地反映肝细胞损伤，可作为肝功能常规检查项目之一。急性肝炎患者，ALT 活性明显升高，而 ADA 活性轻中度升高，且阳性率明显低于 AST 和 ALT；重症肝炎，发生酶胆分离时，尽管 ALT 活性不高，但 ADA 活性明显升高；急性肝炎后期，ADA 活性升高的阳性率高于 ALT，其恢复正常时间也较后者为迟，并与组织学指标的恢复相一致。ALT 活性恢复正常而 ADA 活性持续升高者,常易复发或迁延为慢性肝炎。反映慢性肝损伤的指标,ADA 较 ALT 为优,慢性肝炎、肝硬化和肝细胞癌者,ADA 活性显著升高,阳性率达 85%~90%。失代偿期肝硬化者,ADA 活性明显高于代偿期肝硬化者,由此可以判断慢性肝病的程度。

(3)获得性免疫缺陷综合征(AIDS):此患者的红细胞 ADA 活性特别高,血清中 ADA 活性也较高;HIV 感染者,在感染早期,血清 ADA 活性即增加,且与 AIDS 相关反转录病毒抗体的存在相关。

(4)血液病:慢性溶血性疾病患者的红细胞 ADA 活性显著升高,为正常人的 45~70 倍;先天性再生障碍性贫血者的红细胞 ADA 活性也明显高于正常对照值。急性淋巴细胞性白血病者的淋巴细胞或血清中,ADA 活性明显增高,而急性非淋巴细胞性白血病者的 ADA 活性增高不显著。

(5)传染病:患者的血清 ADA 活性,在发病初期明显升高,经有效治疗后降至正常。流行性出血热者,在发热前,血清 ADA 即已高于正常人的 2~3 倍。

11. 血清肌酸激酶(CK)亚型测定

【正常值】 一般只能检出 CK-MM 同工酶带,无 CK-MB 及 CK-BB 酶带。在免疫抑制法测出 CK-MB>15.0 单位/升(U/L)时,电泳法即可检出该同工酶带。

【临床意义】

(1)诊断心肌梗死:CK-MB 几乎只存在于心肌内,与总 CK 相比,CK-MB 是心肌损伤更为敏感和特异的指标。对疑似急性心肌梗死者,CK-MB 的测定,是一种较为精确的酶学指标。急性心肌梗死发生后 5 小时,即出现明显的 CK-MB 带,36 小时后 CK-MB 出现阳性率可达 100%。CK-MB 大幅度增加,提示心肌梗死面积大,预后差。一般认为,CK-MB 活性≥CK 总活性的 3%,即有心肌梗死存在。如下降后的 CK-MB 活性再度上升,提示心肌梗死复发。

(2)脑部疾病：在脑外伤、脑血管意外和脑手术后，CK-MB 活性可增高。

(3)肌肉疾病：在多发性肌炎、皮肌炎及其他骨骼肌病变时，CK-MM 活性显著增加。

12. 血清溶菌酶(LYSO)

【正常值】 比浊法，4~20 毫克/升(mg/L)。

【临床意义】

(1)增高：常见于单核细胞性白血病、恶性淋巴瘤、多发性骨髓瘤、肾功能不全及肺癌等。

(2)降低：见于急性淋巴细胞性白血病等。

13. 血清葡萄糖-6-磷酸脱氢酶

【正常值】 16~50 单位/升(U/L)。

【临床意义】

(1)增高：见于急性心肌梗死、宫颈癌、淋巴肉瘤、髓性白血病、霍奇金病、假肥大型肌营养不良、非球形细胞溶血性贫血等。

(2)降低：常见于先天性溶血性贫血、血细胞功能异常。

14. 血清异柠檬酸脱氢酶(ICP)

【正常值】 比色法，为 0.066~0.191 微摩/(秒·升)(μmol/S·L)；紫外法，为 0.008~0.117 微摩/(秒·升)。

【临床意义】 增高，见于急性病毒性肝炎、原发性肝细胞癌、肝内胆汁淤积性肝炎等。

15. 血清苹果酸脱氢酶(MDH)

【正常值】 0.21~0.83 微摩/(秒·升)(μmol/s·L)。

【临床意义】 增高，可见于心肌梗死、溶血性疾病、镰状红细胞贫血、巨细胞贫血、全身转移性癌等。

16. 谷氨酸脱氢酶(GMD)

【正常值】 <13 纳摩/(秒·升)nmol/(s·L)。

【临床意义】 增高,提示肝细胞破坏。

17. 血清乙醇脱氢酶(AD)

【正常值】 0～5 单位/升(U/L)。

【临床意义】 增高,见于病毒性肝炎、中毒性肝炎、急性肝损伤等。

18. 血清山梨醇脱氢酶(SD)

【正常值】 0～2.5 单位/升(U/L)。

【临床意义】 增高,主要见于急性肝炎、肝硬化、肺梗死等。

19. 血清丙酮酸激酶(PK)

【正常值】 33～83 单位/升(U/L)。

【临床意义】

(1)增高:①急性心肌梗死时,PK 出现异常时间早,上升达高峰快,峰值持续时间短,为心肌梗死早期指标。②子宫颈癌、淋巴肉瘤、粒细胞白血病、霍奇金病时,PK 也升高。

(2)降低:丙酮酸激酶缺陷,可引起先天性溶血性贫血与非球形红细胞溶血性贫血。

20. 血清 5′-核苷酸酶(5′-NT)

【正常值】 2～17 单位/升(U/L)。

【临床意义】 增高,主要见于肝胆胰系统疾病及某些恶性肿瘤,如原发性或继发性肝癌、急性胰腺炎、肝硬化、原发性乳腺癌、卵巢浆液性腺瘤等。

21. 血管紧张素转化酶(ACE)

【正常值】 分光光度法,为 7～25 单位/升(U/L)。

【临床意义】

(1)增高:常见于肺类肉瘤、糖尿病、甲状腺功能亢进症、肝硬化等。

(2)降低:常见于肺癌、慢性闭塞性肺疾病。

22. 血清单胺氧化酶(MAO)

【正常值】 酶法,为 3.3～15.1 纳摩/(秒·升)(nmol/s·L)。

【临床意义】 增高,常见于急性与慢性肝炎、肝硬化、原发性肝癌、阻塞性黄疸、甲状腺功能亢进、糖尿病、心功能不全及各种胶原病等。

23. 血清精氨酸代琥珀酸裂解酶(ASAL)

【正常值】 0~5 单位(U)。

【临床意义】 增高,见于肝实质细胞病变、阻塞性黄疸、胆石症、传染性单核细胞增多症、淋巴肉芽肿及肝移植出现排异反应。

24. 血清脯氨酰羟化酶(PH)

【正常值】 27.6~40.4 微克/升(μg/L)。

【临床意义】 增高,常见于肝纤维化、原发性肝癌、肝炎等。

25. 血清超氧化物歧化酶(SOD)

【正常值】 555~663 微克/毫升(μg/L)。

【临床意义】 降低,见于白血病、肾病综合征、胶质细胞瘤、冠心病、脑梗死、脑炎、急慢性肝炎、肝硬化及各种肿瘤等。

26. 血浆纤溶酶(PL)

【正常值】 21.1~48.9 单位(U)。

【临床意义】 增高,见于各种原因导致的纤溶亢进症、肝炎、急性心肌梗死、肺梗死等。

(二十三)心肌蛋白和心肌酶检查

1. 血清肌红蛋白(Mb)

【正常值】 6.3~70.9 微克/升(μg/L)。

【临床意义】 增高:①近年来,Mb 已作为心肌梗死早期诊断的重要指标。在急性心肌梗死发病后 1~3 小时,血清 Mb 开始升高,4~12 小时达到高峰值,72 小时恢复正常。②还见于急性骨骼肌损害(如挤压综合征)、急性肾衰竭、心力衰竭、休克、多发性皮肌炎、甲状腺功能减退等。

2. 心肌肌球蛋白(MS)

【正常值】 <0.1 微克/升(μg/L)。

【临床意义】 增高,主要见于急性心肌梗死、心肌肥厚、心力衰竭等。

3. 心肌肌钙蛋白(Tn)

【正常值】 心肌肌钙蛋白,由肌钙蛋白 T(TnT)、肌钙蛋白 I(TnI)及肌钙蛋白 C(TnC)三种亚单位组成。免疫散射比浊法:TnT<0.5 微克/升(μg/L),TnI<0.03 微克/升。

【临床意义】 增高:①在急性心肌梗死时,血清 TnT 及 TnI 在 2.7~4.9 小时开始升高,5.8~29 小时达到高峰值,83~168 小时恢复正常。所以,血清 Tn 测定,有助于早期及中后期急性心肌梗死的诊断,尤其对于微小的、小灶性心肌梗死的诊断价值更高。②不稳定型心绞痛、围手术期心肌损害及其他心肌损害等,Tn 均可增高。③在急性心肌梗死后 1~4 天,血清中 TnI 浓度可作为溶栓是否成功的指标之一。

4. 脂肪酸结合蛋白(FABP)

【正常值】 <5 微克/升(μg/L)。

【临床意义】 增高,见于急性心肌梗死、骨骼肌损害、肾衰竭等。

5. 超敏 C-反应蛋白(HS-CRP)

【正常值】 免疫散射比浊层,<2 毫克/升(mg/L)。

【临床意义】 目前,临床上做 HS-CRP 测定,对冠心病者、不稳定性心绞痛进行动态监控,以预测心肌梗死的危险性。当 HS-CRP>2.1 毫克/升时:①初发心肌梗死的危险度增加 3 倍。②发生出血率中危险度增加 2 倍。③发生严重外周动脉血管性疾病的危险度增加 4 倍。

6. 血清天门冬氨酸氨基转移酶(AST)

【正常值】 速率法,为 5~40 单位/升(U/L);比色法,为 8~28 单位/升。

【临床意义】 显著升高,见于心肌梗死、心脏手术后、急性肝炎、药物性肝细胞坏死等;中度增高,见于肝癌、肝硬化、慢性肝炎、心肌炎等;轻度增高,见于肾病、胸膜炎、肺炎、多发性肌炎、疟疾、流行性出血热、传染性单核细胞增多症、肌营养不良、急性胰腺炎等。

7. 血清肌酸激酶(CK)及同工酶

【正常值】 速率法:CK 总活性为 24~200 单位/升(U/L),CK-BB 为 0,CK-MM 为 0.94~0.96,CK-MB 为 0~0.05。

【临床意义】 增高:①血清肌酸激酶,为急性心肌梗死早期诊断指标之一,增加程度与心肌损伤程度基本一致。心肌梗死 4~8 小时,肌酸激酶开始上升,16~36 小时达峰值,2~4 天可恢复正常。溶栓治疗出现再灌注时,肌酸激酶达峰值时间提前。②CK-MB 升高,为急性心肌梗死的重要指标;CK-BB 升高,为脑部疾病的重要指标;CK-MM 升高,为骨骼肌损伤所致。③手术后、心导管、冠状动脉造影、运动试验、反复肌内注射、剧烈运动等,肌酸激酶可一过性增高。④各种肌肉疾病,如进行性肌营养不良、多发性肌炎、严重肌肉创伤(如挤压综合征),肌酸激酶可明显增高;惊厥、心肌炎、心包炎,肌酸激酶也可增高。⑤急性脑外伤、癫痫时,肌酸激酶增高;甲状腺功能减退出现黏液性水肿时,肌酸激酶也可增高。

8. 血清乳酸脱氢酶(LDH)及同工酶

【正常值】 LDH 速率法<400 单位/升(U/L),LDH-L 速率法为 114~240 单位/升。乳酸脱氢酶同工酶纤维素膜法:LDH_1 为 0.24~0.34,LDH_2 为 0.35~0.44,LDH_3 为 0.19~0.27,LDH_4 为 0~0.05,LDH_5 为 0~0.02。

【临床意义】 在急性心肌梗死后 8~18 小时,乳酸脱氢酶开始升高,24~72 小时达高峰,持续 4~16 天恢复正常,平均 10 天,峰值可达正常水平的 10 倍。乳酸脱氢同工酶 LDH_1,主要存在于心肌中,如 $LDH_1 > LDH_2$,则表示有心肌梗死。乳酸脱氢酶及其同工酶检测,对某些心电图诊断作用不大,而对发病后较迟就医的急性心肌梗死患者的诊断,有较大意义。

9. 血清 α-羟丁酸脱氢酶(HBD)

【正常值】 70～190 单位/升(U/L)。

【临床意义】 心肌梗死时明显增高,且持续时间长,可达 2 周左右;肌营养不良及叶酸、维生素 B_{12} 缺乏时,此酶活性也增高。

10. 血清精氨酸酶(ARG)

【正常值】 测鸟氨酸法:成人为 0～6.05 单位/升(U/L),儿童为0～3.79 单位/升。

【临床意义】 增高:①急性心肌梗死发病后 4～6 小时,血清ARG 活性即可升高,30～72 小时达高峰,3～5 天逐渐下降,一周内恢复正常;风湿性或病毒性心肌炎患者,ARG 活性也升高。②肝脏疾病时,ARG 活性升高;肝硬化患者血清 ARG 活性升高的幅度低于急性肝炎患者;肝肿瘤、肝脂肪浸润及各种原因引起的肝性脑病患者的血清中,ARG 也均增高。

11. 糖原磷酸化酶同工酶 BB(GPBB)

【正常值】 0～7.0 微克/升($\mu g/L$)。

【临床意义】 增高,主要见于急性心肌梗死,不稳定性心绞痛及冠状动脉搭桥术患者,此酶略有升高。

(二十四)血糖检查

1. 血清葡萄糖(GLU)

【正常值】 脐带血,为 2.5～5.3 毫摩/升(mmol/L);早产儿,为1.1～3.3 毫摩/升;儿童,为 3.5～5.6 毫摩/升;成人,为3.6～6.1 毫摩/升。

【临床意义】

(1)增高:病理性增高,胰岛素分泌不足时,如糖尿病;高血糖激素分泌过多时,如甲状腺功能亢进、垂体前叶功能亢进、肾上腺皮质功能亢进、嗜铬细胞瘤、皮质醇增多症等;颅内压增高时,如颅外伤、脑膜炎等;脱水时,也可见血糖相对增高。生理性或暂时性增高,餐后1～2 小时,摄入高糖食物后,情绪紧张也可有暂时性的血糖升高,但一般不应超过 10 毫摩/升。

（2）降低:病理性降低,见于胰岛 B 细胞瘤、肾上腺皮质功能减退、严重肝病等。生理性或暂时性降低,见于剧烈运动后,严重饥饿时或妊娠等。

2. 葡萄糖耐量试验(GTT)

【正常值】 空腹葡萄糖,为 3.6～6.1 毫摩/升(mmol/L);餐后 1 小时葡萄糖,＜11.1 毫摩/升;餐后 2 小时葡萄糖,＜7.8 毫摩/升;餐后 3 小时葡萄糖,为 3.6～6.1 毫摩/升。

【临床意义】

（1）增高:如试验中,血糖长时间维持在较低水平,称为糖耐量增高。多见于内分泌功能低下,如甲状腺功能减退、肾上腺皮质功能减退、脑垂体前叶功能低下、脑炎、腹泻等。

（2）降低:如试验中,血糖长时间维持在较高水平,称为糖耐量降低。主要见于糖尿病、甲状腺功能亢进、肾上腺皮质功能亢进、脑垂体前叶功能亢进、严重肝病、肝淀粉样沉着、急性胃肠功能紊乱、肺炎、结核性脑膜炎、败血症等。

3. 血清乳酸(LA)

【正常值】 静脉血,为 0.5～2.0 毫摩/升(mmol/L);动脉血,为 0.5～1.6 毫摩/升。

【临床意义】 病理性增高,常见于缺氧、血容量减少、左心室衰竭、酸中毒、休克、严重贫血、白血病、糖尿病、肝衰竭及 B 族维生素缺乏症等;生理性增高,见于剧烈运动后。

4. 血清丙酮酸(PYR)

【正常值】 30～100 微摩/升(mmol/L)。

【临床意义】 增高,常见于缺氧,如循环不全、高血压、肺病、休克、情绪激动等;还有酒精中毒、糖尿病、严重肝病、充血性心力衰竭、严重腹泻、细菌感染、冠状动脉硬化、严重贫血、慢性高乳酸血症、酮症酸中毒、维生素 B_1 缺乏症等。

5. 血清酮体(KET)

【正常值】 阴性。

【临床意义】 阳性:①糖尿病酮症酸中毒。②非糖尿病性酮症,如感染性疾病、肺炎、伤寒、败血症、结核等发热期,严重腹泻、呕吐、饥饿、禁食过久、全身麻醉后等。

6. 餐后2小时血葡萄糖

【正常值】 低于6.7毫摩/升(mmol/L)。

【临床意义】 基本上同空腹血糖测定,但对于诊断隐匿型糖尿病有重要临床意义。如餐后2小时血葡萄糖浓度高于7毫摩/升,可怀疑为糖尿病;如空腹血糖正常,而餐后2小时血糖高于11毫摩/升,可诊为糖尿病。

7. 血清果糖测定

【正常值】 1.56 ± 0.64毫摩/升(mmol/L)。

【临床意义】 血中果糖可反映检测前2~4周的平均血糖水平。增高,见于糖尿病等引起的长期高血糖时。

(二十五)血脂检查

1. 总胆固醇(TC)

【正常值】 男性,为3.2~7毫摩/升(mmol/L);女性,为3.2~6.3毫摩/升。

【临床意义】

(1)病理性变化:增高,见于Ⅱ型高脂蛋白血症、甲状腺功能低下、糖尿病、胰腺炎、类脂性肾病、砷中毒性肝炎、胆管梗阻、动脉硬化、心肌局部缺血等;降低,见于营养不良、甲状腺功能亢进、肝硬化、慢性中毒性肝炎、贫血、低β-脂蛋白血症、股骨头的软化病、甲状腺炎等。

(2)生理性变化:妊娠7~9个月升高45%,40~50岁妇女升高10%,绝经期妇女升高10%,慢性饮酒者升高10%,富含饱和脂肪酸饮食者升高6%,吸烟者升高4%;月经黄体期可降低

20%,新生儿降低50%,素食者降低5%,B型血较O型血低5%。

2. 血清胆固醇酯(CE)

【正常值】 $2.34\sim3.38$ 毫摩/升(mmol/L),CE占总胆固醇(TC)含量的 $60\%\sim80\%$。

【临床意义】 严重的肝实质性病变时,血清CE占TC的比例下降。

3. 血清三酰甘油(TG)

【正常值】 酶法,<1.69 毫摩/升(mmol/L)。

【临床意义】

(1)增高:TG>2.26 毫摩/升为增多,高于5.56毫摩/升为严重高三酰甘油血症。常见于动脉粥样硬化、肥胖症、糖尿病、肾病等。

(2)降低:见于甲状腺功能亢进、肾上腺皮质功能低下、肝实质性病变、原发性β脂蛋白缺乏及吸收不良。

4. 血清高密度脂蛋白-胆固醇(HDL-C)

【正常值】 酶法:男性>1.03 毫摩/升(mmol/L),女性>1.16 毫摩/升。

【临床意义】 当成年男性HDL-C<1.03 毫摩/升,成年女性<1.16 毫摩/升时,为偏低;当成年男性<0.91 毫摩/升,成年女性<1.03 毫摩/升时,为明显偏低。HDL-C降低,常见于脑血管病、冠心病、高三酰甘油血症、严重疾病或手术后、吸烟及缺乏运动等。

5. 血清高密度脂蛋白亚类-胆固醇(HDL_2-C 及 HDL_3-C)

【正常值】 血清 HDL_2-C:男性为 (0.53 ± 0.16) 毫摩/升(mmol/L),女性为(0.58 ± 0.15) 毫摩/升;血清 HDL_3-C:男性为(0.7 ± 0.14) 毫摩/升,女性为(0.69 ± 0.12) 毫摩/升。

【临床意义】 血清 HDL_2-C下降:见于动脉硬化、心肌梗死、糖尿病、脑卒中等;血清 HDL_3-C下降,见于肝功能不良时。

6. 血清低密度脂蛋白-胆固醇(LDL-C)

【正常值】 各年龄组血清LDL-C参考值:1~9岁,男性为

1.99 毫摩/升(mmol/L)，女性为 2.10 毫摩/升；10~19 岁，男性为 1.61 毫摩/升，女性为 1.63 毫摩/升；20~29 岁，男性为 2.37 毫摩/升，女性为 2.18 毫摩/升；30~39 岁，男性为 2.67 毫摩/升，女性为 2.3 毫摩/升；40~49 岁，男性为 2.93 毫摩/升，女性为 2.62 毫摩/升；50~59 岁，男性为 3.03 毫摩/升，女性为 3.16 毫摩/升；60~69 岁，男性为 2.98 毫摩/升，女性为 3.28 毫摩/升；70~79 岁，男性为 2.98 毫摩/升，女性为 3.24 毫摩/升；80~89 岁，男性为 3.00 毫摩/升，女性为 3.28 毫摩/升。

【临床意义】 LDL-C 升高，是心、脑、血管疾病发病的危险因素之一。在总胆固醇(TC)正常，而 HDL-C：LDL-C<1：3.5 时，心、脑血管疾病的发生率升高。

7. 脂蛋白(α)[LP(a)]

【正常值】 10~140 纳摩/升(nmol/L)。

【临床意义】 脂蛋白(α)是动脉粥样硬化性疾病的独立危险因素，故可作为冠心病的预后指标。

(3)增高：见于动脉粥样硬化性心脑血管疾病、急性心肌梗死、家族性高胆固醇血症、糖尿病、大动脉瘤、某些癌症等。

(2)降低：见于肝脏疾病、酗酒、摄入新霉素等药物后。

8. 血清脂蛋白电泳(LPE)

【正常值】 醋酸纤维素膜电泳法：β-脂蛋白为 50.8%±10.3%，前 β-脂蛋白为 26.1%±7.1%，α-脂蛋白为 23.1%±9.8%。预染脂蛋白琼脂糖凝胶电泳法：β-脂蛋白为 51.69%±9.17%，前 β-脂蛋白为 16.39%±5.19%，α-脂蛋白为 32.46%±12.0%。

【临床意义】 血清脂蛋白结合三酰甘油、总胆固醇测定，与临床资料进行综合分析，有助于对高脂血症进行分型。Ⅰ型(罕见)：乳糜微粒增高，三酰甘油增高；Ⅱ型：可分为两个亚型，即Ⅱa型为 β-脂蛋白增高伴有胆固醇增高，Ⅱb型为 β-脂蛋白增高伴有胆固醇和三酰甘油增高；Ⅲ型：宽 β-脂蛋白带伴胆固醇及三酰甘油增高；

Ⅳ型:前 β-脂蛋白增高伴三酰甘油增高,胆固醇正常或增高;Ⅴ型:乳糜微粒阳性,前 β-脂蛋白增高伴胆固醇和三酰甘油大量增高。低脂蛋白血症:家族性的有 α-脂蛋白缺乏症、β-脂蛋白缺乏症、低β-脂蛋白血症等;继发性的有甲状旁腺功能亢进、脑垂体功能减退、重症肝实质损害、重症贫血、白血病、营养障碍等。

9. 血清磷脂(PL)

【正常值】 PLD-COD 酶法,为 1.45~2.57 克/升(g/L)。

【临床意义】

(1)增高:常见于 PL 合成亢进、高脂血症、阻塞性黄疸及肾病综合征。

(2)降低:常见于 PL 合成低下、急性感染、甲状腺功能亢进及营养障碍。

10. 血清载脂蛋白 AI(apoAI)

【正常值】 1.10~1.58 克/升(g/L)。

【临床意义】 apoAI 值反映了高密度脂蛋白的含量,其降低被认为是心脑血管疾病的危险因素。

(1)增高:见于酒精性肝炎、高 α-脂蛋白血症等。

(2)降低:见于冠心病、动脉硬化性疾病、未控制的糖尿病、肾病综合征、营养不良、活动性肝炎或急性肝炎、慢性肝炎、肝硬化、肝外胆管阻塞、人工透析等。

11. 血清载脂蛋白 B(apoB)

【正常值】 免疫比浊法,成人为 1.0 克/升(g/L)。

【临床意义】 apoB 是低密度脂蛋白的结构蛋白,主要代表低密度脂蛋白-胆固醇(LDL-C)的水平。成人高于 1.0 克/升为轻度偏高,高于 1.2 为明显增高。apoB 增高:常见于高脂血症、冠心病及银屑病;apoB 降低:常见于肝实质性病变。

12. 血清载脂蛋白 AI/B 比值(apoAI/B)

【正常值】 1.0~2.0。

【临床意义】 apo AI/B 比值,随年龄增长而降低。在高脂血症、冠心病时,比值明显降低,故可作为心血管疾病的诊断指标。

13. 血清载脂蛋白 AⅡ、CⅡ、CⅢ、E(apoAⅡ、apoCⅡ、apoCⅢ、apoE)

【正常值】 免疫比浊法:apoAⅡ 为 0.3～0.4 克/升(g/L),apoCⅡ 为 0.03～0.05 克/升,apoCⅢ 为 0.08～0.12 克/升,apoE 为0.03～0.06 克/升。

【临床意义】 载脂蛋白的变化与疾病的关系,见表 13。

表 13 载脂蛋白的变化与疾病的关系

疾病种类		AⅡ	CⅡ	CⅢ	E
高脂血症	Ⅰ型	降低	显著增高	显著增高	显著增高
	Ⅱₐ型	正常	正常	正常	正常或增高
	Ⅱ♭型	正常	增高	增高	正常或增高
	Ⅲ型	正常	显著增高	显著增高	显著增高
	Ⅳ型	正常	显著增高	显著增高	增高
	Ⅴ型	正常	显著增高	显著增高	显著增高
急性肝炎		降低	正常	降低	显著增高
肝硬化		降低	降低	降低	不定
急性心肌梗死		降低	正常	正常	正常
阻塞性黄疸		明显降低	增高	增高	明显增高

14. 血清载脂蛋白 B$_{100}$

【正常值】 0.75～0.85 单位/升(U/L)。

【临床意义】 增加,主要预测冠心病的发病,肾病综合征、活动性肝炎、肝实质损害、糖尿病等也可见增高。

15. 血清总脂(TC)

【正常值】 比色法:成人为 4～7 克/升(g/L),儿童为 3～6 克/升。

【临床意义】

(1)TC 增高:常见于动脉粥样硬化、肾病综合征、糖尿病等。

(2)TC 降低:常见于甲状腺功能亢进等。

16. 血清游离脂肪酸(FFa)

【正常值】 ACS-ACOD 法,为 0.3~0.9 毫摩/升(mmol/L)。

【临床意义】

(1)增高:常见于肥胖、肢端肥大症、糖尿病、甲状腺功能亢进、心肌梗死、严重肝病等。

(2)降低:常见于甲状腺功能低下、艾迪生病、脑下垂体功能不全等。

17. 血清过氧化脂质(LPO)

【正常值】 荧光法,为 1.6~5.2 纳摩/升(nmol/L)。

【临床意义】

(1)增高:常见于动脉硬化、急性肝炎、脂肪肝、肝癌、肝硬化、酒精或药物性肝损害等。

(2)降低:常见于慢性关节炎。

(二十六)肝胆功能检查

1. 丙氨酸氨基转移酶(ALT 或 GPT)

【正常值】 速率法(酶法),为 5~40 单位/升(U/L)。

【临床意义】 增高,常见于急性与慢性肝炎、酒精性或药物性肝损害、脂肪肝、肝硬化、心肌梗死、心肌炎、胆管疾病等。

2. 碱性磷酸酶(ALP 或 AKP)

【正常值】 动态法:婴儿为 50~240 单位/升(U/L),儿童为 20~220 单位/L,成人为 20~110 单位/升。

【临床意义】 增高,常见于肝硬化、肝癌、阻塞性黄疸、急性与慢性黄疸型肝炎、骨细胞瘤、骨转移癌等。

3. γ-谷氨酰转肽酶(γ-GT)

【正常值】 速率法,为 0~40 国际单位/升(IU/L)。

【临床意义】 增高,常见于原发性和转移性肝癌、急性肝炎、慢性肝炎活动期、肝硬化、急性胰腺炎、心力衰竭等。

4. 亮氨酸氨基肽酶(LAP)

【正常值】 男性为 18.3～36.7 国际单位/升(IU/L),女性 13.6～29.2 国际单位/升。

【临床意义】 增高,常见于胆管梗阻、肝癌、肝炎、酒精和药物性肝损害等。

5. 血清胆碱酯酶(ChE)

【正常值】 ΔPH 法,为 0.8～1.0;酶法,为 782～1 494 单位/升(U/L)。

【临床意义】

(1)降低:见于急性肝炎、肝硬化失代偿、转移性肝癌、有机磷中毒等。

(2)增高:见于肾脏病、脂肪肝等。

6. 甲型肝炎病毒抗体(HAVAb)

【正常值】 电泳免疫测定(EIA)法,为阴性。

【临床意义】 用于诊断甲型肝炎,其中甲型肝炎病毒抗体免疫球蛋白 M 型(Anti-HAV IgM)为阳性,表示急性甲型肝炎病毒感染早期;如甲型肝炎病毒抗体免疫球蛋白 G 型(Anti-HAV IgG)为阳性,表示既往有感染史。

7. 甲型肝炎病毒抗原(HAVAg)

【正常值】 EIA 法,为阴性。

【临床意义】 急性甲型肝炎在发病前 2 周,粪便中 HAVAg 为阳性,阳性率达 80% 以上;发病后 1 周内,HAVAg 阳性率为 43%,1～2 周阳性率明显下降,2 周后基本正常。

8. 抗甲型肝炎病毒免疫球蛋白 M(抗 HAVIgM)检测

【正常值】 阴性。

【临床意义】 甲肝病人发病后 1～3 周,甲肝 IgM 血清滴度大多可达 1∶10 000,3 个月后,血清滴度可降到 1∶100 以下,半年后可消失。血清抗 HAVIgM,为急性 HAV 感染的血清学标志。临床上,将血清稀释度 1∶1 000 时定为阳性临床界线值,可诊断为甲肝病毒新近感染。血清抗 HAVIgM 阳性,可作为诊断急性 HAV 感染的依据;抗 HAVIgM 阳性,见于感染早期,维持 8～12 周,是近期感染的标志。

9. 抗甲型肝炎病毒免疫球蛋白 G(抗 HAVIgG)测定

【正常值】 阴性,或双份血清≥抗体效价差<4 倍以上。

【临床意义】 当 HAV 感染者血中,抗 HAVIgM 效价达高峰时,抗 HAVIgG 也随即上升。抗 HAVIgG 迟于抗 HAVIgM 出现,但可长期保存,对 HAV 且有免疫力。采集患者双份血清,如果特异性抗体的效价有明显升高(4 倍以上),表明为 HAV 感染期。否则,HAVIgG 阳性,提示为既往感染。

10. 甲型肝炎病毒抗体 IgA 测定

【正常值】 <1∶100。

【临床意义】 此抗体既可从甲肝患者粪便中于 HAVAg 消失后检出特异性抗体 HAVIgA 抗体(其阳性期可达 4 个月),也可从甲肝患者急性期和恢复期血中检出抗 HAVIgA。特异性抗体 HAVIgA 的临床意义,有报道其更有助于反映肝受损情况。

11. 甲型肝炎病毒核糖核酸(RNA)检测

【正常值】 阴性。

【临床意义】 PCR 法和核酸杂交法,均可检出 HAVRNA,其阳性也为甲型肝炎病毒感染的直接证据,且为具有传染性的标志。

12. 乙型肝炎病毒表面抗原(HBsAg)检测

【正常值】 阴性。

【临床意义】 临床上已确诊,乙肝病人中 HBsAg 检出率,介于 50%～98%之间。如乙肝者 HBsAg 阳性持续 2 个月以上者,约 1/3 病例可向慢性转化。HBsAg 阳性者,可见于慢性 HBsAg 携带者、急性乙肝潜伏期和急性期、慢性迁延期与慢性活动性肝炎及肝硬化者。

13. 乙型肝炎病毒表面抗体(抗HBs)检测

【正常值】 阴性。

【临床意义】 抗HBs阳性检出概率:发生关节炎和皮疹并伴有免疫复合物的乙肝者,在HBsAg血症期和肝炎症状发作时,10%～20%可检出抗HBs。绝大多数自限性HBV感染者,仅在血中HBsAg转阴后才可检出抗HBs。其中约1/2为自限性HBV感染者,从HBsAg消失到出现抗HBs的间隔时间可长达数月(5～6个月)。一过性HBsAg血症患者中,10%不出现抗HBs。可检出抗HBs的乙肝者肝炎恢复期时,抗HBs呈缓慢上升,在HBsAg消失后6～12个月滴度仍继续升高。抗HBs是保护性抗体,其出现迟早,与既往曾否感染过HBV有关,一般初次感染者出现较迟缓,而再次感染者出现得较早。多数病例在感染后4～5个月时出现抗HBs,但滴度不高,持续6个月至3年后逐渐消失;再次感染者,一般于2周内可检出抗HBs,且滴度较高。HBsAg/抗HBs同时阳性:有报道,HBsAg/抗HBs同时阳性者,介于2.5%～4.2%。其中同亚型双阳者,多见于免疫功能低下或减退的病人,如HBsAg阳性的结核病、酒精性胰腺炎、肝硬化、肝癌等。如HBsAg与异型抗HBs双阳性,提示受不同亚型HBV感染,此种情况多见于多次HBV暴露的病人。如为HBsAg、抗HBs和抗HBc三项同时阳性,多见于急性重型肝炎或慢性肝炎,且预后欠佳。

14. 乙型肝炎病毒e抗原(HBeAg)检测

【正常值】 阴性。

【临床意义】 在急性原发性感染时,HBeAg的出现及其滴度,几乎与HBsAg平行升降,且常于HBsAg转阴之前先消失。如HBeAg阳性持续10周或更长,则可能进展为慢性持续性感染,患者的肝组织常有较严重的损害,易演变为慢性肝炎和肝硬化。由于血中HBeAg、DNA-P和HBV DNA常呈明显平行关系,且血清HBeAg阳性和DNA-P活性高的病人血中HBV DNA

也可为阳性,因此 HBeAg 阳性,可表示肝内 HBV 复制活跃,可作为有传染性的可靠指标。HBeAg 阳性孕妇有垂直传染性,90％以上的新生儿将受 HBV 感染,且 HBeAg 也可为阳性。在慢性乙型肝炎患者中,可长期存在,作为感染后免疫耐受的调节因子,NBeAg"阴转"且出现抗 HBe 抗体,常提示病程好的转归,也是目前抗病毒治疗有效的一项指标。

15. 乙型肝炎病毒 e 抗体(抗 HBe)检测

【正常值】 阴性。

【临床意义】 抗 HBe 阳性,常伴随 HBc 阳性,而且抗 HBe 检出阳性率,对于慢性乙肝为 48.3％,肝硬化为 68.3％,肝癌为 80％,呈逐渐递增的现象。抗 HBe 的出现,常早于 HBs 阳转。抗 HBe 阳性率增高,提示患者 HBV 感染时间较长,可长达 7～27 年。抗 HBe,主要见于低滴度的 HBsAg 或抗 HBs 阳性的急、慢性肝炎患者。抗 HBe 的出现较慢,似与肝炎转归有关。如乙肝急性期即出现抗 HBe 阳性,易进展为慢性肝炎;慢性活动性肝炎出现抗 HBe,可能进展为肝硬化;如 HBsAg 阳性,伴有抗 HBe,且 ALT 升高,须密切注意原发性肝癌的可能性,定期检测 AFP 等。

16. 乙型肝炎病毒核心抗体(抗 HBc)检测

【正常值】 阴性。

【临床意义】 抗 HBc 总抗体,是特异性 IgM、IgG 及 IgA 三种抗 HBc 抗体的总称。抗 HBc 在血液中出现较早,出现临床症状后达到高峰,可持续多年。在乙肝患者的急性期、恢复期或无症状携带者血清中,经常可查出抗 HBc。

(1)HBV 急性感染者,通常在 HBsAg 出现 2～10 周后,血中 ALT 达高峰时,即可检出抗 HBc,以后持续升高。患者 HBsAg 血症时间越长,抗 HBc 滴度越高。急性感染后 1 年内,抗 HBc 滴度呈 3～4 倍下降,但此后下降则很慢,并维持在一定水平上。

(2)抗 HBc 在各型肝炎中的检出阳性率,较 HBsAg 及抗

HBs 高 10%～12%。如急性肝炎者,介于 45%～80%,慢性肝炎者介于 90%～100%,总检出阳性率可达 70%～80%。

(3)抗 HBc 的出现,提示肝内 HBV 复制活跃,高滴度抗 HBc 表明肝细胞内 HBV 大量复制,肝细胞受伤严重,且传染性很强;低滴度抗 HBc 阳性,如同时抗 HBs 阳性者,表示对 HBV 有一定的免疫力,但抗 HBc 对乙型肝炎并没有显著的保护作用。

(4)抗 HBc 低、高滴度阳性的意义,须结 HBcAg,或抗 HBs 综合判断:如 HBcAg 阳性、抗 HBc 高滴度(1∶200)阳性,多见于慢性乙肝、肝硬化、HBsAg 无症状携带者等;当抗 HBc 低滴度(原血清)阳性伴抗 HBs 阳性者,提示 HBV 既往感染。

17. 乙型肝炎病毒核心抗体 IgM(抗 HBcIgM)检测

【正常值】 阴性。

【临床意义】 抗 HBcIgM,是 HBV 感染的早期抗体。急性乙肝患者,于 HBV 感染后 ALT 异常达高峰时,即可检出抗 HBcIgM,阳性率几乎为 100%,且滴度较高,一般持续 3～6 个月逐渐下降至转阴。临床上,遇有 HBsAg 或抗-HBs 未能检出的急性乙肝患者,仍可检出抗 HBcIgM 显著阳性。因此,抗 HBcIgM 既是 HBV 近期感染的指标,也是肝内 HBV 持续活跃复制的指标,并提示病人血液有传染性。抗 HBcIgM 由阳性转为阴性时,预示急性乙肝康复。抗 HBcIgM 用于区分和判断急性和慢性肝炎,一般是前者效价高,但持续时间较短;后者 HBcIgM 效价较低,但持续时间较长。

18. 乙型肝炎病毒核心抗体 IgG(抗 HBcIgG)检测

【正常值】 阴性。

【临床意义】 抗 HBcIgG 主要用于流行病案调查,只有抗 HBcIgG 阳性,不能区分是近期感染还是既往感染,但一般认为高滴度的抗 HBcIgG 也提示病毒可能尚在复制。

19. 乙型肝炎病毒核心抗体 IgE(抗 HBcIgE)检测

【正常值】 阴性。

【临床意义】 最近研究发现,在乙型肝炎患者血清中,抗HBcIgE 抗体的存在,特别是在长期存在 HBsAg 的血清中,阳性检出率达 67.9%～69.2%。

20. 乙型肝炎病毒核心抗体 IgA(抗 HBeIgA)检测

【正常值】 阴性。

【临床意义】 抗 HBcIgA,可能是 HBV 慢性感染的更特异的指标,并提示与肝损伤程度密切相关。在慢性活动性肝炎时,血清中抗 HBcIgA 的检出率,比慢性迁延型肝炎显著增高。根据HBeAg 及抗 HBcIgM 阳性的乙型肝炎病人中,抗 HBcIgA 的同步检出率分别在 84.9% 和 93.3% 左右,从而表明血清中抗HBcIgA 型抗体阳性在一定程度上可以反映 HBV 的复制情况。

21. 乙型肝炎病毒核心抗原(HBcAg)测定

【正常值】 阴性。

【临床意义】 血清 HBcAg 阳性,表示血中有感染性的完全HBV,其含量丰富,提示 HBV 复制活跃,血液传染性强,而且预后较差,约 78% 病例恶化。

22. 乙型肝炎病毒 DNA 多聚酶(HBV DNA-P)测定

【正常值】 阴性。

【临床意义】 DNA-P 存在于乙肝病毒核心抗原内,在 HBV感染的早期(约 1 个月)及慢性肝炎急性发作期,即可测出 HBVDNA-P 活力。急性肝炎可随着病情缓解,此酶活力逐渐转阴,而慢性肝炎的此酶活力可持续升高。因此,检测 HBsAg 阳性血清中 HBV DNA-P 活力,可作为判断患者体内是否存在 Dane 颗粒及病毒复制的灵敏标志,也可判断 HBV 携带者是否有感染性。目前,已将 HBsAg、HBVDNA 探针和 HBV DNA-P 三项测定,作为判定乙型肝炎病毒药物治疗及疗效的较好指标。

23. 乙型肝炎病毒前 S₁(PreS₁)蛋白与抗-前 S₁ 抗体检测

【正常值】 阴性。

【临床意义】 PreS₁ 蛋白阳性,提示乙型肝炎病毒复制活跃,具有较强的传染性。抗-前 S_1 抗体阳性,见于急性乙型肝炎恢复早期,常表示乙型肝炎病毒正在或已经被清除,是观察乙型肝炎病情、了解预后及乙型肝炎疫苗接种后是否有效的指标。

24. 乙型肝炎病毒前 S_2 ($PreS_2$) 蛋白与抗前 S_2 抗体检测

【正常值】 阴性。

【临床意义】 $PreS_2$ 蛋白阳性,提示乙型肝炎病毒复制活跃,并具有较强的传染性。抗-前 S_2 抗体是乙型肝炎病毒的中和抗体,能阻止乙型肝炎病毒入侵肝细胞。患者体内出现此抗体,表明病情好转,趋向痊愈。

25. D 型肝炎病毒共价闭合环状 DNA(HBV_{ccc} DNA)检测

【正常值】 $<1\,000$ 基因拷贝/毫升。

【临床意义】 cccDNA,是乙肝病毒前基因组 RNA 复制的原始模板,虽然其含量较少,每个肝细胞内只有 $5\sim50$ 个拷贝,但对乙肝病毒复制及感染状态的建立均具有十分重要的意义。只有消除了细胞核内的 cccDNA,才能彻底清除乙肝患者病毒携带状态,是抗病毒治疗的目标。检测 HBVcccDNA 的意义:①可作为评价抗乙肝病毒药物的新指标。②可作为评价乙肝病毒是否能感染肝外组织的客观指标之一。③可评价乙肝患者病情。

26. 乙型肝炎病毒 DNA(HBV DNA)检测

【正常值】 阴性。PCR 法检测灵敏度,为 $1\,000$ 基因拷贝/毫升。

【临床意义】 HBV DNA,是直接反映 HBV 复制状态及传染性的最佳指标,而且检测方法灵敏,如用 RIA 检测血清 HBsAg 的灵敏度为 10^{-5},而斑点法达 10^{-8} 皮克(pg)水平,用 PCR 法达飞克(fg)水平。因此,许多 HBsAg、HBeAg 阴性患者,血清 HBV DNA 可为阳性。抗 HBe 阳性患者,血清 HBV DNA 持续阳性,常提示肝损严重。例如,50% 以上抗 HBe 阳性慢性活动性肝炎病人,经平均 4.5 年发展为肝硬化,常与 HBV DNA 持续阳性有关。HBV DNA 阳性,是诊断乙型肝炎的佐证,表明 HBV 复制及有传染性。也可用于检测应用 HBeAg 疫苗后,垂直传播的阻断效果,如 HBV DNA 阳性,表明疫苗阻断效果不佳。HBV DNA 定量检测的临床意义如下。

(1)病情评价:血清 HBV DNA 含量高低,与肝脏病理损害相关,一般 HBV DNA 水平越高,肝组织炎症反应越重。据此,通过定量检测血清 HBV DNA 含量,可以间接评估慢性乙型肝炎患者肝脏损伤情况。

(2)疗效观察:用抗病毒药物,如干扰素、拉米夫定(抗 HBV 药)、苦参素治疗慢性病毒性肝炎。治疗前,病毒基因水平越高,其疗效越差;病毒基因水平越低,清除病毒的可能性就越大。相应地,在治疗过程中,病毒基因水平下降得越快,完全治愈的机会也就越大。因此,可以将肝炎病毒基因检测作为预测和观察抗病毒疗效的一种手段。

(3)预后判断:①治疗和未经治疗的慢性病毒性肝炎,病毒基因水平保持稳定高浓度者,其预后不良。②垂直传播途径感染肝炎病毒者病毒基因含量高,对各种抗病毒治疗的反应低,其预后差。③病程中,尽管反映肝细胞损害的其他指标正常,但病毒基因水平经常波动者,易发展为肝硬化。

(4)新药验证:任何一种抗病毒药物,如用乙肝功能或肝炎病毒免疫标志物来评价其疗效,均不够敏感和及时,如以病毒复制的被抑制程度,即病毒基因水平的高低来评价疗效,则较为直接和理想。

27. 乙型肝炎病毒 YMDD 变异检测

【正常值】 YMDD 位点序列,为酪氨酸-蛋氨酸-天门冬氨酸。

【临床意义】 YMDD,是 HBV 反转录酶发挥催化活性所必需的关键结果。目前,临床上广泛使用的胞苷类似物拉米夫定等抗 HBV 药物,作用靶位主要是 HBV 反转录酶,通过与底物 dNTP 竞争结合以抑制 HBV 的反转录和复制。当病毒 YMDD 中的 M 突变为异亮氨酸(I)或缬氨酸(V),就可能引起 HBV 该类药物的药效丧失,从而产生耐药性。

28. 乙型肝炎病毒免疫复合物(HBV CIC)测定

【正常值】 EIA 法,为阴性。

【临床意义】 乙型肝炎急性期,HBV CIC 滴度低,但病毒仍在肝细胞内复制,易转变为慢性;如 HBV CIC 滴度很高,则说明已为慢性活动性乙型肝炎。

29. 乙型肝炎两对半测定

【正常值】 乙型肝炎表面抗原(HBsAg)、乙型肝炎表面抗体(HBsAb)、乙型肝炎 e 抗原(HBeAg)、乙型肝炎 e 抗体(HBeAb)、乙型肝炎核心抗体(HBcAb),EIA 法均为阴性。

【临床意义】 见表 14。

表 14　乙型肝炎病毒抗原抗体检测的临床意义

临床意义	ABsAg	HBsAb	HBeAg	HBeAb	HBcAb
急性 HBV 感染潜伏期后期	+	−	−	−	−
急性乙肝早期,传染性强	+	−	+	−	−
急性和慢性乙肝,病毒复制活跃,传染性强	+	−	+	−	+
急、慢性乙肝	+	−	−	−	+
急、慢性乙肝,传染性弱	+	−	−	+	+
HBV 隐性携带者,窗口期,有 HBV 感染史	−	−	−	−	+
急性 HBV 感染恢复期或既往感染史	−	−	−	+	+
乙肝恢复期,已有免疫力	−	+	−	+	+
接种乙肝疫苗后或 HBV 感染后康复,已有免疫力	−	+	−	−	−

30. 丙型肝炎病毒抗体(HCVAb)

【正常值】 电泳免疫测定(EIA)法,为阴性。

【临床意义】 阴性,表示患有或曾患有 HCV 感染。

31. 抗丙型肝炎病毒免疫球蛋白 M(抗 HCVIgM)

【正常值】 阴性。

【临床意义】 阳性:①常见于急性丙型肝炎病毒感染,是诊断丙型肝炎的早期敏感指标。②持续阳性,在急性丙型肝炎中,预示着疾病的慢性化趋势;在慢性丙型肝炎时,表示病变活动。③表示丙型肝炎患者有传染性,是丙型肝炎病毒传染的指标。

32. 抗丙型肝炎病毒免疫球蛋白 G(抗 HCVIgG)

【正常值】 阴性。

【临床意义】 抗 HCVIgG 出现晚于 HCVIgM,阳性表示体内有丙型肝炎病毒感染,但不能作为丙型肝炎病毒感染的早期指标。在疾病早期,抗 HCVIgG 阴性不能排除丙型肝炎病毒感染,必要时,可做丙型肝炎病毒 RNA 检测。

33. 丙型肝炎病毒 RNA(HCV RNA)

【正常值】 阴性。

【临床意义】 HCV RNA,为丙型肝炎早期诊断的最有效方法。在急性丙型肝炎时,血清 HCV RNA 可以从阳性转为阴性,而多数慢性患者的 HCV RNA 可持续阳性。

34. 丁型肝炎病毒抗原(HDVAg)

【正常值】 阴性。

【临床意义】 丁型肝炎病毒感染早期,血清 HDVAg 滴度较高,但很快下降,在急性感染 1~2 周后就难以检测到,故 HDVAg 阳性是诊断急性丁型肝炎病毒感染的最佳指标。

35. 抗丁型肝炎病毒免疫球蛋白 M(抗 HDVIgM)

【正常值】 阴性。

【临床意义】 抗 HDVIgM 阳性,见于急性丁型肝炎病毒感染,可用于丁型肝炎的早期诊断。

36. 抗丁型肝炎病毒免疫球蛋白 G(抗 HDVIgG)

【正常值】 阴性。

【临床意义】 抗 HDVIgG 阳性,只能在丁型肝炎表面抗原(HBsAg)阳性中测得,是诊断慢性丁型肝炎的可靠血清学指标。

37. 抗丁型肝炎病毒抗体(抗 HDV)IgM 检测

【正常值】 阴性。

【临床意义】 抗 HDVIgM 的出现,早于抗 HDVIgG,而且抗 HDVIgM 阳性与患者肝内 HDVAg 的表达和肝脏炎症程度密切对应,因而它是 HDV 急性感染的最有价值的判断标志。对于血清 HDVAg 仅为短暂阳性,抗 HDVIgM 呈一过性反应,其后并无抗 HDVIgG 应答的 HDV 急性感染者,检测抗 HDV IgM 就更为重要。HBV/HDV 急性感染者,93%可伴有一过性 HDV IgM 阳性。临床上,凡 HBsAg 阳性急性肝炎者,血清抗 HDV IgM 和(或)抗 HDV 阳转时,即可诊断为急性 HDV 感染,血清 HDN RNA 也表现为一过性阳性。

抗 HDVIgM 持续阳性,也是 HDV 慢性活动性感染的可靠指标。慢性丁肝,可见高滴度 IgM 和 IgG、抗 HDV 阳性,肝内 HDVAg 同时阳性,如同时伴有肝功能异常者,提示病情恶化。因此,连续定期检测抗 HDVIgM,可以估计 HDV 慢性感染的临床预后。抗 HDVIgM 下降,表示 HDV 感染缓解;持续阳性,预示慢性化,肝脏炎症继续。HBV/HDV 重叠感染时,发展为肝硬化,比其他病毒性肝炎要早 10~20 年。

38. 抗丁型肝炎病毒抗体(总)检测

【正常值】 阴性。

【临床意义】

(1)采用重组 HDVAg 为试验抗原,急性 HDV 感染后 3~8 周内,90%以上检出抗 HDV 阳性,虽然抗体滴度略低(<1:100),但持续阳性时间超过发病急性期。急性丁肝临床缓解之后,其抗 HDV 阳性一般不超过 1~2 年,但阳性者的血中,可同时含有 HDV 的变性成分,肝内仍有 HDVAg 表达。

(2)抗 HDV 呈高滴度(>1:100~1:1000)持续阳性者,见于 HDV 慢性感染,即使 HDV 感染临床缓解后,仍可长期阳性。抗 HDV(IgG)与抗 HBV 类似,也为非保护性抗体,且表示肝内 HDV 持续复制,肝内 HDVAg 阳性。

(3)在各类 HBV/HDV 的急、慢性感染病程中,抗 HDVIgG

和抗 HDVIgM 的出现快慢与滴度高低的变化,可区分为以下 4 种反应类型:①HDVAg、抗 HDVIgM 和抗 HDVIgG 相继阳性型。②HDVAg 为阴性,而抗 HDVIgM 与抗 HDV 相继阳性型。③单项抗 HDVIgM 阳性型。④单项抗 HDVIgG 阳性型。

(4)合并 HDV 感染者,其血清 HBsAg 阳性,是血清免疫诊断所不可缺少的标志。

39. 丁型肝炎病毒 RNA(HDV RNA)检测

【正常值】 阴性。PCR 法检测灵敏度,为 1 000 基因拷贝/毫升。

【临床意义】

(1)为丁型肝炎确定诊断指标:HDV RNA 测定,是 HDV 感染最灵敏、最特异的确诊性指标。HDV RNA 检出阳性,即可确认为 HDV 感染,且表示 HDV 复制活跃和具有传染性。HDV RNA 短期内消失,提示预后良好;持续阳性,多为阳性感染。据报道,HBV/HDV 同时感染者,发病 1 个月内,HDV RNA 阳性率为 64%,但多为感染一过性,发病 1 个月反转为阴性,血中 HDVAg 也平行消失。重叠感染组发病 1 个月内,阳性率达 71%;1 个月后,HDV RNA 仍为阳性者占 78%,全部进展为慢性肝炎。

(2)HDV RNA 可用作药物疗效的有效观察指标:如用干扰素治疗慢性丁型肝炎时,发现该药能抑制 HDV 复制,病人转氨酶异常虽未能完全恢复正常,但大多数病人在用药治疗期内均明显下降;其中 60% 以上病人血中 HDV RNA 转阴,停药后肝炎复发时,又会重新出现。

40. 抗戊型肝炎病毒免疫球蛋白 M(抗 HEVIgM)

【正常值】 阴性。

【临床意义】 抗 HEVIgM 阳性,表示戊型肝炎病毒感染,为早期急性期。

41. 抗戊型肝炎病毒免疫球蛋白 G(抗 HEVIgG)

【正常值】 阴性。

【临床意义】 抗 HEVIgG 阳性,表示有过既往感染史或戊型肝炎恢复期。

42. 戊型肝炎病毒 RNA(HEV RNA)测定

【正常值】 阴性。PCR 法检测灵敏度,为 1 000 基因拷贝/毫升。

【临床意义】 ①作为戊型肝炎早期感染的诊断。②对抗体检测结果进行确诊。③判断病人排毒期限。④进行分子流行病案研究。

43. 抗庚型肝炎病毒免疫球蛋白 G(抗 HGVIgG)测定

【正常值】 阴性。

【临床意义】 抗 HGV IgG 阳性,表示庚型肝炎恢复期。抗 HGVIgG 出现较 HGV IgM 晚,但存在时间长,常用于庚型肝炎病毒的流行病学调查、临床诊断等。

44. 抗庚型肝炎病毒免疫球蛋白 M(抗 HGVIgM)

【正常值】 阴性。

【临床意义】 抗 HGVIgM 阳性,表示庚型肝炎病毒感染,为急性期早期。

45. 庚型肝炎病毒抗体(抗 HGV)测定

【正常值】 阴转。

【临床意义】 抗 HGV 阳性,表示曾感染过 HGV,多见于输血后肝炎或使用血液制品引起的 HGV 合并 HCV 感染的患者。

46. 庚型肝炎病毒 RNA(HGV RNA)测定

【正常值】 阴性。PCR 法检测灵敏度,为 1 000 基因拷贝/毫升。

【临床意义】 HGV RNA 阳性,表示有庚型肝炎病毒存在。

47. 磺溴酞钠试验(BSP)

【正常值】 45 分钟、BSP 滞留量<0.05(5%)。

【临床意义】 BSP 试验,滞留量超过 0.06(6%),为肝实质性损害;滞留量超过 0.10(10%),为肝细胞损害;滞留量超过 0.90(90%),为肝实质严重损害。BSP 升高,见于病毒性肝炎、肝硬化、脂肪肝、肝癌等。

48. 血清前白蛋白(PAB)

【正常值】 免疫散射比浊法,为 200～400 毫克/升(mg/L)。

【临床意义】 降低,见于急性肝炎、慢性活动性肝炎、肝硬化、肝癌,其中以肝硬化降低最为突出,早期肝炎和急性重症肝炎时,其降低早于其他血清蛋白。营养不良、慢性感染、恶性肿瘤晚期,PAB 也均可降低。

49. 血清白蛋白/球蛋白比值(A/G)

【正常值】 1.5～2.5∶1。

【临床意义】 血清 A/G 比值<1,见于肝硬化、慢性活动性肝炎、肾病综合征、类脂质肾病、低蛋白血症。血清 A/G 比值<1.25,见于多发性骨髓瘤、黑热病、系统性红斑狼疮、亚急性细菌性心内膜炎等。

50. 麝香草酚浊度试验(TTT)

【正常值】 0～6 单位(U)。

【临床意义】 增高:轻、中度增高,见于肝脓肿、肝癌;显著增高,见于急性肝炎、慢性肝炎、肝硬化、脂肪肝、系统性红斑狼疮、高脂血症等。

51. 麝香草酚絮状试验(TFT)

【正常值】 (−)～(＋)。

【临床意义】 与 TTT 同。

52. 硫酸锌浊度试验(ZnTT)

【正常值】 2～12 单位(U)。

【临床意义】

(1)显著增高:见于肝硬化、急性肝炎、慢性肝炎、肝细胞癌、自身免疫性肝炎、结缔组织病、结核、类肉瘤病、多发性骨髓瘤、恶性肿瘤等。

(2)显著降低:见于肝内和肝外胆汁淤滞伴高度蛋白尿的疾病,长期使用肾上腺皮质激素、免疫抑制药及抗肿瘤药等。

53. 黄疸指数(II)

【正常值】 2～6 单位(U)。

【临床意义】

(1)增高:见于溶血性黄疸、肝细胞性黄疸、阻塞性黄疸、胆红素代谢功能缺陷黄疸等。

(2)降低:见于再生障碍性贫血、萎黄病、继发性低色素性小细胞性贫血等。

54. 血清总胆红素(TBIL)

【正常值】 成人为 5.13～18.81 微摩/升(μmol/L),新生儿可达 250 微摩/升。

【临床意义】 增高,常见于溶血性黄疸、新生儿生理性黄疸、先天性非溶血性黄疸等。

55. 结合胆红素(CB)

【正常值】 <3.4 微摩/升(μmol/L)。

【临床意义】 增高,表示经肝细胞处理和处理后胆红素外胆管的排泄发生障碍,常见于肝细胞性黄疸、阻塞性黄疸、新生儿高胆红素血症等。

56. 非结合胆红素(UCB)

【正常值】 <19 微摩/升(μmol/L)。

【临床意义】 增高,主要与各种溶血性疾病有关,常见于严重烫伤、败血症、疟疾、血型不合输血、脾功能亢进、恶性贫血、珠蛋白生成障碍性贫血、铅中毒、药物性黄疸等。

57. 血清直接胆红素(DBIL)

【正常值】 0～3.4 微摩/升(μmol/L)。

【临床意义】 增高,见于阻塞性黄疸、肝细胞性黄疸、先天性非溶血性黄疸等。

58. 间接胆红素(IBIL)

【正常值】 1.71～13.68 微摩/升(μmol/L)。

【临床意义】 增高,见于溶血性黄疸、肝细胞性黄疸、先天性非溶血性黄疸、肝炎后间接胆红素过高血症等。

59. 总胆汁酸(TBA)

【正常值】 肝胆疾病时,TBA 明显升高,是一种很灵敏的肝胆功能试验。急性肝炎、肝硬化、原发性肝癌、急性肝内胆汁淤积等,TBA 升高均非常显著。

60. 鹅去氧胆酸(DCA)

【正常值】 25~204 纳摩/升(nmol/L)。

【临床意义】 肝实质损害,尤其是肝硬化时,血清与胆汁中的 DCA 减少。

61. 靛青绿滞留试验(ICG)

【正常值】 0~10%。

【临床意义】 增高,见于中毒性肝炎、病毒性肝炎、脂肪肝变性、肝恶性肿瘤等。

62. 透明质酸(HA)

【正常值】 放射免疫分析法,为(382±182)微摩/升(μmol/L)。

【临床意义】 增高,见于肝硬化、伴肝硬化的肝癌患者以及结缔组织病、尿毒症等。

63. 血清脂蛋白 X(LPX)

【正常值】 阴性。

【临床意义】 阳性,常见于原发性胆汁性肝硬化、肝内胆汁淤滞、胆管疾病、先天性胆管闭锁不全、急性肝炎早期、肝癌、恶性阻塞性黄疸、胆管结石。

64. 血清Ⅲ型前胶原(PCⅢ)

【正常值】 <120 微克/升(μg/L)。

【临床意义】 增高,主要见于各种肝病,尤其是慢性活动性肝炎和肝硬化增高更为明显,并且与肝纤维化密切相关。

65. 血清Ⅳ型胶原(Ⅳ-C)

【正常值】 63~110.8 微克/升(μg/L)。

【临床意义】 增高,主要见于肝硬化、肝纤维化等症。

(二十七)肾功能检查

1. 尿素氮(BUN)

【正常值】 二乙酰乙肟法:为 2.86~7.14 毫摩/升(mmol/L);脲酶钠试剂显色法:为 3.21~6.07 毫摩/升。

【临床意义】 临床上,BUN 测定可作为肾功能损害程度及疗效观察的指标。

(1)增高:见于肾小球疾病,如急、慢性肾小球肾炎等;导致肾血流量减少的非肾性疾病,如充血性心力衰竭、休克、严重脱水等,尿路阻塞性疾病,如前列腺肥大、输尿管结石等;还有严重腹膜炎、高热、上消化道出血、白血病等。

(2)降低:见于急性黄色肝萎缩、严重中毒性肝炎、肝硬化等。

2. 血肌酐(Cr)

【正常值】 碱性苦味酸法:血清(浆),男性为 79.56~132.60 微摩/升(μmol/L),女性为 70.72~106.88 微摩/升。

【临床意义】

(1)增高:见于巨人症、肢端肥大症、肾衰竭、尿毒症、重度充血性心力衰竭等。

(2)降低:见于进行性肌萎缩。

3. 中分子物质(MMS)

【正常值】 (246.5±32.5)单位/分升(U/dl)。

【临床意义】 MMS 在尿毒症患者血中明显升高,且与病情严重性基本一致。在早期肾功能损害监测方面,MMS 优于肌酐(Cr)和尿素。慢性肾炎代偿期,患者血中肌酐与尿素正常,而 MMS 升高;失代偿期病人血中,MMS 与肌酐及尿素均可同步上升,其中以 MMS 上升更为显著。

4. 血尿酸(UA)

【正常值】 磷钨酸-碳酸钠法:血清(浆),男性为 0.24~0.42

毫摩/升(mmol/L),女性为 0.09～0.36 毫摩/升。

【临床意义】

(1)增高:见于肾衰竭、痛风、慢性白血病、多发性骨髓瘤、真性红细胞增多症等。

(2)降低:偶见于乳糜尿、恶性贫血复发期等。

5. 血尿素(Urea)

【正常值】 2.5～7.1 毫摩/升(mmol/L)。

【临床意义】 血尿素的含量,是肾功能变化的一项重要指标。

(1)增高:见于各种肾病、长期发热、使用肾上腺皮质激素类药物、消化道溃疡出血、心力衰竭、休克、酸中毒、烧伤、腹水、急性或慢性肾小球肾炎、肾衰竭、肾结核、肾淀粉样变、高血压、尿路阻塞、尿路肿瘤等。

(2)降低:见于重症肝炎、营养不良、蛋白质摄入不足等。

6. 菊酚清除率(Cin)

【正常值】 按体表面积 1.73 平方米计算,为 120～140 毫升/分钟(ml/min),成年男性平均为 125 毫升/分钟,女性为 118 毫升/分钟。

【临床意义】 降低,见于急性肾小球肾炎、心功能不全、慢性肾小球肾炎、肾动脉硬化、高血压晚期。

7. 血浆对氨马尿酸清除值(Cpah)

【正常值】 男性为(519.1±7.1)毫升/分钟(ml/min),女性为(496.0±10.2)毫升/分钟。

【临床意义】

(1)升高:见于急性肾小球肾炎早期、发热及用扩张肾动脉药物时。

(2)降低:见于心肌梗死、充血性心力衰竭、休克、肾动脉狭窄、肾动脉硬化、肾发育不全、肾小球肾炎、肾结核、肾盂肾炎、肾肿瘤、多囊肾等。

8. 肾小管葡萄糖最大重吸收量(TMG)

【正常值】 男性为 1.67～2.5 毫摩/分钟(mmol/min),女性为 1.39～1.94 毫摩/分钟。

【临床意义】 明显降低,见于严重的急性肾小球肾炎和慢性肾小球肾炎。

9. 刚果红试验

【正常值】 静脉注射 1 小时,滞留率超过 60%。

【临床意义】 血清滞留率<40%,且尿中无刚果红排出时,主要见于肾淀粉样变性,也见于多发性骨髓炎等;肾病综合征是假性滞留率减低,因尿中蛋白可吸附无毒涂料一起排出,故尿呈红色为其特征。

10. 非蛋白氮(NPN)

【正常值】 纳氏试剂显色法,为 14.28～21.4 毫摩/升。

【临床意义】

(1)增高:见于急性和慢性肾小球肾炎、充血性心力衰竭、休克、严重脱水、严重烧伤、前列腺肥大、输尿管结石等。

(2)降低:见于急性黄色肝萎缩、肝硬化等。

11. 尿比重 3 小时试验

【正常值】 昼尿占全天尿量 2/3～3/4,夜尿比重大于 1.018,日尿量最高与最低比重之差超过 0.009。

【临床意义】 各次尿比重相差越大,表示肾功能越好;如有一份尿比重超过 1.025,则表示肾浓缩功能良好;如有一份尿比重达 1.003,则表示肾稀释功能良好;肾功能严重损害时,尿比重可固定在 1.010 左右,见于肾性肾炎、肾动脉硬化症、高血压病等的晚期。

12. 尿浓缩试验

【正常值】 三份尿标本中,至少有一份比重大于 1.025。

【临床意义】 肾功能极度损害时,尿最高比重为 1.010;尿毒症时,尿比重为 1.010～1.012;肾小球肾炎、肾盂肾炎、低血钾和高血钾肾病及原发性高血压时,均可见尿比重异常。

13. 尿素清除率(UCL)

【正常值】 标准尿素清除率为 0.7~1.1 毫升·秒$^{-1}$/1.73 平方米(ml·s^{-1}/1.73m^2),最大清除率为 1.0~1.6 毫升·s^{-1}/1.73 平方米。

【临床意义】 降低,见于急性和慢性肾炎、肾动脉硬化、肾血管痉挛、充血性心力衰竭、肾脏畸形。最大 UCL 为 0.7~1.0 毫升·秒$^{-1}$/1.73 平方米,表示肾功能轻度损害;最大 UCL 为 0.3~0.7 毫升·秒$^{-1}$/1.73 平方米,表示肾功能中度损害;最大 UCL 为 0.08~0.3 毫升·秒$^{-1}$/1.73 平方米,表示肾功能重度损害;最大 UCL<0.08 毫升·秒$^{-1}$/1.73 平方米,表示肾功能严重损害。

14. 内生肌酐清除率(Ccr)

【正常值】 1.3~1.7 毫升·s^{-1}/1.73 平方米。

【临床意义】 1.2~0.85 毫升·秒$^{-1}$/1.73 平方米,为轻度降低;0.8~0.5 毫升·秒$^{-1}$/1.73 平方米,为中度降低;<0.5 毫升·秒$^{-1}$/1.73 平方米,为重度降低。急、慢性肾小球肾炎 Ccr 降低,慢性肾炎晚期 Ccr 降低较明显;慢性肾功能不全者,如 Ccr<0.3 毫升·秒$^{-1}$/1.73 平方米,则预后不良。

15. 半胱氨酸蛋白酶抑制蛋白 C

【正常值】 免疫散射比浊法:男性为 0.57~0.96 毫克/升(mg/L),女性为 0.50~0.96 毫克/升。

【临床意义】 血液中,半胱氨酸蛋白酶抑制蛋白 C 水平,是反映肾小球滤过功能的可靠内源性标志物,在判断肾小球滤过功能上灵敏度高,肾功能轻度损害时即可出现升高,故有可能取代血肌酐、尿素的检测。其值增高,主要见于各种原因引起的肾实质损害、尿路梗阻等。

(二十八)下丘脑-垂体激素检查

1. 血清促甲状腺激素(TSH)

【正常值】 RIA 法,脐带为 3~12 毫国际单位/升(mIU/L),

儿童为(4.5±3.6)毫国际单位/升,成人为 2~10 毫国际单位/升,60 岁以上男性为 2.0~7.3 毫国际单位/升,60 岁以上女性为 2.0~16.8 毫国际单位/升。

【临床意义】

(1)升高:常见于原发性甲状腺功能低下、地方性缺碘性或高碘性甲状腺肿、单纯性弥漫性甲状腺肿。

(2)降低:常见于甲状腺功能亢进症。

2. 血浆促甲状腺激素释放激素(TRH)

【正常值】 RIA 法,为 14~168 皮摩/升(pmol/L)。

【临床意义】

(1)升高:见于各类甲状腺功能降低、亚急性甲状腺炎。

(2)降低:见于甲状腺功能亢进。

3. 促肾上腺皮质激素(ACTH)

【正常值】 放射受体法:晨为 55(10~80)纳克/升(ng/L),晚为 35 纳克/升。

【临床意义】

(1)升高:见于原发性艾迪生病、肾上腺性变态综合征、库欣综合征、肾上腺癌、肾上腺瘤等。

4. 血清促卵泡成熟激素(FSH)

【正常值】 RIA 法:男性为 1~7 国际单位/升(IU/L);女性,卵泡期为 1~9 国际单位/升,排卵期为 6~26 国际单位/升,黄体期为1~9 国际单位/升,绝经期为 30~118 国际单位/升。

【临床意义】

(1)增高:常见于睾丸精原细胞癌、K1inefelter 综合征、Turner 综合征、原发性闭经、原发性性腺功能减退、早期垂体前叶功能亢进症等。

(2)降低:常见于用雌激素及黄体酮治疗、继发性性腺功能减退、席汉综合征等。

5. 血浆促黄体生成激素(LH)

【正常值】 RIA 法:男性,为 1~8 国际单位(IU/L)/升;女性,卵泡期为 1~12 国际单位/升,排卵期为 16~104 国际单位/升,黄体期为 1~12 国际单位/升,绝经期为 16~66 国际单位/升。

【临床意义】 在垂体性闭经时,血中 LH 增高;在下丘脑性闭经时,血中 LH 则降低。

6. 血清催乳激素(PRL)

【正常值】 RIA 法:男性,<20 微克/升(μg/L);女性,卵泡期<23 微克/升,黄体期 5~40 微克/升,妊娠头 3 个月<80 微克/升,妊娠中期 3 个月<160 微克/升,妊娠末期 3 个月<400 微克/升。

【临床意义】

(1)病理性增高:常见于垂体性肿瘤、下丘脑紊乱、肉瘤、脑膜炎、闭经溢乳综合征等。

(2)病理性减少:因乳腺瘤切除垂体后。

7. 抗利尿激素(ADH)

【正常值】 1.0~1.5 纳克/升(ng/L)。

【临床意义】

(1)增高:见于恶性肿瘤及中枢神经系统疾病。

(2)降低:常见于原发性或因感染、损伤、肿瘤等引起的垂体尿崩症。

8. 催产素(OT)

【正常值】 血清 RIA 法,<3.2 毫国际单位/升(mIU/L)。

【临床意义】 增高,见于先兆流产、妊娠败血症。

9. 泌乳素(PRL)

【正常值】 男性,为 3.0~14.7 微克/升(μg/L);女性为 3.8~23.2 微克/升,妊娠后期为 95~473 微克/升。

【临床意义】 PRL 水平的变化,对了解生理或病理情况下的下丘脑及垂体功能有重要意义。

(1)增高:见于垂体瘤、泌乳素瘤、泌乳闭经、各种下丘脑疾病、原发性甲状腺功能低下、肾衰竭、多囊卵巢综合征、外源性泌乳素分泌增多症等。

(2)降低:见于垂体前叶功能减退及接受左旋多巴治疗等。

10. 生长激素(GH)

【正常值】 RIA 法:脐带 10～50 微克/升(μg/L),新生儿 15～40 微克/升,儿童<20 微克/升,成年男性<2 微克/升,成年女性<10 微克/升。

【临床意义】

(1)增高:常见于急性烧伤、外科手术、巨人症、肢端肥大症、溴隐亭治疗失败、低血糖。

(2)降低:常见于全垂体功能低下、垂体性侏儒。

11. 生长激素释放激素(GRH)

【正常值】 血浆放射免疫法:成人为(10.3±4.1)纳克/升(ng/L);左旋多巴刺激试验:正常人口服 0.5 克左旋多巴 40～80 分钟后,血浆 GRH 增高 2～3 倍,生长激素也随之释放。

【临床意义】 原发性垂体侏儒症,治疗前 GRH 水平极低,提示主要病变在下丘脑部位,而不是在垂体;肢端肥大症和巨人症,血浆 GRH 水平正常或低于正常。

12. 生长介素 C(SMC)

【正常值】 放射免疫法,为 0.76～2.24 国际单位/升(IU/L)。

【临床意义】 降低,见于甲状腺功能减退、混合型地方克汀病。

(二十九)甲状腺和甲状旁腺激素及功能检查

1. 基础代谢率(BMR)

【正常值】 −10%～+15%。

【临床意义】 BMR 是对甲状腺及垂体疾病的诊断具有重要

意义的指标。

(1)增高:见于甲状腺功能亢进、甲状腺炎、垂体肿瘤、尿崩症等。

(2)降低:见于甲状腺功能减退、克汀病、垂体功能减退等。

2. 甲状腺摄^{131}碘(^{131}I)率

【正常值】 2 小时吸碘率为 $10\%\sim32\%$,4 小时为 $17\%\sim42\%$,24 小时为 $25\%\sim62\%$。

【临床意义】

(1)增高:见于甲状腺功能亢进、地方性甲状腺肿、甲状腺性呆小症等。

(2)降低:见于甲状腺功能减退、亚急性甲状腺炎、非甲状腺性呆小症等。

3. 血清甲状腺素(T_4)

【正常值】 RIA 法:新生儿为 $129\sim271$ 纳摩/升(nmol/L),儿童($1\sim10$ 岁)为 $83\sim194$ 纳摩/升,成人为 $65\sim155$ 纳摩/升,男性老年人为 $65\sim129$ 纳摩/升,女性老年人为 $71\sim135$ 纳摩/升。

【临床意义】 血清 T_4 是体内主要的甲状腺激素,新生儿血中浓度最高,随着年龄的增长而逐渐降低。甲状腺功能亢进时,血清 T_4 增高;甲状腺功能减退、甲状腺次前切除术及地方性甲状腺肿病人,血清 T_4 往往降低。

4. 血清游离甲状腺素(FT_4)

【正常值】 RIA 法,为 $10.3\sim31.0$ 皮摩/升(pmol/L)。

【临床意义】 同 T_4,但由于 FT_4 不受甲状腺结合球蛋白(TBG)的影响,故孕妇、口服避孕药者的甲状腺功能具有特殊的诊断价值。

5. 血清三碘甲状腺原氨酸(T_3)

【正常值】 RIA 法:新生儿为 $1.2\sim4.0$ 纳摩/升(nmol/L),儿童($1\sim10$ 岁)为 $1.4\sim4.0$ 纳摩/升,成人为 $1.8\sim2.9$ 纳摩/升,男性老年人为 $1.6\sim2.1$ 纳摩/升,女性老年人为 $1.7\sim3.2$ 纳

摩/升。

【临床意义】 T_3 是体内生物活性最高的甲状腺素,血中 T_3 在人出生后 3 日到 6 周达最高峰,5 岁后随年龄增长而下降。T_3 是诊断甲状腺功能亢进的灵敏指标。甲状腺功能亢进时,T_3 高于正常值 4 倍,而甲状腺素(T_4)仅为 2 倍;甲状腺功能亢进复发时,T_3 升高早于 T_4。甲状腺功能减退时,T_3 不降低,甚至可代偿性增高。严重肝病、禁食、高热病人,可出现"低三碘甲状腺原氨酸综合征"。

6. 血清游离三碘甲状腺原氨酸(FT_3)

【正常值】 RIA 法,为 6.0～11.4 皮摩/升(pmol/L)。

【临床意义】 与 T_3 同;但由于 FT_3 不受甲状腺结合球蛋白的影响,对非甲状腺疾病有诊断价值。血清 FT_3,是研究低三碘甲状腺原氨酸综合征和甲状腺激素代谢的重要手段。

7. 血清反三碘甲状腺原氨酸(rT_3 或反 T_3)

【正常值】 RIA 法,为 0.15～0.62 纳摩/升(nmol/L)。

【临床意义】 在甲状腺功能亢进和甲状腺功能减退时,rT_3 的变化,与 T_3、T_4 基本平行。rT_3 的增高,见于肝硬化、慢性肝炎、急性热病、慢性肾衰竭、大手术后等。

8. $^{125}I\text{-}T_3$ 树脂摄取比值

【正常值】 1.00±0.05。

【临床意义】

(1)比值>1,见于甲状腺功能亢进、肾病综合征、严重肝病。

(2)比值<1,见于甲状腺功能减退、妊娠。

9. 三碘甲状腺原氨酸抑制试验

【正常值】 正常人服用 T_3 后,甲状腺摄^{131}I 率受到明显抑制,抑制率>50%。

【临床意义】

(1)抑制率<50%,见于弥漫性甲状腺肿伴甲状腺功能亢进、甲状腺肿大较显著的单纯性甲状腺肿、浸润性突眼者。

(2)抑制率＞50％,见于单纯性甲状腺肿、非甲状腺原因引起的突眼者。

10. 游离甲状腺素指数(FT$_4$I)

【正常值】 7.58±1.94。

【临床意义】

(1)升高:见于甲状腺功能亢进。

(2)降低:见于甲状腺功能减退。

11. 游离三碘甲状腺原氨酸指数(FT$_3$I)

【正常值】 血清放射免疫法:16～50 岁,为(124.22±37.45);超过 50 岁,为(139.51±21.89);孕妇,为(140.86±14.66)。

(1)增高:见于未经治疗的甲状腺功能亢进。

(2)降低:见于甲状腺功能减退、肝硬化、肾病综合征。

12. 血清蛋白结合碘(PBI)

【正常值】 0.32～0.63 微摩/升(μmol/L)。

【临床意义】

(1)增高:见于甲状腺功能亢进、亚急性甲状腺炎、妊娠期、应用含碘药物等。

(2)降低:见于甲状腺功能减退、垂体前叶功能减退症、肾病综合征、营养不良、肝硬化,以及应用汞利尿剂的病人等。

13. 丁醇提取碘(BEI)

【正常值】 0.28～0.51 微摩/升(μmol/L)。

【临床意义】 同血清蛋白结合碘,高于正常值上限为甲状腺功能亢进,低于正常值下限为甲状腺功能减退,但 BEI 较 PBI 特异性高。

14. 降钙素(CT)

【正常值】 RIA 法,男性＜100 纳克/升(ng/L)(血浆),女性为男性的 1/4(妊娠期增高)。

【临床意义】 增高,见于甲状腺 C 细胞瘤、甲状腺髓样瘤、某些肺癌、乳腺癌、慢性肾衰竭、恶性贫血、高钙血症等。

15. 血清甲状旁腺激素(PTH)

【正常值】 氨基端为 8～24 纳克/升(ng/L),羟基端为 50～330 纳克/升。

【临床意义】

(1)增高:见于甲状旁腺功能亢进、假性特发性甲状旁腺功能减退。

(2)降低:见于甲状旁腺功能减退。

16. 钙耐量试验

【正常值】 当静脉滴入钙剂后,血磷明显增加,尿磷可减少 20%以上,提示甲状旁腺功能正常。

【临床意义】 如静脉输注钙后,血磷增高,尿磷减少不如正常人明显,提示为甲状旁腺功能亢进;如静脉输注钙后,血磷、尿磷不引起变化,甚至 24 小时后尿磷反而增高,提示为甲状旁腺功能减退。

17. 磷清除率(磷廓清试验)

【正常值】 空腹,血浆为 6.3～15.5 毫升/分钟(ml/min)。

【临床意义】

(1)升高:见于甲状旁腺功能亢进。

(2)降低:见于甲状旁腺功能减退。

18. 肾小管磷重吸收率(TRP)

【正常值】 84%～96%。

【临床意义】

(1)甲状旁腺功能亢进者:肾小管重吸收率(TRP)为 76%～99%。

(2)甲状旁腺功能减退者:肾小管重吸收率增高达 91%～99%。

(三十)肾上腺激素检查

1. 皮质醇

【正常值】 RIA 法:一日 24 小时内变化较大,上午 8～9 时为

210～342 纳摩/升(nmol/L),下午 3～4 时为 77～181 纳摩/升,午夜 0 时为 64～130 纳摩/升。

【临床意义】

(1)增高:见于库欣综合征、胰腺炎、妊娠高血压综合征、甲状腺功能减退、肝病、哮喘危象、男子女性化等。

(2)降低:见于艾迪生病、垂体功能减退症、肾上腺切除术后等。

2. 11-脱氧皮质醇(或血浆化合物)

【正常值】 纸层析、RIA 法:为 1.74～4.86 纳摩/升(nmol/L);血浆化合物值为(2.66±1.03)纳摩/升。

【临床意义】 先天性肾上腺皮质增生症,血浆化合物显著增加。

3. 18-羟-11-脱氧皮质醇(18-OH-11-DOC)

【正常值】 RIA(血浆):普食为 36～168 纳克/升(ng/L),成人上午 8 时(钠钾平衡饮食)为 36～105 纳克/升。

【临床意义】

(1)增高:见于原发性高血压、原发性醛固酮增多症、库欣综合征。

(2)降低:见于艾迪生病、垂体前叶功能减退症。

4. 皮质醇分泌率(CSR)

【正常值】 男性 29.0～60.4 微摩/24 小时(μmol/24h)尿,女性 23.6～55.2 微摩/24 小时尿。

【临床意义】

(1)增高:见于库欣综合征,甲状腺功能亢进可轻度升高。

(2)降低:见于肾上腺皮质功能减退症、垂体功能减低症、甲状腺功能减退。

5. 尿中游离皮质醇(UFC)

【正常值】 RIA 法:88.3～257.9 纳摩/24 小时(nmol/24h)尿。

【临床意义】 尿中游离皮质醇(UFC)在皮质醇增多症时符合率达 90%～100%,其特异性及准确性远较 17-羟皮质类固醇(17-OHCS)、17-酮类固醇(17-KS)为好。

(1)增高:见于皮质醇增多症、甲状腺功能亢进、先天性肾上腺增生症、部分单纯肥胖者。

(2)降低:见于肾上腺皮质功能减退症、垂体前叶功能减退症、甲状腺功能减退、恶病质及肝硬化等。

6. 皮质酮

【正常值】 RIA 法:3.75～66.4 纳摩/升(nmol/L)。

【临床意义】 增高,见于醛固酮瘤、库欣综合征、肾上腺皮质肿瘤。

7. 17-羟皮质类固醇(17-OHCS)

【正常值】 男性 21.0～34.6 微摩/24 小时(μmol/24h)尿,女性 19.4～28.6 微摩/24 小时尿。

【临床意义】 与血浆皮质醇同。

(1)增高:见于肾上腺皮质增生症、库欣综合征、胰腺炎、妊娠高血压综合征、女子男性化等。

(2)降低:见于肾上腺皮质功能减退症、艾迪生病、垂体功能减退症。

8. 17-酮类固醇(17-KS)

【正常值】 成人男性为 27.8～76.3 微摩/24 小时(μmol/24h)尿,成人女性为 20.8～52.0 微摩/24 小时尿。

【临床意义】

(1)增高:见于男性性早熟、睾丸间质细胞瘤、多毛症、多数卵巢肿瘤、肾上腺腺瘤、库欣综合征、男子女性化等。

(2)降低:见于垂体功能减退症、垂体肿瘤后期、垂体幼稚症、艾迪生病、睾丸功能减退症、甲状腺功能减退等。

9. 17-生酮类固醇(17-KGS)

【正常值】 硼酸钠还原过碘酸氧化法:男性为 41.6～69.3 微摩/24 小时($\mu mol/24h$)尿,女性为 27.7～52.0 微摩/24 小时尿;硼酸钾还原铋酸钠氧化法:男性为 25.5～47.7 微摩/24 小时尿,女性为 20.5～41.3 微摩/24 小时尿。

【临床意义】

(1)排出增多:见于先天性 21-羟化酶缺乏病、库欣综合征、女子男性化、源于肾上腺的早熟等。

(2)排出量减少:见于艾迪生病、垂体功能减退症。

10. 肾上腺素(E)

【正常值】 RIA 法:为 170～520 皮摩/升(pmol/L);荧光法:为(1 146±164)皮摩/升。

【临床意义】

(1)增高:见于嗜铬细胞瘤、交感神经母细胞瘤、心肌梗死、原发性高血压、慢性肾功能不全、甲状腺功能减退。

(2)降低:见于甲状腺功能亢进、艾迪生病。

11. 3-甲氧-4 羟苦杏仁酸(VMA)

【正常值】 铁氰化钾氧化法:为 10～30 微摩/24 小时($\mu mol/24h$)尿;碘酸钠氧化法:为 9.1～35.8 微摩/24 小时尿;2,4-二硝基苯肼显色法:为(42.7±18.3)微摩/24 小时尿;对硝基苯胺显色法:为18.0～96.6 微摩/24 小时尿。

【临床意义】 嗜铬细胞瘤、神经母细胞瘤及神经节细胞瘤,尿中 3-甲氧-4 羟苦杏仁酸(VMA)显著升高。

12. 醛固酮(Aldo 或 ALD)

【正常值】 RIA 法:正常值随体位、血钠浓度不同而异。血浆:普食,卧位为 72.1～399 皮摩/升(pmol/L),立位为 111～888皮摩/升;低钠饮食,卧位为 266～1 012 皮摩/升,立位为 472～2 219 皮摩/升。尿液:为 13.9～55.5 纳摩/24 小时(nmol/24h)尿。

【临床意义】

(1)增高:原发性醛固酮增多症、肾性高血压、巴特综合征、心力衰竭等。

(2)降低:见于艾迪生病。

13. 血管紧张素Ⅱ(AT-Ⅱ)

【正常值】 血浆 RIA 测定:成人普通钠饮食、卧位为 9～39 纳克/升(ng/L),立位(站立 2 小时)、加速尿激发为 10～90 纳克/升。

【临床意义】

(1)增高:见于原发性和其他类型的高血压患者。

(2)降低:见于 Conn 综合征。

14. 心钠素(ANF)

【正常值】 血浆 RIA 法:成人为(28.8±1.38)皮摩/升(pmol/L),儿童为(19.2±8.9)皮摩/升。

【临床意义】 增高,见于原发性醛固酮增多症、充血性心力衰竭、肝硬化、慢性肾衰竭等。

15. 亮氨酸脑啡肽(LEP)

【正常值】 血浆 RIA 法:为(127.9±5.4)纳克/升(ng/L)。

【临床意义】 增高,见于嗜铬细胞瘤。

16. 血浆黑素细胞刺激素(β-MSH)

【正常值】 RIA 法:为 20～110 纳克/升(ng/L)。

【临床意义】

(1)增高:见于增生型皮质醇增多症。

(2)减少:见于垂体前叶功能减退、肾上腺皮质肿瘤所致库欣综合征。

(三十一)胰腺和胃肠激素检查

1. 胰岛素(IRI)

【正常值】 放射免疫法:空腹为 4～15.6 毫单位/升(mU/L)。

微粒酶免疫分析法:空腹为 $8.5\sim22.7$ 毫单位/升。磁酶免疫法:为 $4.03\sim23.46$ 毫单位/升。

【临床意义】

(1)增高:常见于肝硬化、2 型糖尿病、胰岛素瘤、甲状腺功能亢进、肢端肥大症、营养不良型肌强直、胰腺增生导致的低糖血症;部分氨基酸、胰高血糖素、睾酮、生长激素及口服避孕药可使血液中胰岛素增高。

(2)降低:见于 1 型糖尿病、部分 2 型糖尿病、垂体功能低下症、肾上腺皮质功能低下、继发性胰腺损伤和慢性胰腺炎等。儿茶酚胺、β 受体阻滞药及利尿药亦可使胰岛素水平降低。

2. 胰岛素释放试验

【正常值】 正常的胰岛素释放试验曲线呈典型的反"S"形。

【临床意义】 糖尿病,尤其是 2 型糖尿病,胰岛素不但空腹时升高,释放曲线呈过高反应,峰值也出现时间延长。1 型糖尿病,胰岛素释放无高峰,呈低平曲线;2 型糖尿病,部分患者因胰岛保持一定的分泌功能,胰岛素早期分泌减少或消失,晚期分泌常低于正常,胰岛素释放高峰延迟。

3. 胰岛素原

【正常值】 RIA 法:空腹低于 0.2 微克/升($\mu g/L$)。

【临床意义】 增高,见于甲状腺功能亢进、胰岛瘤、家族性胰岛素原血症、胰岛素非依赖性糖尿病、慢性肾衰竭、胰岛素自身免疫综合征、肝硬化、低钠血症等。

4. 胰岛素耐量试验

【正常值】 正常人,于静脉注射胰岛素(0.1 单位/千克体重)15～30 分钟后,其血糖浓度比空腹时下降 50%,在 60～90 分钟内,应恢复到空腹血糖水平。

【临床意义】 肾上腺皮质功能亢进、垂体前叶功能亢进、糖尿病患者,在注射胰岛素后,血糖值比空腹时无下降或下降很少,甚至下降迟缓。艾迪生病、席汉综合征、垂体性黏液水肿、生长激素缺乏性侏儒症(垂体侏儒症)、甲状腺功能不全者,在注射胰岛素后,血糖值比空腹时下降50％以上,且恢复至空腹血糖值较缓慢。

5. 胰高血糖素(GLC)

【正常值】 空腹为50～150纳克/克(ng/g)。

【临床意义】

(1)分泌过多:常见于胰高血糖素瘤、糖尿病酮症酸中毒、心肌梗死、严重心力衰竭、肝硬化、肾功能不全、应用糖皮质激素等。

(2)分泌过少:常见于特发性胰高血糖素缺乏症、慢性胰腺炎、胰腺切除、部分高脂血症、低血糖症等。

6. 胰高血糖素耐量试验

【正常值】 15～30分钟,餐后胰高血糖素小于400纳克/升(ng/L);30～60分钟,餐后胰高血糖素为300～900纳克/升;3小时,恢复到空腹水平。

【临床意义】 胰高血糖素耐量试验(空腹注射胰高血糖素1毫克后):① 胰岛素瘤患者,血糖高峰可提前出现,1小时后迅速下降,并出现低血糖反应。②肝硬化、糖原累积症,血糖升高幅度低于正常人。③糖尿病患者,血糖升高幅度高于正常人,并持久不恢复正常。

7. 生长抑素

【正常值】 RIA(血浆)法:为(10.1±7.2)纳克/升(ng/L)。

【临床意义】 增高,见于胰腺肿瘤。

8. 胰多肽(PP)

【正常值】 血清RIA:20～29岁,为(12.9±1.0)皮摩/升(pmol/L);30～39岁,为(27.4±2.9)皮摩/升;40～49岁,为(39.3±3.1)皮摩/升;50～59岁,为(43.1±6.7)皮摩/升;60～69岁,为(49.3±6.7)皮摩/升。

【临床意义】

(1)增高:见于糖尿病、有分泌功能的胰腺肿瘤、十二指肠溃疡、慢性肾脏疾病、心肌梗死、严重心力衰竭、心源性休克等。

(2)降低:见于胰腺切除后、慢性胰腺炎。

9. 促胰液素(胰泌素)

【正常值】 放射免疫分析法:空腹血浆含量为 5～10 纳克/升(ng/L)。

【临床意义】

(1)增高:见于高基础胃酸者、胃泌素瘤、慢性胰腺炎、胰腺瘤等,饮酒也可使胰泌素释放增加。

(2)降低:见于部分十二指肠溃疡及促胰岛素分泌不足时;乳糜泻时,黏膜炎症可使由分泌细胞分泌的胰泌素降低。

10. 胃泌素(促胃液素)

【正常值】 放射免疫分析法:空腹血浆为 15～105 纳克/升(ng/L)。

【临床意义】

(1)增高:①高胃酸性高胃泌素血症,见于胃泌素瘤、胃窦黏膜过度形成、残留旷置胃窦、慢性肾功能不全等。②低胃酸性或无酸性高胃泌素血症,见于胃溃疡、A 性萎缩性胃炎、迷走神经切除术后及甲状腺功能亢进等。

(2)降低:见于胃食管反流、B 性萎缩性胃炎、甲状腺功能减低等。

11. 胃动素(MTL)

【正常值】 放射免疫分析法:空腹血浆含量为 5～300 纳克/升(ng/L)。

【临床意义】

(1)增高:见于各种恶性肿瘤、VIP 瘤、胃泌素瘤、克罗恩病、溃疡性结肠炎、小肠切除术后、肝硬化、肾病综合征等,MTL 明显升高;乳糜泻、慢性胰腺炎等,MTL 轻度升高;低血钠时,胃肠运动迟缓,MTL 反馈性升高;摄入脂肪时,也可致 MTL 升高。

(2)降低:见于妊娠。

12. 肠高血糖素(EG)

【正常值】 放射免疫分析法:为 356~392 钠克/升(ng/L)。

【临床意义】 增高:①肠腔内给予糖和脂类,能使 EG 分泌增高。②糖尿病、肠胰高血糖素瘤,可有 EG 升高。③胃切除、迷走神经切断、空肠旁路手术、全胰及十二指肠切除等,可使 EG 升高。④热带吸收不良、成人乳糜泻和感染性腹泻时,EG 升高。

13. 血管活性肠多肽(VIP)

【正常值】 放射免疫分析法:空腹血浆含量为 20~53 纳克/升(ng/L)。

【临床意义】 增高:①血管活性肠多肽瘤、水样泻、低血钾和无胃酸综合征、胰性霍乱等,VIP 显著升高,可达 1 000 纳克/升以上。②短肠综合征,VIP 在 30~90 纳克/升,明显高于正常值。③尿毒症,VIP 可达 1 006±145 纳克/升。④胰岛素瘤、神经系统肿瘤、结核性脊柱炎、肝硬化、弥漫性硬化症、脑萎缩等,均可引起VIP 升高。

14. 胆囊收缩素(CCK)

【正常值】 放射免疫分析法:空腹血浆含量为 30~300 纳克/升(ng/L)。

【临床意义】

(1)增高:①胰腺分泌功能下降时,血中 CCK 明显升高。②结肠过敏综合征、结肠功能紊乱、功能性消化不良和胃切除后综合征,均可见 CCK 升高,可高达正常值的数倍。③胰岛素瘤时,CCK 升高可达正常值的数倍。④胃泌素瘤、精神分裂症、帕金森病,CK 也可升高。⑤肝硬化者血液中,CCK 半衰期明显延长,血清中浓度也明显升高。

(2)降低:乳糜泻者,病变在小肠上部时,血清中 CCK 下降;病变在小肠下部时,CCK 则无变化。

15. 抑胃肽(GZP)

【正常值】 放射免疫分析法:空腹血浆含量为(349±18)纳

克/升(ng/L)。

【临床意义】

(1)增高:①糖尿病,尤其是未治疗的幼年糖尿病和非胰岛素依赖性肥胖型更高。②尿毒症、肝硬化者,GZP 中度升高。③肥胖症,内服葡萄糖耐量试验不正常者,GZP 高于正常人。④胰性霍乱,有人报道 GZP 可达(2 794±275)纳克/升。⑤十二指肠内脂肪、酸性物质、氨基酸和单糖,均可使 GZP 升高。

(2)降低:①乳糜泻可引起黏膜的绒毛有不同程度的萎缩,使 GZP 降低。②慢性胰腺炎、部分高胃酸的十二指肠溃疡患者,GZP 降低。

(三十二)生殖系统激素检查

1. 血浆雌二醇(E_2)

【正常值】 青春发育期:卵泡期为(132.1±22.8)皮摩/升(pmol/L);排卵期,为(216.5±55.1)皮摩/升;黄体期,为(242.2±26.8)皮摩/升。成年女性:卵泡期,为(176.2±33.0)皮摩/升;排卵期,为(1963.5±664.3)皮摩/升;黄体期,为(847.8±286.3)皮摩/升;绝经期,为(124.0±8.8)皮摩/升。男性:成年人,为(183.5±55.1)皮摩/升;老年人,为(91.8±18.4)皮摩/升;儿童,为(84.4±66.1)皮摩/升。

【临床意义】

(1)增高:见于多胎妊娠、糖尿病孕妇、肝硬化、卵巢癌、浆液性囊腺癌、心肌梗死、心绞痛、冠状动脉狭窄、系统性红斑狼疮、肥胖男子。

(2)降低:见于妊娠高血压综合征,重症时往往较低;特低时,提示有胎儿宫内死亡的可能,以及无脑儿、卵巢囊肿、垂体卵巢性不孕、皮质醇增多症、垂体卵巢性闭经、葡萄胎等。

2. 血浆雌三醇(E_3)

【正常值】 成人男性:为 1.89～2.17 纳摩/升(nmol/L)。孕

妇:妊娠 26 周为 14.14～17.64 纳摩/升,妊娠 34 周为 21.53～31.61 纳摩/升。从 34 周开始快速上升,在 41～42 周达高峰值 45.78～67.97 纳摩/升,从 43 周以后又逐渐下降。

【临床意义】

(1)增高:见于心脏病、肝硬化。

(2)降低:见于糖尿病、妊娠高血压、胎盘功能不良、胎盘硫酸酯酶缺乏症、死胎等。

3. 游离雌三醇(FE_3)

【正常值】 血浆放射免疫法:成人为(2.03 ± 0.1333)纳摩/升(nmol/L)。妊娠 26 周为(15.9 ± 1.75)纳摩/升,妊娠 33 周为(26.6 ± 5.0)纳摩/升,妊娠 35 周为(35.56 ± 8.015)纳摩/升,妊娠 39 周为(54.3 ± 8.015)纳摩/升,妊娠 41～42 周为(57.7 ± 11.1)纳摩/升,妊娠 43 周以后逐渐下降。

【临床意义】

(1)增高:过期妊娠、心脏病、先天性肾上腺增生所致的胎儿男性化、肝硬化。

(2)降低:胎儿宫内生长迟缓、死胎、某些先天畸形、葡萄胎、肾上腺发育不全、高危妊娠、妊娠高血压综合征、胎盘功能不全等。

4. 雌四醇(E_4)

【正常值】 血浆,足月妊娠为 3.96 纳摩/升(nmol/L)。

【临床意义】 降低,见于先兆子痫(胎儿宫内死亡)、无脑儿。

5. 血浆雌酮(E_1)

【正常值】 RIA 测定:男性:青春期为 41～78 皮摩/升(pmol/L),成人为 111～240 皮摩/升;女性:青春期为 0～296 皮摩/升,卵泡期为 74～555 皮摩/升。

【临床意义】

(1)增高:见于肝脏疾病、睾丸肿瘤、心肌梗死。

(2)降低:见于原发性或继发性卵巢功能减退。正常妊娠妇女从 12 周起,血中雌酮(E_1)增加,妊娠末期可达高峰 1 200 皮摩/升;闭经妇女降低。

6. 血清人胎盘生乳素(HPL)

【正常值】 妊娠 21~22 周为(1.8±0.4)毫克/升(mg/L),妊娠 37~38 周为(10.0±3.99)毫克/升,妊娠 39~40 周为(7.03±2.6)毫克/升,妊娠 41~42 周为(6.6±1.88)毫克/升,妊娠 42 周以上为(6.6±2.09)毫克/升。

【临床意义】

(1)增高:双胎妊娠、妊娠合并糖尿病、母子血型不合、过期妊娠儿综合征、巨大儿。

(2)降低:葡萄胎、先兆流产、妊娠高血压综合征、胎儿宫内发育迟缓、小胎盘和小样儿等。

7. 人绒毛膜促性腺激素(HCG)

【正常值】 血清低于 10 微克/升(μg/L),尿低于 30 微克/升。

【临床意义】 增高,见于绒毛膜上皮癌、葡萄胎、宫外孕、睾丸肿瘤。先兆流产时,如 HCG 含量逐渐上升,能保胎;如 HCG 不断下降,保不了胎,应尽早处理。

8. 血清黄体酮(P)

【正常值】 20~39 岁为(0.4±0.06)纳摩/升(nmol/L),55~59 岁为(0.62±0.09)纳摩/升,60~64 岁为(0.73±0.12)纳摩/升,80 岁接近 20~39 岁水平。女性卵泡前期为(0.48~3.5)纳摩/升,卵泡后期为(0.35~13.4)纳摩/升,黄体前期为(25.1~65.5)纳摩/升,黄体后期为(3.2~5.7)纳摩/升。孕妇妊娠 8 周为(75.0±25.1)纳摩/升,妊娠 9~12 周为(120.8±41.3)纳摩/升,妊娠 13~16 周为(144.7±44.5)纳摩/升,妊娠 17~20 周为(201.3±44.5)纳摩/升,妊娠 21~24 周为(352.7±113.5)纳摩/升,妊娠 25~34 周为(525.7±113.5)纳摩/升,妊娠 35 周为(642.4±149.5)纳摩/升。

【临床意义】

（1）增高：见于葡萄胎、糖尿病孕妇、多胎、原发性高血压、先天性肾上腺增生、卵巢脂肪样瘤等。

（2）降低：见于黄体功能不良、胎儿发育迟缓、死胎、严重的妊娠高血压综合征。

9. 17-羟孕酮（17-OHP）

【正常值】　放射免疫法：男性青春期为 0.3～0.9 纳摩/升（nmol/L），成人为 0.6～5.4 纳摩/升；女性青春期为 0.6～1.5 纳摩/升，卵泡期为 0.6～2.4 纳摩/升，黄体期为 2.4～9.0 纳摩/升，绝经期为 0.12～1.5 纳摩/升。

【临床意义】　升高，见于先天性肾上腺皮质增生症、肾上腺皮质癌、21-羟化酶缺乏者。

10. 尿孕二醇

【正常值】　男性为 0～3.1 微摩/24 小时（μmol/24h）尿。女性妊娠 10～12 周为 15.6～46.8 微摩/24 小时尿，妊娠 12～18 周为 15.6～78.0 微摩/24 小时尿，妊娠 18～24 周为 40.6～103.0 微摩/24 小时尿，妊娠 24～28 周为 62.4～131.0 微摩/24 小时尿，妊娠 28～32 周为 84.2～146.2 微摩/24 小时尿。

【临床意义】

（1）尿中排出量增多：见于绒毛膜上皮癌、肾上腺皮质功能亢进、肾上腺皮质肿瘤、源于肾上腺的性腺功能亢进、两性畸形的"女性"型。

（2）尿中排出量减少：见于闭经、妊娠高血压综合征、先兆子痫、习惯性流产、死胎。

11. 二氧睾酮（DHT）

【正常值】　男性为 1.03～2.75 纳摩/升（nmol/L），女性为 0.10～0.41 纳摩/升，儿童为 0.24 纳摩/升左右。

【临床意义】

（1）增高：见于前列腺肥大症、女子多毛症、多囊卵巢综合征。

(2)降低:见于女性外阴硬化性苔藓,男性少精、精子活动减弱、输精管结扎后。

12. 性激素结合珠蛋白(SHBG)

【正常值】 血液为(64±4)纳摩/升(nmol/L)。

【临床意义】

(1)增高:见于男性性功能减退、甲状腺功能亢进、肝硬化、慢性肝炎、脂肪肝。

(2)降低:见于女性多毛症及男性化、多囊卵巢综合征、肥胖、甲状腺功能减退。

13. 睾酮(T)

【正常值】 血浆放射免疫法:男性为(20.0±5.5)纳摩/升(nmol/L),女性为2.1±0.8纳摩/升。

【临床意义】

(1)增高:见于真性性早熟、男性假两性畸形、库欣综合征、女性特发性多毛症、多囊卵巢综合征、睾丸良性间质细胞瘤、先天性肾上腺皮质增生症等。

(2)降低:见于系统性红斑狼疮(SLE)、男性性功能低下、垂体功能低下、神经性食欲不振、原发性睾丸发育不全性幼稚症、垂体前叶功能减退、垂体性矮小症、甲状腺功能减退症、皮质醇增多症、部分男性乳房发育等。

14. 雄烯二酮(A_2)

【正常值】 血浆放射免疫法:男性为(3.05±0.25)纳摩/升(nmol/L);女性卵泡期为(5.91±0.28)纳摩/升,月经周期中期为(6.76±0.23)纳摩/升,绝经后为(2.91±0.19)纳摩/升,卵巢切除后为(3.49±1.13)纳摩/升。

【临床意义】 降低,见于女性外阴硬化性苔藓、男性假两性畸形、骨质疏松症。

（三十三）体液和细胞免疫检查

1. 免疫球蛋白 G(IgG)

【正常值】 单相免疫扩散或免疫比浊法：脐带血为 7.6～17.0 克/升(g/L)，新生儿为 7.0～14.8 克/升，1～6 个月为 3.0～10.0 克/升，6 个月至 2 岁为 5.0～12.0 克/升，6～12 岁为 7.0～15.0 克/升，12～16 岁为 7.5～15.5 克/升，成人为 7.6～16.6 克/升。

【临床意义】

(1)增高：常见于免疫球蛋白 G 型多发性骨髓瘤、类风湿关节炎、系统性红斑狼疮、黑热病、慢性肝炎活动期及某些感染性疾病。

(2)降低：常见于肾病综合征、自身免疫性疾病、原发性无丙种球蛋白血症、继发性免疫缺陷及某些肿瘤等。

2. 免疫球蛋白 A(IgA)

【正常值】 单相免疫扩散法或免疫比浊法：新生儿为 0～120 毫克/升(mg/L)，1～6 个月为 30～820 毫克/升，6 个月至 2 岁为 140～1 080 毫克/升，2～6 岁为 230～1 900 毫克/升，6～12 岁为 290～2 700 毫克/升，12～16 岁为 500～3 000 毫克/升，成人为 710～3 350 毫克/升。

【临床意义】

(1)增高：常见于免疫球蛋白 A(IgA)型多发性骨髓瘤、类风湿关节炎、系统性红斑狼疮、肝硬化、湿疹、血小板减少及某些感染性疾病。

(2)降低：常见于自身免疫性疾病、输血反应、原发性无丙种球蛋白血症、继发性免疫缺陷及吸收不良综合征。

3. 免疫球蛋白 M(IgM)

【正常值】 单相免疫扩散法或免疫比浊法：新生儿为 50～200 毫克/升(mg/L)，1～6 个月为 150～700 毫克/升，6 个月至 2

岁为250～1 300毫克/升,2～6岁为350～1 500毫克/升,6～12岁为400～1 800毫克/升,12～16岁为500～1 800毫克/升,成人为700～2 000毫克/升。

【临床意义】

(1)增高:常见于类风湿关节炎、巨球蛋白血症、系统性红斑狼疮、黑热病、肝病及某些感染性疾病。

(2)降低:常见于原发性无丙种球蛋白血症、继发性免疫缺陷等。

4. 免疫球蛋白 D(IgD)

【正常值】 单相免疫扩散法:成人血清免疫球蛋白D(IgD)为0～80毫克/升(mg/L)。

【临床意义】

(1)增高:见于免疫球蛋白D型骨髓瘤、慢性感染、结缔组织病、某些肝病和少数葡萄球菌感染者。

(2)降低:见于各种遗传性和获得性免疫缺陷病。

5. 免疫球蛋白 E(IgE)

【正常值】 EIA法:成人为0.1～0.9毫克/升(mg/L)。

【临床意义】

(1)增高:见于免疫球蛋白E(IgE)骨髓瘤、湿疹、支气管哮喘、过敏性疾病、寄生虫感染、药物及食物过敏等。

(2)降低:某些新生物、运动失调毛细血管扩张症及无丙种球蛋白血症。

6. 游离轻链

【正常值】 血清轻链低于1.0毫克/升(mg/L)。

【临床意义】 增高,见于肾小管疾病、单克隆性丙种球蛋白病、轻链型淀粉样变性、华氏巨球蛋白血症及骨髓瘤者。

7. 冷球蛋白

【正常值】 血清为阴性。

【临床意义】 冷球蛋白阳性,见于巨球蛋白血症、各种淋巴瘤、自身免疫病及某些感染性疾病。

8. 循环免疫复合物(CIC)

【正常值】 血清抗补体法:为阴性;PEG 沉淀比浊法:血清浊度值等于或小于 8.3。

【临床意义】 阳性或比正常值增高,可见于慢性活动性肝炎、流行性出血热、麻风、登革热、疟疾、系统性红斑狼疮、类风湿关节炎等。

9. 总补体溶血活性(CH_{50})

【正常值】 单扩法:为 75~160 千单位/升(KU/L)。

【临床意义】

(1)增高:见于皮肌炎、心肌梗死、伤寒、多发性骨髓瘤、硬皮病等。

(2)降低:见于急性肾小球肾炎、膜增殖性肾炎、狼疮性肾炎、自身免疫性疾病、亚急性细菌性心内膜炎、急慢性乙型肝炎,流行性出血热等。

10. 补体成分 Cq(Cq)

【正常值】 (197±40)毫克/升(mg/L)。

【临床意义】

(1)增高:见于类风湿关节炎、皮肌炎、痛风、过敏性紫癜、肿瘤及某些慢性感染。

(2)降低:见于严重的联合免疫缺陷、低补体性脉管炎、低丙种球蛋白血症、混合性结缔组织病等。

11. 补体成分 C_1(C_1)

【正常值】 58~72 毫克/升(mg/L)。

【临床意义】

(1)增高,见于皮肌炎、类风湿关节炎、过敏性紫癜、痛风、肿瘤及某些慢性感染性疾病。

(2)减少,见于联合免疫缺乏、低补体脉管炎及肾炎、低丙种球蛋白血症、结缔组织病、严重营养不良、蛋白丢失性胃肠病、狼疮综合征等。

12. 补体成分 C_2 (C_2)

【正常值】 （28±6)毫克/升(mg/L)。

【临床意义】

(1)增高,多见于类风湿关节炎等病。

(2)减少,见于严重营养不良、肾炎、关节疼痛、反复细菌感染等疾病。

13. 补体成分 C_3 (C_3)

【正常值】 速率散射法:为 0.85～1.93 克/升(g/L)。

【临床意义】

(1)增高:急性炎症、传染病早期、肝癌、组织损伤等。

(2)降低:肾小球肾炎、活动性红斑狼疮、自身溶血性贫血、冷球蛋白血症、肝脏疾病等。

14. 补体成分 C_4 (C_4)

【正常值】 速率散射法:为 0.12～0.36 克/升(g/L)。

【临床意义】

(1)增高:见于风湿热急性期、结节性动脉周围炎、皮肌炎、心肌梗死、肝癌、关节炎等。

(2)降低:系统性红斑狼疮(SLE)、慢性活动性肝炎、肾病、胰腺癌晚期等。

15. 补体成分 C_5 (C_5)

【正常值】 速率散射法:为 0.07～0.09 克/升(g/L)。

【临床意义】

(1)增高:红斑狼疮及狼疮综合征、类风湿关节炎、反复感染等。

(2)降低:系统性红斑狼疮、严重营养不良、大量蛋白丢失(出血、烧伤)等。

16. 补体成分 C_6 (C_6)

【正常值】 速率散射法:为 0.04～0.065 克/升(g/L)。

【临床意义】

(1)增高:某些慢性感染和自身免疫性疾病。

(2)降低:淋病、脑膜炎双球菌感染、雷诺现象、系统性红斑狼疮、营养不良等。

17. 补体成分 $C_7(C_7)$

【正常值】 速率散射法:为 $0.048\sim0.055$ 克/升(g/L)。

【临床意义】 降低,见于强直性脊柱炎、扩散性淋球菌感染、肾病等。

18. 补体成分 $C_8(C_8)$

【正常值】 $43\sim63$ 毫克/升(mg/L)。

【临床意义】 降低,见于反复感染、红斑狼疮、着色性干皮病。

19. 补体成分 $C_9(C_9)$

【正常值】 速率散射法:为 $0.05\sim0.062$ 克/升(g/L)。

【临床意义】 降低,见于遗传性缺陷、肾病、肝脏疾病等。

20. B 因子

【正常值】 血清 B 因子为 $100\sim400$ 毫克/升(mg/L)。

【临床意义】

(1)增高:见于急性感染、炎症及手术后。

(2)降低:见于膜增殖性肾炎、系统性红斑狼疮(SLE)、慢性活动性肝炎、肝炎性肝硬化、重症肝炎、晚期血吸虫病、流行性出血热等。

21. 备解素(P)

【正常值】 血清备解素为 (28 ± 4) 毫克/升(mg/L)。

【临床意义】 降低,见于链球菌感染后肾炎、革兰阴性菌菌血症等。

22. T 淋巴细胞

【正常值】 抗体致敏红细胞花环法或碱性磷酸酶-抗碱性磷酸酶(APAAP)法:为 $71.5\%\pm6.2\%$。

【临床意义】

（1）增高：见于甲状腺功能亢进、甲状腺炎、重症肌无力和器官移植后排异反应。

（2）降低：见于病毒感染、变态反应性疾病、原发性细胞免疫缺陷病、胸腺发育不全综合征等。

23. T 淋巴细胞亚群

【正常值】 CD_3 为 $0.64\sim0.77(64\%\sim77\%)$，$CD_4$ 为 $0.41\sim0.51(41\%\sim51\%)$，$CD_8$ 为 $0.23\sim0.33(23\%\sim33\%)$，$CD_4/CD_8=1.3:2.0$。

【临床意义】

（1）CD_3 增高，见于甲状腺功能亢进、甲状腺炎、重症肌无力、器官移植后排异反应、慢性活动性肝炎、瘤型麻风、恶性肿瘤、急性淋巴细胞性白血病、红斑狼疮等；CD_3 降低，见于麻疹后、麻疹脑炎、腮腺炎、流感、带状疱疹、皮肌炎、全身性系统性红斑狼疮等。

（2）CD_4 增高，见于类风湿关节炎、干燥综合征等；CD_4 减低，见于联合免疫功能缺陷、普通多样性免疫缺陷、原发性胆汁性肝硬化、慢性活动性肝炎、艾滋病等。

24. T 淋巴细胞转化试验(LTT)

【正常值】 对照管转化率，为 1% 左右；加 PHA 的管转化率，约为 70%。

【临床意义】

（1）LTT 增高，见于 Down 综合征。

（2）LTT 降低，常见于①恶性肿瘤。②淋巴肉芽肿。③重症结核、重症真菌感染、瘤型麻风。④运动失调性毛细血管扩张症。⑤应用放射线照射或者使用肾上腺皮质激素等免疫抑制药。

25. E 花环形成试验

【正常值】 $65\%\sim75\%$。

【临床意义】

（1）升高：见于慢性淋巴性甲状腺炎、毒性甲状腺肿大、传染性单核细胞增多症、某些急性淋巴细胞性白血病、器官移植后出现超急或急性排异反应时等。

（2）降低：低于50%为降低，见于细胞免疫缺乏病，如原发性细胞免疫性疾病、联合性免疫缺陷病；某些自身免疫性疾病，如全身性系统性红斑狼疮、皮肌炎等；某些病毒感染性疾病，如麻疹、流感、腮腺炎、带状疱疹等；还有，恶性肿瘤、慢性肝病、淀粉样变性和皮质激素类药物和免疫抑制药治疗后。

26. EA 玫瑰花环形成试验（EA-RFT）

【正常值】 一般认为，外周血 B 细胞正常值为 8%～12%，可因条件不同而异。

【临床意义】

（1）升高：慢性淋巴细胞白血病、毛细胞白血病。

（2）降低：原发性和继发性免疫缺陷病、恶性肿瘤。

27. B 淋巴细胞花环形成

【正常值】 13%～20%。

【临床意义】 体液免疫缺陷时，EAC-RFC 花环百分率显著下降；产生大量抗体的某些自身免疫性疾病，EAC 花环百分率均升高；慢性淋巴细胞性白血病时，患者外周血中 EAC-RFC 花环百分率明显增高。

28. B 淋巴细胞表面膜免疫球蛋白（SmIg）测定

【正常值】 $SmIg^+$ 细胞总数平均为 21%（16%～28%），其中 $SmIgG^+$ 为 4%～13%，$SmIgM^+$ 为 7%～13%，$SmIgA^+$ 为 1%～4%，$SmIgD^+$ 为 5%～7%，$SmIgE^+$ 为 0～1.5%。

【临床意义】 与红细胞花环试验同。有人发现，巨球蛋白血症患者末梢血中，$SmIg^+$ 细胞高达 78%。

29. 抗体依赖性细胞介导的细胞毒（ADCC）测定

【正常值】 0～0.2；[51]Cr 释放率＜0.10（10%）为阴性；[51]Cr 释放率 0.10～0.20（10%～20%）为可疑阳性；[51]Cr 释放率≥0.20

(≥20％)为阳性。

【临床意义】

(1)增高:①器官移植后的慢性排异反应,用于监测排异反应发生的时间与强度。②活动性肺结核。

(2)降低:①恶性肿瘤。②某些病毒感染,如乙型肝炎。

30. 旧结核菌素(OT)或结核菌素纯蛋白衍化物(PPD)试验

【正常值】 注射量为旧结核菌素(OT)5 国际单位/0.1 毫升(或 0.1 微克 PPD/0.1 毫升),72 小时测量皮丘直径,无反应,为阴性;4 毫米以下,为可疑阳性;5～10 毫米,为(＋)阳性;11～20毫米,为(＋＋)阳性;大于 20 毫米,为(＋＋＋)阳性;出现水疱或溃烂,为(＋＋＋＋)强阳性。

【临床意义】 旧结核菌素(OT)或结核菌素纯蛋白衍化物(PPD)试验强阳性者,多患有活动性结核病;阳性者,疑为结核菌感染。

31. 白细胞促凝血活性(LPCA)

【正常值】 在植物血凝抗原(PHA)的刺激下,促凝值(血浆凝固时间减少值)大于 3 秒(s)。

【临床意义】 促凝值在 1～3 秒时,为细胞免疫功能偏低;促凝值为 0 时,细胞免疫功能低下。其与疾病的关系同淋巴细胞转化试验(LTT)。

32. 自然杀伤细胞(NK)

【正常值】 K562 细胞^{51}Cr 释放法:为 39.49％±12.01％。

【临床意义】 自然杀伤细胞(NK)降低或缺失,对病毒诱发的癌基因肿瘤、细胞突变,以及致癌物质诱发的新生肿瘤杀伤均不力,以致使这些肿瘤的发病率提高;自然杀伤细胞降低,使肿瘤转移加速;自然杀伤细胞降低,还见于系统性红斑狼疮(SLE)、硬皮病、多发性硬化症及原发性胆汁性肝硬化。

33. 中性粒细胞(N)吞噬杀菌功能

【正常值】 白色念珠菌法:37℃45 分钟,吞噬率为 91.04％±

5.77%;杀菌率为 $32.72\%\pm7.83\%$。

【临床意义】 吞噬、杀菌功能缺陷,见于慢性肉芽肿、肌红蛋白功能不全、膜糖蛋白缺陷症、葡萄糖-6-磷酸脱氢酶(G-6-PD)高度缺陷症、髓过氧化物酶缺乏、反复感染及恶性肿瘤等。

34. 中性粒细胞(N)趋化功能

【正常值】 趋化指数:新生儿为 $2.0\sim2.5$,成人为 $3.0\sim3.5$。

【临床意义】 中性粒细胞趋化功能缺陷,见于补体(C_1、C_2、C_3、C_4)缺陷病、无丙种球蛋白血症、糖尿病、类风湿关节炎、迟钝白细胞综合征、肌红蛋白功能不全、膜糖蛋白缺陷症、高 IgE 综合征、烧伤等。

35. 硝基四氮唑蓝还原(NBT)试验

【正常值】 成人阳性细胞占 $3\%\sim10\%$,正常新生儿阳性细胞多于成人。

【临床意义】

(1)增高:见于淋巴瘤、结核,以及某些细菌、病毒、寄生虫和真菌感染。

(2)降低:见于慢性肉芽肿。

36. 单克隆丙种球蛋白

【正常值】 $1e/\lambda=1.9\pm0.36$。

【临床意义】 单克隆丙种球蛋白检测,主要用于单克隆丙种球蛋白血症的诊断。本病大致分为恶性和意义不明两种,其中恶性单克隆丙种球蛋白血症见于多发性骨髓瘤、巨球蛋白血症、重链病、半分子病和不完全骨髓瘤蛋白病等。

(三十四)自身抗体检查

1. 抗脉络膜抗体

【正常值】 血凝法:为阴性。

【临床意义】 阳性,主要见于交感性眼炎、脉络膜炎。

2. 抗脑组织抗体

【正常值】 血凝法和补体结合法：均为阴性。

【临床意义】 阳性，见于多发性硬化病、多发性神经炎、接种后及感染后脑炎。

3. 抗甲状腺球蛋白抗体（ATGA）

【正常值】 间接免疫荧光法：小于 1：10 为阴性；滴金法：为阴性；酶联免疫吸附试验：为阴性。

【临床意义】 血清 ATGA 是诊断甲状腺自身免疫性疾病的一个特异性指标，80％～90％的慢性甲状腺炎病人及 60％的甲状腺功能亢进病人此值可呈强阳性。甲状腺功能亢进病人在治疗过程中，会发生一过性的甲状腺功能低下，此情况的发生，与 ATGA 密切相关。ATGA 可作为甲状腺肿块鉴别诊断的指标，其阳性一般考虑为慢性淋巴细胞性甲状腺炎，而非甲状腺肿块。正常妇女，随着年龄的增长，ATGA 阳性检出率增高，40 岁以上可达 18％，这可能是自身免疫性甲状腺疾病的早期反应。ATGA 阳性，还见于原发性甲状腺功能减退、某些肝脏病、各种结缔组织病、重症肌无力等。

4. 抗甲状腺微粒抗体（ATM）

【正常值】 阴性（<15％）。

【临床意义】 ATM 阳性，主要见于慢性淋巴细胞性甲状腺炎与甲状腺功能亢进，其阳性率可达 60％～90％；还有甲状腺肿瘤、亚急性甲状腺炎、系统性红斑狼疮等也呈阳性。

5. 抗甲状腺过氧化物酶抗体（ATPO）

【正常值】 间接免疫荧光法：<1：10 为阴性；滴金法：为阴性；酶联免疫吸附试验：为阴性。

【临床意义】 阳性，主要见于慢性淋巴细胞性甲状腺炎、甲状腺功能亢进、原发性甲状腺功能减低。某些病人抗甲状腺球蛋白抗体（ATGA）阴性，但 ATPO 阳性，因而两种抗体同时检测，可提高抗甲状腺自身抗体阳性的检出率，并可作为临床诊断和鉴别诊断自身免疫性甲状腺炎的重要依据。

6. 抗肾上腺抗体

【正常值】 荧光抗体法：为阴性。

【临床意义】 阳性，主要见于艾迪生病。

7. 抗肾上腺皮质抗体

【正常值】 免疫荧光法：为阴性。

【临床意义】 阳性，常见于慢性肾上腺皮质功能减退，阳性率为 50% 左右，滴度为 1∶64。

8. 抗肾小球基底膜抗体(AGBMA)

【正常值】 阴性。

【临床意义】 阳性，主要用于肾小球肾炎的分型诊断与鉴别诊断，约 5% 的肾小球肾炎由 AGBMA 引发，为自身免疫性疾病。

9. 胰岛细胞抗体(ICA)

【正常值】 免疫荧光法：为阴性。

【临床意义】 新诊断的胰岛素依赖型糖尿病患者，60%～70% 的血清中胰岛细胞抗体(ICA)为阳性。胰岛细胞抗体出现在糖尿病发病之前，故检测胰岛细胞抗体对糖尿病及胰岛素依赖型糖尿病的早期发现及治疗有重要意义。

10. 抗胰岛素抗体(IAB)

【正常值】 阴性。

【临床意义】 检测 IAB，可用于监测患者的胰岛素耐量。IAB 在体内与胰岛素结合，形成抗原抗体复合物，使胰岛素的活性明显降低甚至无效，从而导致胰岛素依赖性糖尿病患者必须注入大量胰岛素才能有效。

11. 抗心肌抗体(AMA)

【正常值】 阴性。

【临床意义】 阳性，见于心脏术后综合征、心肌梗死后综合征和风湿性心脏病等。

12. 抗心磷脂抗体(ACA)

【正常值】 阴性。

【临床意义】 阳性,见于抗心磷脂抗体综合征、心肌梗死、脑卒中、系统性红斑狼疮、类风湿关节炎、硬皮病、干燥综合征、肿瘤、疟疾等。

13. 抗肝-肾微粒体抗体(LKM)测定

【正常值】 阴性。

【临床意义】 LKM分多种亚型,即LKM-3、LKM-2、LKM-1等。LKM-1阳性,见于自身免疫性肝炎(主要是妇女、儿童患者),慢性丙型肝炎;LKM-2阳性,仅见于应用药物替尼酸治疗的患者;LKM-3,与丁型肝炎相关。

14. 抗可溶性肝抗原抗体(SLA)测定

【正常值】 阴性。

【临床意义】 SLA,对Ⅲ型自身免疫性肝炎的诊断和鉴别诊断,具有重要价值。大约25%自身免疫性肝炎,SLA为阳性。

15. 抗肝特异性蛋白抗体(LSP)测定

【正常值】 阴性。

【临床意义】 LSP在不同人群中的阳性率如下:正常人,为阴性;自身免疫性肝炎活动期,为50%～100%;急性病毒性肝炎,为11%～93%;慢性病毒性肝炎,为28%～93%;慢性病毒性丙型肝炎,为0～10%;隐匿型肝硬化,为20%～38%;原发性胆汁性肝硬化,为33%～51%;酒精性肝病,为0～30%;其他肝病,为0～17%;非肝性自身免疫病,为0～18%。

16. 抗肝细胞膜抗原抗体(LMA)测定

【正常值】 正常人为阴性(0%)。

【临床意义】 不同病人的LMA阳性率如下:自身免疫性肝炎Ⅰ型活动期,为37%～100%;急性病毒性肝炎,为0～17%;慢性病毒性乙型肝炎,为0～16%;隐匿性肝硬化,为0～61%;原发性胆汁性肝硬化,为0～42%;酒精性肝病,为0～27%;其他肝病,为0～4%；非肝性自身免疫病，为0～4%。

17. 抗乙酰胆碱受体抗体(AchRA)测定

【正常值】 阴性。

【临床意义】

(1)AchRA对诊断重症肌无力有意义，敏感性和特异性均较高，大约90%的病人阳性，其他眼肌障碍患者全部阴性。

(2)AchRA，可作为重症肌无力疗效的观察指标。

(3)肌萎缩侧索硬化症患者，用蛇毒治疗后，可出现假阳性。

18. 抗平滑肌抗体(ASMA)

【正常值】 间接免疫荧光法：<1∶10为阴性。

【临床意义】 阳性，见于狼疮性肝炎、原发性胆汁肝硬化、慢性活动性肝炎等。

19. 抗骨骼肌抗体

【正常值】 免疫荧光法：为阴性。

【临床意义】 阳性，见于重症肌无力、胸腺瘤等，其阳性率为30%～50%。

20. 抗胃壁细胞抗体(APCA)

【正常值】 免疫荧光法：≤1∶10为阴性。

【临床意义】 阳性，常见于恶性贫血、慢性低色素性贫血、单纯萎缩性胃炎、胃癌等。

21. 抗结肠抗体

【正常值】 血凝法：为阴性。

【临床意义】 阳性，主要见于溃疡性结肠炎。

22. 抗精子抗体(ASA)

【正常值】 精子凝集试验及免疫荧光法：阴性。

【临床意义】 阳性，常见于男性不育和女性不孕，阳性率为10%～20%。

23. 抗卵子透明带抗体

【正常值】 免疫荧光法：为阴性。

【临床意义】 阳性,常见于妇女原发不孕症。

24. 抗卵巢抗体(AoAb)

【正常值】 阴性。

【临床意义】 AoAb,最早发现于卵巢早衰及早闭经患者,已证实它们与自身免疫性病理反应关系密切。近年来发现,AoAb的存在,可以影响卵巢功能,且有显著的抗生育效应。

25. 抗子宫内膜抗体(EMAb)

【正常值】 阴性。

【临床意义】 研究表明,子宫内膜异位症简称内异症,其发病与自身免疫有关,病人常伴有一系列免疫功能改变,患者血清、腹腔液、子宫内膜组织常测出高滴度 EMAb。故测定 EMAb,可作为内异症的一种非创伤性辅助诊断指标。按美国生育协会(AFS)修订的子宫内膜异位症分期,Ⅰ、Ⅱ期患者,EMAb 检出率可达60%～86%,而在伴有不育的Ⅰ期患者中,阳性率可达9%。

26. 抗滋养细胞膜抗体(TA)

【正常值】 阴性。

【临床意义】 目前认为,抗滋养细胞膜抗体(TA)阳性,是引起免疫反应导致免疫性流产的一个主要原因。

27. 抗 HCG 抗体测定

【正常值】 阴性。

【临床意义】 抗 HCG 抗体阳性,可作为某些免疫不孕患者的一个辅助诊断指标。

28. 类风湿因子(RF)试验

【正常值】 定性:正常人 1：20 稀释血清为阴性;定量:0～30千单位/升(KU/L)。

【临床意义】 类风湿因子(RF),主要有 IgM 型,也有 IgG、IgA、IgD、IgE 型之分。RF 在类风湿关节炎中的检出率很高,在70%～90%的血清中和约 60%的滑膜液中,可检出 IgG 型 RF。RF 阳性,支持早期类风湿关节炎(RA)的倾向性诊断,如对于年轻女性,还应进行 RA 和风湿热间的鉴别;而对非活动期 RA 的诊断,还需参考病史。但 RF 像抗核抗体(ANA)一样,并不是 RA 独有的特异性抗体。如在系统性红斑狼疮(SLE)病人约有 50% RF 阳性,干燥综合征阳性率为 95%,硬皮病阳性率为 80%,皮肌炎阳性率为 80%,混合性结缔组织疾病的阳性率为 20%。各型 RF 的临床意义如下。

(1)IgM 型 RF:在 RA 患者血清中,IgM 型 RF 效价>80 单位/毫升(U/ml)并伴有严重关节功能障碍时,提示患者预后不良。

(2)IgG 型 RF:在 RA 患者血清或滑膜液中,IgG 型 RF 的出现,与患者的滑膜炎、血管炎和关节的症状密切相关,此类 RF 常伴随有高滴度 IgM 型 RF 在同一个 RA 患者血清或滑膜液中出现。

(3)IgA 型 RF:约有 10% RA 患者血清或滑膜炎中可检出 IgA 型 RF,它是 RA 临床活动的一项指标,其阳性与患者关节炎症状的严重程度及骨质破坏有显著的相关性。

(4)IgE 型 RF:在关节液、胸水中,高于同一病人的血清水平。

29. 抗类风湿关节炎相关核抗原抗体(Anti-RNAA)

【正常值】 阴性。

【临床意义】 主要用于类风湿关节炎的诊断,其阳性率为 40.8%,滴度明显高于正常人。在类风湿因子假阴性的类风湿关节炎中,抗类风湿关节炎相关核抗原抗体(Anti-RNAA)可为阳性,以弥补类风湿因子(RF)测定的不足,提高类风湿关节炎诊断的阳性率。

30. 抗组蛋白抗体(Anti-AHA)

【正常值】 阴性。

【临床意义】 主要用于系统性红斑狼疮(SLE)及类风湿关节炎的诊断,阳性率分别为 50%(活动期可达 90%)和 23.1%。

31. 抗核糖核蛋白抗体(Anti-RNP)

【正常值】 酶联免疫法:阴性。

【临床意义】 混合性结缔组织病,核糖核蛋白抗体(Anti-

RNP)阳性率大于95%,并出现高滴度;系统性红斑狼疮的阳性率为40%左右,其他结缔组织病阳性率较低。

32. 内因子抗体(IFA)

【正常值】 竞争法检测Ⅰ型内因子抗体(IFA)为阴性,饱和硫酸铵沉淀法检测Ⅱ型内因子抗体(IFA)为阴性。

【临床意义】 内因子抗体(IFA)阳性,主要见于恶性贫血。阳性率为24.0%~34.0。恶性贫血,内因子抗体Ⅰ型阳性检出率为32.8%~70.1%,Ⅱ型为11.5%~42.9%,两型内因子抗体同时阳性检出率为24.0%~34.0%。恶性贫血病人,内因子抗体Ⅰ型效价为221单位左右,Ⅱ型为53单位左右。

33. 抗机动蛋白抗体测定

【正常值】 阴性。

【临床意义】 抗机动蛋白抗体阳性,可见于慢性肝脏疾病、肝硬化、原发性胆汁性肝硬化、Ⅰ型自身免疫性肝炎、重症肌无力、克罗恩病、长期血液透析等。其中Ⅰ型自身免疫性肝炎患者,60%~90%有IgG型抗机动球蛋白抗体,且效价高。

34. 抗线粒体抗体(AMA)

【正常值】 免疫荧光法:≤1:5(阴性)。

【临床意义】 阳性,常见于原发性胆汁性肝硬化、慢性肝炎活动期,阳性率可达90%以上;肝硬化阳性率为30%左右。

35. 抗胆小管抗体

【正常值】 荧光抗体法:阴性。

【临床意义】 阳性,主要见于肝炎、肝硬化等。

36. 抗核抗体(ANA)

【正常值】 间接免疫荧光法:<1:10为阴性。

【临床意义】 阳性,主要疾病有结缔组织病,如系统性红斑狼疮、皮肌炎;消化系统疾病,如慢性活动性肝炎、溃疡性结肠炎;造血系统疾病,如巨球蛋白血症、淋巴瘤、特发性自身免疫性溶血性贫血、恶性贫血;其他疾病,如药物反应、恶性肿瘤、重症肌无力、血管炎、结核病等。

37. 抗双链 DNA 抗体(抗 dsDNA)

【正常值】 阴性。

【临床意义】 抗 dsDNA 抗体,对系统性红斑狼疮有较高的特异性,70%～90%的系统性红斑狼疮活动期为阳性,效价较高,并与病情有关。

38. 可提取核抗原多肽抗体谱

【正常值】 免疫印迹法:为阴性;对流免疫电游泳法:为阴性。

【临床意义】 可提取核抗原多肽抗体谱中有十几种抗体,其临床意义见表 15:抗 Sm 抗体阳性,见于系统性红斑狼疮;抗 RNP 抗体阳性,见于混合性结缔组织病(MCTD);抗 SS-A 抗体和 SS-B 抗体阳性,见于干燥综合征;抗 Cl-70 抗体阳性,见于硬皮病;抗 JO-1 抗体阳性,见于多发性肌炎(PM)和皮肌炎(DM);抗 Rib 抗体阳性,见于系统性红斑狼疮。

表 15 可提取核抗原多肽抗体谱在疾病中的阳性率

	系统性红斑狼疮	药物性狼疮	混合性结缔组织病	类风湿关节炎	系统性硬化症	多发性肌炎	干燥综合征
ANA	＞95%	＞95%	99%	20%～50%	30%	20%～30%	20%～60%
抗 DsDNA 抗体	50%～80%	少见	少见	3%～5%	少见	少见	0%～29%
抗 DNP 抗体	70%	—	8%	少见	少见	少见	5%～30%
抗 Sm 抗体	25%～40%	少见	少见		少见	少见	少见
抗 RNP 抗体	26%～45%	—	100%	10%	10%～22%	0～20%	0～14%
抗 SS-A 抗体	30%～40%	—	少见	5%～20%	0～10%	少见	60%～75%
抗 SS-B 抗体	0～15%	—	0～2%	0～5%	0～5%	少见	50%～60%
抗 Cl-70 抗体					30%～70%		
抗 JO-1 抗体						20%～50%	
抗 PM-1 抗体						30%～50%	

39. 抗中性粒细胞质抗体(ANCA)

【正常值】 阴性。

【临床意义】 ANCA 是系统性坏死性脉管炎的标志性抗体。阳性,见于韦格那麦芽肿、镜下多动脉炎、坏死性新月体性肾小球肾炎。

40. 抗乙酰胆碱受体抗体(AchR)

【正常值】 酶联免疫吸附试验:阴性或<0.03纳摩/升(nmol/L)。

【临床意义】 AchR 检测,对重症肌无力有诊断意义,且特异性和敏感性较高,63%~90%的病人为阳性,抗体效价基本上与病情严重程度相关。增高或阳性,还见于胆汁性肝硬化、癫痫、强直性肌营养不良等。

41. P53 抗体

【正常值】 阴性。

【临床意义】 肿瘤患者血清中存在抗突变的 P53 抗体,肿瘤恶性程度及其发展与 P53 抗体的量有一定关系。P53 升高,尤其是手术后 P53 抗体再次升高,往往与肿瘤恶变和转移密切相关。

(三十五)细胞因子检查

1. 血清白细胞介素-1(IL-1)

【正常值】 因测定方法不同,故无统一正常值。

【临床意义】

(1)IL-1 是重要的炎性递质之一,是一种热原质成分。在临床上,IL-1 引起的发热机制,可能不同于细菌内毒素。其发热,可充分调动机体的免疫功能,在对抗炎症、肿瘤中起积极作用。

(2)IL-1 参与某些自身免疫性炎症反应,如在类风湿关节炎中,升高的 IL-1,通过刺激关节的滑膜细胞、软骨细胞、成纤维细胞,分泌大量前列腺素 E_2(PGE$_2$)和一些酶类,参与关节滑膜、软骨的病理损伤过程。现在临床上,已有应用 IL-1 的受体拮抗药治疗类风湿关节炎的报道。

2. 血清白细胞介素-2(IL-2)

【正常值】 5～15 千单位(KU)。

【临床意义】 通过人外周血、尿液或人淋巴细胞培养上清液中的 IL-2 水平的测定,可对恶性肿瘤、心血管疾病、肝病、红斑狼疮、麻风病及获得性免疫缺陷综合征等进行诊断、疗效观察及预后判定,并用于器官移植后有无排异反应的早期诊断。

3. 血清白细胞介素-3(IL-3)

【正常值】 因测定方法不同,故无统一正常值。

【临床意义】

(1)增高:见于淋巴细胞性白血病、毛细胞性白血病、霍奇金病、淋巴瘤、急性粒细胞性白血病、单核细胞性白血病、肾移植排异反应。

(2)减低:见于免疫缺陷性疾病、恶性肿瘤及应用糖皮质激素、细胞毒药物等。

4. 血清白细胞介素-4(IL-4)

【正常值】 因测定方法不同,故无统一正常值。

【临床意义】 IL-4 在临床上涉及最多的是抗肿瘤治疗作用,已知 IL-4 受体在相当多的肿瘤细胞上表达,包括淋巴母细胞性白血病、多发性骨髓瘤、非霍奇金病、急性早幼粒细胞性白血病和某些实体瘤。临床上,IL-4 治疗霍奇金病、非霍奇金病、慢性淋巴细胞性白血病都有一定疗效。

5. 血清白细胞介素-6(IL-6)

【正常值】 放射免疫测定法:血清为 56.37～150.33 皮克/毫升(pg/ml)。

【临床意义】

(1)增高:见于机体损伤、炎症、类风湿关节炎、多发性骨髓瘤、系统性红斑狼疮、肝炎、烧伤及肾脏移植排异反应等;消化道恶性肿瘤患者,血清 IL-6 升高,手术后降低。

(2)血、尿及局部组织液 IL-6 测定,对器官移植具有鉴别排异、监测排异和疗效评价等重要作用;急性排异反应时,体液中的 IL-6 明显升高,治疗有效后又迅速下降,治疗无效者 IL-6 则持续升高。

6. 血清白细胞介素-8(IL-8)

【正常值】 放射免疫测定法:为 0.26～0.38 纳克/毫升(ng/ml)。

【临床意义】 IL-8 增高,见于感染、创伤及某些自身免疫性疾病等。IL-8 在炎症局部、血清和体液中,均有明显升高,其至高达 1 000 倍以上的。近年来还发现,IL-8 是多种原因所致的缺血、再灌注损伤过程和全身炎症反应的主要炎症因子,故通过其水平的检测,可进行炎症疾病的诊断、鉴别诊断及预后判断。

7. 集落刺激因子(CSF)

【正常值】 放射免疫法:为 0.30～0.58 纳克/毫升(ng/ml)。

【临床意义】

(1)增高:见于急性粒细胞性白血病、严重创伤、感染、风湿性关节炎、实体瘤及血小板减少性紫癜等。

(2)降低:见于获得性免疫缺陷综合征、肿瘤化疗后、骨髓增生异常综合征、骨髓移植等。

8. 肿瘤坏死因子(TNF)

【正常值】 放射免疫法:为 0.74～1.54 纳克/毫升(ng/ml)。

【临床意义】 TNF 有 α 与 β 两种类型,它们具有特异性杀伤肿瘤细胞而不损伤正常细胞的作用。

9. 干扰素(IFN)

【正常值】 因测定方法不同,故无统一的正常值范围。

【临床意义】

(1)IFN 具有广谱抗病毒效应,作用可能是多环节的,从抑制病毒吸附细胞、脱壳、病毒核酸的转录,到激活机体免疫系统杀灭病毒。同时,IFN 还能增强正常细胞和感染细胞邻近细胞的抗感染能力,使感染易于控制。

(2)IFN 的临床应用广泛,对肿瘤、感染、自身免疫及免疫缺陷等多种疾病有一定的疗效,但抗肿瘤、抗感染是应用最多的两类。在抗肿瘤方面,几乎所有恶性肿瘤都有用 IFN 而缓解和改善的报道。在抗感染方面,对慢性活动性肝炎、获得性免疫缺陷综合征、疱疹性疾病、病毒性角膜炎、巨细胞病毒感染及疣等,均有一定疗效。

10. 血清红细胞生成素(EPO)

【正常值】 0.97～1.37 纳克/毫升(ng/ml)。

【临床意义】

(1)增高:见于肾肿瘤、肾癌、肝细胞瘤、肝癌、脑血管细胞肿瘤、平滑肌肿瘤、发育不全性贫血、缺铁性贫血、珠蛋白生成障碍性贫血、巨幼红细胞性贫血、单纯红细胞发育不全性贫血、脊髓发育不全综合征等。

(2)降低:见于肾衰竭、晚期肾病、慢性感染、代谢紊乱导致的贫血、自身免疫性疾病、类风湿关节炎、获得性免疫缺陷综合征、恶病质、早产性贫血、低甲状腺功能性贫血、营养不良性贫血等。

(三十六)感染性疾病免疫学检查

1. 肥达反应(WR)

【正常值】 O 凝集效价≤1：80,伤寒 H 凝集效价≤1：160,副伤寒甲、乙、丙凝集效价<1：80。

【临床意义】 一般地讲,人体在感染伤寒、副伤寒沙门菌 1 周后,出现抗体,自第二周起阳性率增高,至第四周阳性率可达 90%以上,病愈后,阳性率可持续数月之久。对早期使用抗生素和肾上腺皮质激素,以及免疫功能低下的伤寒患者,肥达反应可出现阴性。临床上,常见的 WR 如下:①O 升高、H 正常,为伤寒发病早期或其他沙门菌感染的交叉反应。②O 正常、H 升高,为不久前曾患过伤寒、副伤寒或疫苗接种后。③O 升高、H 升高,为伤寒可能性大。④O升高,甲、乙、丙任何一项升高,可能分别为副伤寒甲、乙、丙。

2. 伤寒与副伤寒沙门菌免疫测定

【正常值】 O<1:80,H<1:160,A<1:80,B<1:80,C<1:80。

【临床意义】 本测定可用于伤寒或副伤寒的诊断。感染伤寒后,O抗体(IgM)出现早,维持时间短;H抗体(IgG)出现晚,维持时间可达数年。O凝集效价≥1:80,H凝集效价≥1:160,A、B或C≥1:80,有诊断价值。对可疑病人,可间隔数天再次抽血检测,如血清抗体效价增长4倍以上,有诊断意义。增高:O、H凝集效价均增高,见于伤寒;O及A、B或C中任何一项增高,见于副伤寒甲、乙或丙;如H增高O不高,可能为:①曾受过伤寒疫苗接种。②患过伤寒。③极少数伤寒病人,可出现H增高,O受Vi抗原影响而不增高;而O高、H不高,可能是感染早期或与伤寒有共同抗原的其他沙门菌感染出现的交叉反应。此外,某些发热性疾病、肺癌晚期病人血清中,往往会出现高效价的H、O,并持续较长时间。

3. 外斐反应(WFR)

【正常值】 OX_{19}≤1:40,OX_2≤1:40,OX_K≤1:40。

【临床意义】 一般情况下,1:40~80为可疑,1:160以上者可确定诊断。效价增高,可能为斑疹伤寒、立克次体感染。OX_{19}效价升高者,可能为流行性、地方性斑疹伤寒;OX_K效价升高者,可能为恙虫病;OX_{19}和OX_2同时升高,为患洛杉矶斑疹热。

4. Q热立克次体抗体

【正常值】 阴性,效价低于1:80。

【临床意义】 在Q热发病过程中,Q热抗体滴度不断增长,恢复期高于急性期4倍以上,对Q热诊断有重要意义。

5. 痢疾杆菌可溶性抗原

【正常值】 SPA协同凝集试验:粪便为阴性。

【临床意义】 本试验阳性结合临床,可诊断为痢疾杆菌感染,病程第一日细菌培养的阳性符合率达 70%。据殷金珠报道,粪便中有 0.2×10^6 个/升细菌,即可呈阳性反应。

6. 阿米巴原虫抗原和抗体

【正常值】 酶联免疫吸附试验、间接免疫荧光法、直接免疫荧光法,均为阴性。

【临床意义】 阳性,见于阿米巴肝脓肿、肠阿米巴病或带虫者。

7. 冷凝集试验(CAT)

【正常值】 凝集效价低于 1:16。

【临床意义】 主要用于支原体肺炎的诊断,约 60%的支原体肺炎患者病后第二周血清冷凝集试验效价可达 1:32 以上,2~3周最高,此后迅速下降,2~4 个月消失。冷凝集试验无特异性,传染性单核细胞增多症、疟疾、骨髓瘤、雷诺病、肝硬化等,凝集效价均可达 1:32 以上。

8. 肺炎支原体抗体 IgM 测定

【正常值】 阴性。

【临床意义】 肺炎支原体,是常见急性呼吸道感染的一种病原体。肺炎支原体抗体阳性,具有诊断意义。

9. 军团菌抗体测定

【正常值】 阴性。

【临床意义】 大多数患者,在感染军团菌 3~6 周后,血清中出现特异性抗体,IgM 抗体阳性往往表示感染早期,具有诊断意义。

10. 类风湿因子(RF)阳性率

【正常值】 致敏胶乳凝集试验:为阴性;间接血凝试验:小于1:40;酶联免疫吸附试验:P/N 小于 2:1。

【临床意义】 类风湿因子阳性率,类风湿关节炎为 52%~92%(多在 70%左右),恶性贫血、皮肌炎及硬皮病为 80%,自身免疫性溶血为 75%,慢性肝炎为 60%。正常人阳性率为 2%～5%,随年龄增长有增高趋势。

11. 抗链球菌溶血素"O"(ASO)

【正常值】 胶乳凝集法:阴性;Todd 法:等于或低于 500 单位。

【临床意义】 抗链球菌溶血素"O"测定,对诊断 A 族链球菌感染很有价值,效价超过 500 单位才有确定诊断价值。风湿热、急性肾小球肾炎、结节性红斑、猩红热、急性扁桃体炎、活动性风湿性心脏病、风湿性关节炎等,抗链球菌溶血素"O"值均明显升高。

12. 抗链激酶(ASK)

【正常值】 低于 1:80。

【临床意义】 抗链激酶效价增高,提示为 A 族链球菌感染性疾病。

13. 抗链球菌透明质酸酶(AH)

【正常值】 低于 1:256。

【临床意义】 多次测定效价逐渐升高或效价等于或大于 1:1 024 时,对风湿热有诊断意义;风湿性心脏病和关节炎患者急性活动期抗链球菌透明质酸酶效价最高,慢性活动期次之,非活动期较低,但也常超过正常水平。抗链球菌透明质酸酶试验,如与抗链球菌溶血素"O"结合检查,链球菌感染的诊断率高达 90%～95%。

14. 嗜异性凝集试验(HAT)

【正常值】 低于 1:7。

【临床意义】 凝集效价增高,常见于传染性单核细胞增多症,常可达 1:28 以上;但近期使用抗血清制剂(抗毒素)者,也可增高。

15. 布氏杆菌病被动血凝试验

【正常值】 <1:200。

【临床意义】 由于布氏杆菌直接凝集试验,只能检出早期的 IgM 抗体,对于患慢性布氏杆菌病的病人中存在的 IgG 抗体并不敏感,故阳性率较低。而做被动凝集试验,可取得高度特异与可靠的结果;有报告检测 1 800 例布氏杆菌病患者和动物血清并用补体结合法作为对照,未发现假阳性。

16. 布氏杆菌凝集试验(BAT)

【正常值】 小于 1：40。

【临床意义】 效价增高,常见于布氏杆菌病。双份血清测定,第二次凝集效价比第一次上升 4 倍者,有诊断意义。

17. 脑膜炎球菌多糖抗原

【正常值】 胶乳凝集试验:为阴性。

【临床意义】 本指标常用于脑脊液(CSF)标本检测,尿液检测阳性结果同样具有临床意义。阳性结果提示为脑膜炎球菌感染。

18. 结核杆菌抗体

【正常值】 酶联免疫吸附法:$\dfrac{测定孔\ A-空白孔\ A}{阴性孔\ A}$ 等于或大于 2：1 为阳性。

【临床意义】 结核杆菌抗体阳性,证明结核杆菌感染,阳性率为 84%。此指标在结核杆菌抗体检测中,具有较高灵敏度与特异性。

19. 鲎试验(LT)

【正常值】 阴性。

【临床意义】 阳性,见于革兰阴性菌菌血症、革兰阴性菌脑膜炎、革兰阴性杆菌引起的尿路感染等;药物中毒或病毒性肝炎引起暴发性肝衰竭者的血及腹水,如鲎试验阳性,提示预后不佳。

20. 锡克试验

【正常值】 阴性。

【临床意义】 锡克试验,又称白喉毒素试验。试验时,皮内注入白喉毒素 0.1 毫升,以等量加热破坏的毒素作为对照,观察其结果如下。

（1）试验侧阴性反应（－）及对照侧阴性反应（－），即为阴性反应，说明血清中因含有足量的抗毒素抗体，能中和注入的毒素，对一般接触感染有免疫力。

（2）试验侧阳性反应（迟发迟退）而对照侧为阴性反应（－），即为阳性反应，说明受试者无免疫力，其血循环中抗毒素很少或无。

（3）试验侧阳性反应（早发早退）及对照侧阳性反应（早发早退），即假阳性反应。假阳性反应，表示受试者有免疫力，但对毒素或其他杂质有变态反应。常见于成人，或年龄较大的儿童。

（4）试验侧阳性反应（早发迟退）且对照侧阳性反应（早发早退），即为混合反应，提示受试者无免疫力，其血循环中抗毒素水平低或无，而且受试者对毒素试剂内其他蛋白质有变态反应。以居住在白喉流行区的无免疫人群，最为多见。

21. 血清幽门螺杆菌抗体（抗 HP）测定

【正常值】 EIA 法：为阴性。

【临床意义】 慢性胃炎的血清幽门螺杆菌抗体阳性率为 $80\%\sim87\%$，浅表性胃炎和萎缩性胃炎检出率无差异；胃溃疡和十二指肠球部溃疡的抗幽门螺杆菌抗体检出率分别为 $70\%\sim80\%$ 和 $59\%\sim96\%$。

22. 钩端螺旋体抗体

【正常值】 显微镜凝集试验：$<1:300$；间接免疫荧光试验：血清抗体滴度 $<1:100$；间接凝集试验：单份血清间接血凝滴度 $<1:160$；间接炭凝滴度：$<1:640$；乳凝滴度：$<1:2$；酶联免疫吸附试验：阴性（$P/N<2:1$）。

【临床意义】 本测定主要用于钩端螺旋体病的诊断，不同检查的临床意义如下：①显微镜凝集试验。有高度的特异性及敏感性，是目前应用最广的钩端螺旋体血清学试验方法。单份血清抗体效价大于 $1:300$ 或恢复期血清效价较急性期增高 4 倍以上者，即有诊断意义；如单份血清效价 $<1:300$，可能是感染早期、曾感染过钩端螺旋体及预防接种。②间接免疫荧光试验。本法敏感

性、特异性均较高,具有早期诊断意义。血清抗体滴度>1:100或恢复期血清滴度较急性期增高 4 倍以上者,可判为阳性。③间接凝集试验。单份血清的间接血凝滴度>1:160、间接炭凝滴度>1:640、乳凝滴度>1:2,或恢复期血清滴度较急性期增高 4 倍以上者,有诊断价值。④酶联免疫吸附试验。本法敏感性、特异性均高,如同时检测特异性 IgM,则具有早期诊断的意义。单份血清 OD 值 P/N>2:1,双份血清呈 4 倍以上增长,可判为阳性。

23. 血吸虫抗体

【正常值】 皮内试验:为阴性;环卵沉淀试验:为阴性;尾蚴膜反应试验:为阴性;间接血凝试验:小于 1:10 为阴性;酶联免疫吸附试验:P/N<2:1。

【临床意义】 皮内试验为过筛试验,血吸虫感染的阳性率在 95% 以上。环卵沉淀试验阳性,是宿主体内存在活虫卵的指标,也可作为疗效观察的依据,阳性率为 97.3%。酶联免疫吸附试验,粪便中虫卵阳性者的血清中抗体检出率为 97% 以上。

24. 猪囊虫抗体

【正常值】 间接血凝试验:血清凝集滴度<1:8,脑脊液凝集滴度<1:2。胶乳凝集试验:为阴性。酶联免疫吸附试验:为阴性(P/N<2:1)。

【临床意义】 酶联免疫吸附试验阳性,可诊断为猪囊虫病,阳性率达 98%,灵敏度与特异性均佳。间接血凝试验,脑脊液或血清抗体滴度大于正常值上限,可诊断为脑囊虫病,阳性率为 78%~91.4%。

25. 弓形虫抗体

【正常值】 酶联免疫吸附试验:为阴性。间接免疫荧光法:<1:10。

【临床意义】 弓形虫抗体测定主要用于弓形虫感染的疾病。急性感染期,IgG 抗体阳性,或同时伴有 IgA 和(或)IgG 抗体阳性;亚急性感染期,IgA 抗体阳性或同时伴有 IgG 抗体阳性;慢性感染期,仅 IgG 抗体阳性。阳性抗体滴度增高,见于流产、早产、死胎史的妇女和免疫缺陷者、器官移植后的病人等。

26. 弓形虫抗体 IgM 测定

【正常值】 阴性。

【临床意义】 弓形虫病,为一种自然疫源性疾病。弓形虫的流行呈世界性分布,人和动物的感染均较为普遍。弓形虫感染后,重复检测弓形虫抗体 IgM 阳性,即可诊断为现症感染。

27. 乙脑病毒免疫球蛋白 M(IgM)抗体测定

【正常值】 阴性。

【临床意义】 阳性,见于乙脑病毒感染。

28. 流感病毒抗体

【正常值】 酶联免疫法:阴性。

【临床意义】 阳性,见于流感病毒感染性感冒。

29. 柯萨奇病毒抗体

【正常值】 酶联免疫法:为阴性。

【临床意义】 阳性,见于病毒性心肌炎、无菌性脑炎、小儿肺炎、小儿腹泻、肌无力、扩张性心肌病、心包炎、肌痛、青少年糖尿病(1 型),以及孕妇产期、流产等。

30. 风疹病毒抗体

【正常值】 阴性。

【临床意义】 风疹病毒感染者,为阳性。

31. 艾柯病毒抗体

【正常值】 阴性。

【临床意义】 本测定用于艾柯病毒感染的诊断。有下列情况时,必须考虑到艾柯病毒感染,应进行艾柯病毒抗体检测:①无菌性脑膜炎、在夏季流行时。②有红疹的发热病(尤其是在幼年儿童身上发生)于夏季流行时。③有暴发性婴儿腹泻,却不能发现致病性肠道菌时。

32. 麻疹血凝抑制试验

【正常值】 阴性。

【临床意义】 该试验用于麻疹诊断,特异性强,敏感性高。一般出疹后 1～2 日即可查出抗体,2～3 周后,恢复期血清其效价增高 4 倍或以上,即可确诊。

33. 乙脑病毒免疫球蛋白 M(IgM)抗体测定

【正常值】 EIA 法:为阴性。

【临床意义】 阳性,见于乙脑病毒感染。

34. 腺病毒酶联免疫吸附试验(ELISA)

【正常值】 阴性。

【临床意义】 阳性,见于急性呼吸道疾病、结膜炎、婴儿肺炎、肠系膜淋巴结炎等。

35. 呼肠弧病毒血凝抑制试验

【正常值】 阴性。

【临床意义】 阳性,见于上呼吸道感染、胃肠炎、皮疹等。

36. 呼吸道合胞病毒酶联免疫吸附试验(ELISA)

【正常值】 阴性。

【临床意义】 阳性,见于婴幼儿下呼吸道感染,如细支气管炎和肺炎及成人上呼吸道感染等。

37. 巨细胞病毒 IgM 测定

【正常值】 阴性。

【临床意义】 巨细胞病毒(CMV),是疱疹病毒类 B 亚类的一组病毒,是引起人类先天性畸形的重要病毒,人类感染十分常见。孕妇感染 CMV,常致新生儿发育不健全、先天性免疫缺陷、智能低下、听力丧失、视力损害等累及全身各系统、各脏器损害,也可导致早产和流产。故 CMV IgM 检测,是优生医学的一项重要检测项目,其重点监测人群为孕妇、新生儿及免疫缺陷者。婴肝综合征中,40％～61.5％系 CMV 感染所致;40％～50％的孕妇,由于原发感染传给胎儿,而引起新生儿或婴儿感染 CMV;我国 14 岁以下肝炎患者中,有相当一部分为感染 CMV 所致。输血为感染 CMV 的重要途径。在因输血而感染的 CMV 患者中,开放性心外科手术为 55%,器官移植为 40%~60%,早产儿、新生儿感染率为 13.5%~25%,且多为显性感染,往往为导致手术或移植失败的重要原因。所以,献血员体检,增加 CMV IgM 检测,是避免输血传播 CMV 的重要措施。

38. 单纯疱疹病毒检测

【正常值】 阴性。

【临床意义】 单纯疱疹病毒(HSV),是人类最常见的病原体,有两个血清型,即 HSV-1 和 HSV-2,前者主要侵犯身体腰以上部位,后者侵及躯体腰以下部位,主要侵犯生殖器。目前,生殖器 HSV 感染发生率不断上升,在有些西方国家,已跃居为性病常见病的第二位 。孕妇由于孕期激素的增加,抑制细胞介导免疫,而易于感染 HSV,其感染发生率为 0.4%~1%,较非孕妇高 2~4 倍。妊娠期感染 HSV,可引起胎儿宫内感染及新生儿感染。母亲产期 HSV 感染,也可传播给新生儿,多为 HSV-2 所引起。新生儿经过受感染的产道娩出或直接接触疱疹病人而受感染,危险性在 40%~60%,其中 60%~70%致死,其中幸存者无后遗症的也只有 15%。一般有三种感染类型:①全身播散型感染。其预后不佳,死亡率高达 90%。②疱疹性感染。部分患儿可继续发展或播散型感染。③中枢神经系统型感染。其病死率约为 30%,幸存者可出现中枢神经系统及眼损伤等后遗症。HSV 测定阳性,可做出 HSV 感染的确定诊断。

39. 解脲脲原体抗体测定

【正常值】 阴性。

【临床意义】 解脲脲原体,可引起非淋球菌性尿道炎、子宫内膜炎、盆腔炎和绒毛膜羊膜炎等。解脲脲原体抗体测定阳性,对以上疾病有诊断意义。

40. 黑热病抗体测定

【正常值】 阴性。

【临床意义】 黑热病为自然疫源性疾病,其病原体为杜氏利什曼原虫,是一种细胞内寄生的鞭毛虫。黑热病抗体检测阳性,为本病主要的诊断手段之一。

41. 沙眼衣原体抗体(CtrAb)测定

【正常值】 阴性。

【临床意义】 沙眼衣原体感染病人血清中可检出特异性抗体,其中 IgM 出现较早,其阳性提示近期感染沙眼衣原体,可作为早期诊断的指标;IgG 出现较晚,持续时间较长,可用于回顾性诊断和流行病学调查。阳性,见于沙眼、成人包涵体结膜炎、男性尿道炎、女性宫颈炎和输卵管炎、性病淋巴肉芽肿等。

42. TORCH 测定

【正常值】 阴性,P/N<2∶1。

【临床意义】 TORCH 测定是指一组病原体,"TO"即刚地弓形虫,"R"即风疹病毒,"C"即巨细胞病毒,"H"即单纯疱疹病毒。TORCH 检测,常作为妇女怀孕期生殖道感染的常规检查项目,其临床意义如下:①弓形虫轻型感染时,常无症状,但血清中可查到抗体;重型感染者,可引起各种症状,如高热、肌肉或关节疼痛、淋巴结肿大等;通过胎盘宫内感染者,可引起死胎、早产、出生后的新生儿可表现一系列中枢神经系统症状,以及眼、内脏的先天损害。②孕妇感染风疹病毒,多在怀孕 1～6 周后,除可致流产、死胎外,所生婴儿还可发生先天性风疹综合征。当 IgM 阳性时,提示有近期感染,必要时应终止妊娠。③巨细胞病毒感染时,IgM 抗体可阳性,应结合临床情况进行具体分析。④IgM 抗体阳性,提示近期有单纯疱疹病毒感染,主要可引起疱疹性口腔炎、湿疹性疱疹、疱疹性角膜结膜炎、新生儿疱疹、疱疹性外阴阴道炎等。

43. 流行性出血热免疫球蛋白 M(IgM)抗体测定

【正常值】 ELISA 法:阴性。

【临床意义】 当患者感染汉坦病毒(HTV)2～3天后,即可在患者血清中检出抗-HTVIgM,7～10天达高峰,其后开始下降,故当患者抗-HTVIgM阳性时,可确诊为流行性出血热。

44. 轮状病毒抗体测定

【正常值】 阴性。

【临床意义】 轮状病毒抗体测定,主要用于诊断轮状病毒感染的疾病。轮状病毒主要感染2～6岁的婴幼儿,可引起急性腹泻;慢性感染少见,主要发生于免疫缺陷儿童和骨髓移植后免疫抑制的病人;成人感染轮状病毒时,症状较轻。

45. 狂犬病病毒抗体测定

【正常值】 免疫荧光法和EIA法:为阴性。

【临床意义】 阳性,见于狂犬病病毒感染及狂犬疫苗注射后。

46. 艾滋病人类免疫缺陷病毒-Ⅰ型(HIV-I型)抗体测定

【正常值】 明胶凝集试验、间接免疫荧光试验:均为阴性。

【临床意义】 人类免疫缺陷病毒-Ⅰ型(HIV-I)抗体阳性,说明被检者有人类免疫缺陷病毒-I型病毒感染,很可能发展成为艾滋病。

(三十七)肿瘤标志物检查

1. 欧立希醛试剂反应

【正常值】 (12.5±1.6)单位(U)。

【临床意义】 恶性肿瘤此值为(26.0±6.4)单位,其阳性率为94%。

2. 胃液茚三酮反应

【正常值】 阴性。

【临床意义】 胃癌的阳性率为87.5%。

3. 胃癌组织癌胚抗原

【正常值】 胃液中含量为(148.81±113.23)微克/升($\mu g/L$),胃组织中的含量为(0.25±0.14)微克/升。

【临床意义】 胃癌时,此值显著升高;萎缩性胃炎伴肠上皮化生和不典型增生时,此值可升高。

4. 胃癌相关抗原

【正常值】 阴性。

【临床意义】 胃癌者阳性符合率为 80%～84%,非胃癌者有 6.2%～11.2%的假阳性。

5. 癌胚抗原(CEA)

【正常值】 酶联免疫吸附试验(ELISA):小于 5 毫克/升(mg/L)。

【临床意义】 癌胚抗原(CEA)常用于筛选肿瘤实验中。胃癌、结肠癌、肺癌、胆管癌时,癌胚抗原明显升高;肺癌时,胸水中的癌胚抗原往往高于血清;硬化性胆管炎时,亦可见癌胚抗原升高;吸烟者血清中的癌胚抗原略高于健康人。

6. 甲胎蛋白(AFP)

【正常值】 反向间接血凝法、对流免疫电泳法:甲胎蛋白为阴性;放射火箭免疫电泳(自显影法)及 ELISA 法:低于 25 微克/升(μg/L)。放射免疫分析法(RIA):低于 20 微克/升。

【临床意义】 80%原发性肝癌病人血清中甲胎蛋白升高;胃癌、胰腺癌、结肠癌、胆管细胞癌等也可引起甲胎蛋白升高,但肝转移癌时却极少增高;妊娠 12～14 周时,血清中甲胎蛋白开始升高,32～34 周达高峰,以后则下降;异常妊娠,如胎儿有脊柱裂、无脑儿、脑积水、十二指肠和食管闭锁、肾变性、胎儿宫内窒息、先兆流产和双胎等,也会引起母体血清中和羊水中甲胎蛋白升高。

7. α_2-糖蛋白(α_2-GP)

【正常值】 双向琼脂扩散法:为阴性。

【临床意义】 胃癌可为阳性,检出率为 78%～83%。

8. 糖抗原-72-4(CA-72-4)

【正常值】 低于 6 000 单位/升(U/L)。

【临床意义】 消化道肿瘤,尤其是胃癌可升高。

9. 胚胎硫糖蛋白抗原(FSA)

【正常值】 阴性。

【临床意义】 胃癌患者胃液中胚胎硫糖蛋白(FAS)阳性率达96%,但消化性溃疡患者胃液胚胎硫糖蛋白抗原阳性率也达14%,表明胚胎硫糖蛋白对胃癌的诊断缺乏特异性。

10. 鳞癌相关抗原(SCC)

【正常值】 EIA 法:低于 2.6 微克/升。

【临床意义】 食管癌病人血清中鳞癌相关抗原(SCC)明显升高,其中Ⅰ期增高者为 30%,Ⅲ期增高者为 89%;鳞状上皮肿瘤,如肺癌、卵巢癌、子宫内膜癌、宫颈癌及口腔肿瘤等,也可见鳞癌相关抗原增高。

11. 结肠癌细胞相关抗原(CCA)

【正常值】 EIA 法:为阴性。

【临床意义】 结肠癌和胃癌中,结肠癌细胞相关抗原(CCA)的阳性率近 50%,与癌胚抗原(CEA)无交叉免疫反应;术后结肠癌细胞相关抗原含量可降低或转为阴性,故又可作为结肠癌、胃癌患者预后观察的指标。

12. 脱羧凝血酶原(DCP)

【正常值】 血清 RIA 法:低于 300 微克/升(μg/L)。

【临床意义】 为一种肝细胞癌的肿瘤标志物,71%肝癌患者脱羧凝血酶原(DCP)浓度升高,其特异性也较甲胎蛋白(AFP)为好,两者联合测定可提高诊断和随访检查的准确性。另外,慢性肝炎、肝硬化、肝癌转移灶等,很少有血清脱羧凝血酶原增高的。

13. 磷酸果糖激酶抑制试验(PFK)

【正常值】 10.0%±8.46%。磷酸果糖激酶抑制试验(PFK)抑制率,下限为 0,上限定为 35.4%($\bar{x}$±35),凡超过此限可诊断为癌阳性。

【临床意义】 磷酸果糖激酶抑制试验(PFK)为癌早期诊断的过筛方法,对癌有特异性,但无器官特异性。对不同癌的诊断,肝癌阳性率为 81.8%，胃癌阳性率为 68.8%，胰腺癌阳性率为 66.7%，大肠癌阳性率为 60.0%，对多种癌的血清阳性率为 71.2%左右。诊断肝癌比甲胎蛋白（AFP）敏感 1.3 倍，诊断胃癌比癌胚抗原（CEA）敏感 2.3 倍。

14. α-L 岩藻糖苷酶（AFU）

【正常值】 3～11 单位/升（U/L）。

【临床意义】

(1)增高：见于原发性肝癌、重症肝炎、肝硬化等。

(2)降低：见于遗传性岩藻糖苷酶缺乏症。

15. 胰腺特异性抗原（PaA）

【正常值】 EIA 法：4～34 微克/升（μg/L），平均为 8.2 微克/升。

【临床意义】 胰腺癌时，血清胰腺特异性抗原（PaA）值升高，阳性率达 70%，特异性达 95%。如果联合胰腺癌相关抗原（PACC）检测，可使阳性率高达 95%。但胰腺特异性抗原在良性胰腺肿瘤也可升高，阳性率也达 29%，在非胰腺肿瘤中的阳性率为 5.7%。

16. 胰腺肿瘤抗原（POA）

【正常值】 血清酶联免疫吸附测定及免疫火箭电泳：低于 7000单位（KU）。

【临床意义】 胰腺癌阳性率可达 95%，少部分慢性胰腺炎患者血清胰腺肿瘤抗原（POA）也可升高，其他胰腺疾病血清中胰腺肿瘤抗原正常，而其他消化道癌症患者个别有血清胰腺肿瘤抗原升高的。

17. 免疫反应性弹性硬蛋白酶（IRE）

【正常值】 血清，低于 4.1 微克/升（μg/L）。

【临床意义】 在胰腺癌诊断中，免疫反应性弹性硬蛋白酶（IRE）优于淀粉酶。胰头癌免疫反应性弹性硬蛋白酶阳性率最高；胰体、尾癌则以糖抗原 19-9（CA19-9）阳性率高，如两者联合测定,可进一步提高胰腺癌的诊断率。

18. 糖类抗原 19-9(CA19-9)

【正常值】 血清 EIA 法:低于 37 微克/升(μg/L)。

【临床意义】 胰腺癌阳性率达 85%～95%(血清水平高于 37 微克/升为阳性),在与胰腺良性肿瘤的鉴别诊断中有较高价值。胆管癌、胆囊癌阳性率达 85%,壶腹癌、结肠癌阳性率为 33.7%,胃癌 28.5%,肝癌和食管癌等也可见糖类抗原 19-9(CA19-9)升高。但急性胰腺炎、肝炎等阳性率也较高,良性胰腺疾病阳性率为 17.5%。许多学者认为,糖类抗原 19-9 是有助于胰、胆和壶腹癌诊断的有价值的肿瘤标志物。

19. 糖类抗原-50(CA-50)

【正常值】 EIA 法:低于 40 微克/升(μg/L)。

【临床意义】 有关糖类抗原-50(CA-50)的阳性检出率如下:胰腺癌 87%,胆囊癌、胆管癌 80%,原发性肝炎 73%,卵巢癌 50%,大肠癌 27%,乳腺癌、子宫癌为 20%。

20. 糖类抗原-242(CA-242)

【正常值】 <20 千单位/升(KU/L)。

【临床意义】 增高,见于胰腺癌、胆管癌时,阳性率为 88%～100%,肺腺癌阳性率为 76%,直肠癌阳性率为 62%,肺小细胞癌阳性率为 50%。

21. 亮氨酸氨基肽酶(LAP)

【正常值】 男性 18.3～36.7 单位/升(U/L),女性 16.3～29.2 单位/升。

【临床意义】 增高,见于胰头癌、原发性肝癌、胆管癌、继发性肝癌、阻塞性黄疸、肝炎、孕期。

22. 弹性蛋白酶(MTL)

【正常值】 1.3～4.3 微克/升(μg/L)。

【临床意义】 增高,主要见于恶性肿瘤,如胰腺癌等。

23. 糖类抗原-125(CA-125)

【正常值】 血清 EIA 法:低于 35 微克/升(μg/L)。

【临床意义】 女性糖类抗原-125(CA-125)高于 40 微克/升,其他人高于 35 微克/升,为阳性。卵巢癌糖类抗原-125 阳性率高达 97.1%,良性卵巢瘤阳性率为 23.1%,宫颈癌、子宫内膜癌、输卵管癌也可升高。糖类抗原-125 常被用于卵巢癌的诊断,也用于术后有否复发的判断。

24. 组织多肽特异抗原(TPS)

【正常值】 酶联免疫法:低于 35 单位/升(U/L)。

【临床意义】 80%的卵巢癌病人血液中组织多肽特异抗原升高,肺癌患者血液中也可增高。

25. 肿瘤相关胰蛋白酶抑制因子(TATI)

【正常值】 IRMA 法:血清浓度低于 21 微克/升(μg/L),尿中浓度低于 50 微克/升。

【临床意义】 卵巢癌、宫颈癌、子宫内膜恶性肿瘤及消化道恶性肿瘤、骨髓瘤、某些类型的白血病等,血清或尿中肿瘤相关胰蛋白酶抑制因子(TATI)浓度升高。肿瘤相关胰蛋白酶抑制因子测定,可用于长期治疗的随访。

26. 糖类抗原-72(CA-72)

【正常值】 EIA 法:低于 6 微克/升(μg/L)。

【临床意义】 各类癌症糖类抗原-72(CA-72)的阳性率:卵巢癌为 67%,结肠癌、直肠癌为 47%,胃癌为 45%,胰腺癌为 42%,乳腺癌为 41%。

27. 胎盘碱性磷酸酶(PLAP)

【正常值】 血清 EIA、RIA 法:为 0.1 单位/升(U/L)。

【临床意义】 精原细胞瘤、畸胎瘤、卵巢癌、宫颈癌、乳腺癌、支气管癌、肺癌等,血清中胎盘碱性磷酸酶均可能升高,阳性检出率以精原细胞瘤为最高。

28. 鳞状上皮细胞癌抗原(SCC)

【正常值】 放射免疫法:<1.5微克/升(μg/L)。

【临床意义】 宫颈癌、肺癌、头颈部癌时,血清 SCC 增高,其浓度随病情加重而增高。测定 SCC,可监测这些肿瘤的疗效、复发、转移及评价预后。增高,还见于肝炎、肝硬化、肺炎、结核病等。

29. 糖类抗原-15-3(CA-15-3)

【正常值】 酶联免疫法:低于 28 微克/升(μg/L)。

【临床意义】 乳腺癌(Ⅰ、Ⅱ期)升高,Ⅳ期阳性率可达 70%;肝、胰、胆管、肺及卵巢癌等,糖类抗原-15-3(CA-15-3)也可升高。

30. 脂类唾液酸(LSA)

【正常值】 血清 EIA 法:低于 0.55 毫摩/升(mmol/L)。

【临床意义】 乳腺癌、前列腺癌、卵巢癌、肺癌、各类淋巴癌等,血清中脂类唾液酸(LSA)浓度升高。脂类唾液酸也被用于对癌症患者接受抗癌治疗中随访观察和治疗后有无复发的监测。

31. 组织多肽抗原(TPA)

【正常值】 血清血凝抑制试验:低于 90 单位/升(U/L);血清 RIA 法:(134 ± 57)单位/升。

【临床意义】 乳腺癌、淋巴瘤、结肠癌、直肠癌、胰腺癌、肺癌、子宫颈癌、膀胱癌、胃癌、白血病、肉瘤、黑色素瘤、前列腺癌等,血清中组织多肽抗原浓度升高的比例相当大,但各种良性肿瘤的血清中组织多肽抗原升高也有一定比例,故特异性和敏感性均较差。另据报道,在对支气管肺癌的病程分期、监测及预后估计中,组织多肽抗原测定有较重要的价值。

32. 芳香基硫酸酯酶(ARS)

【正常值】 0.56~4.77 单位/升(U/L)。

【临床意义】 增高,见于乳腺癌、宫颈癌、前列腺癌等,还见于非淋巴细胞白血病、脑白质营养不良、脂肪软骨营养不良、膀胱炎、睾丸炎等。

33. 前列腺特异抗体(PSA)

【正常值】 血清 RIA、EIA 法:低于 2.5 微克/升(μg/L)。

【临床意义】 主要用于前列腺癌的诊断,不同时期的前列腺癌阳性检出率不同,为 65%～85%。前列腺癌经治疗有效,血清前列腺特异抗原(PSA)值下降,复发时又重新升高。前列腺肥大和其他癌症,也有部分病人血清中前列腺特异抗原浓度升高,但阳性率低得多。

34. 前列腺酸性磷酸酶(PAP)

【正常值】 血清(健康男性)RIA 法:低于 2.2 微克/升(μg/L)。

【临床意义】 前列腺癌患者血清中前列腺酸性磷酸酶(PAP)浓度升高,手术治疗较理想的病例,前列腺酸性磷酸酶水平不断下降,数月后可降至正常水平。所以,前列腺酸性磷酸酶浓度测定,是前列腺癌诊断和治疗监测的有力手段。

35. 肌酸激酶同工酶(CK-BB)

【正常值】 血清 RIA 法:低于 10 微克/升(μg/L)。

【临床意义】 前列腺癌未经治疗,血清中肌酸激酶同工酶(CK-BB)值升高者约有 90%;对化学反应良好的前列腺癌病人,血清中的肌酸激酶同工酶浓度无升高现象;少部分前列腺增生者血清中肌酸激酶同工酶也有增高现象。小细胞肺癌病人早期,血清肌酸激酶同工酶增高者少,晚期增高者多;有转移灶者,随转移灶数目增多,肌酸激酶同工酶增高量也越多;治疗有效者,血清中肌酸激酶同工酶会下降。

36. γ-精浆蛋白(γ-SM)

【正常值】 血清放射免疫或酶联免疫法:男性低于 3.125 微克/升(μg/L),女性测不出。

【临床意义】 前列腺癌阳性率为 68%(高于 4 微克/升为阳性),而前列腺肥大阳性率仅为 1%。

37. 神经元特异性烯醇化酶(NSE)

【正常值】 血清 RIA 及 EIA 法:分别低于 15 微克/升(μg/L)

及 12 微克/升。

【临床意义】 肺小细胞癌,血清神经元特异性烯醇化酶(NSE)值增高,阳性率与病情及有无转移灶有关。神经元特异性烯醇化酶浓度测定,可对此类癌症进行监测,以观察治疗效果。神经母细胞瘤患儿,血清神经元特异性烯醇化酶明显升高,数值越高存活时间越短,如超过 100 微克/升者,存活期很少有超过 12 个月的。

38. 细胞角质素片段 19(CyFra21-1)

【正常值】 EIA 法:低于 3.3 微克/升($\mu g/L$)。

【临床意义】 在 50%~70%的肺癌患者血液中,细胞角质素片段 19 明显升高,故此为诊断肺癌有意义的指标。非肿瘤患者不升高,在胃癌、结肠癌中仅轻度升高,故细胞角质素片段 19 对肺癌的敏感性较高。

39. EB 病毒抗体

【正常值】 酶联免疫法:EB 抗体为阴性;酶联免疫法:病毒壳抗体(VCA 抗体)为阴性。

【临床意义】 对诊断鼻咽癌有较高的特异性,有人检测 1 656 例鼻咽癌患者血清,其病毒壳-免疫球蛋白 A 抗体(VCA-IgA 抗体)阳性率为 92.51%,其他肿瘤和正常人血清阳性率均在 6%以下。定期随访监测 EB 病毒抗体的消长,有助于判断疗效和预后。

40. EB 病毒壳抗原-免疫球蛋白 A 抗体(EBVCA-IgA 抗体)

【正常值】 EB 病毒壳抗原-免疫球蛋白 A 抗体(EBVCA-IgA 抗体)几何平均滴度为 0.87,阳性率为 3.39%。

【临床意义】 鼻咽癌患者血清中 EB 病毒壳抗原-免疫球蛋白 A 抗体阳性率 90%以上,几何平均滴度为 42.47,这对鼻咽癌原发病灶不明显或活检阴性者更有诊断价值。血清 EB 病毒抗原-免疫球蛋白 A 抗体滴度,可作为晚期鼻咽癌发展的观察指标。

41. 血清铁蛋白(SF)

【正常值】 血清 RIA、EIA、IRMA 法:成年男性为 15~200 微克/升($\mu g/L$),女性为 12~150 微克/升。

【临床意义】 原发性肝癌,血清铁蛋白(SF)往往明显升高,其浓度与肝细胞损伤程度、肝硬化存在与否,肝脏铁(Fe^{2+})的贮存量及肿瘤大小等有关;甲胎蛋白(AFP)阳性的原发性肝癌,其血清中血清铁常升高,故两者同时测定可提高检出率。甲胎蛋白或血清铁单项检测胆管细胞癌时,检出率分别为60%和50%,同时测定检出率可提高到85%左右。霍奇金病、急性粒细胞白血病、慢性粒细胞白血病急变者,血清铁明显升高,且与病情严重程度相关。肺癌患者血清铁蛋白升高得很多,且值之高低与预后有关;肺癌有胸腔积液,胸水中血清铁蛋白值升高,可与结核性胸膜炎胸水相鉴别。此外,乳腺癌、宫颈癌、胰腺癌、结肠癌等,均可有血清铁蛋白增高。

42. 异铁蛋白

【正常值】 血清RIA法:成年男性为(106.2±29.3)微克/升($\mu g/L$),女性为(66.9±28.0)微克/升。

【临床意义】 白血病、霍奇金病、肝癌、多发性骨髓瘤、淋巴瘤、胰腺癌、食管癌、胃癌、结肠癌、妇科恶性肿瘤、睾丸肿瘤等,血清中异铁蛋白增高;如上述肿瘤有肝、脾、淋巴和骨髓转移时,血清中异铁蛋白增高更为明显。

43. 多胺

【正常值】 多胺是指腐胺(PUT)、精脒(SPD)和精胺(SPM)。RIA测定:精胺和精脒正常值分别为(428.2±284.8)纳摩/升(nmol/L)和(158.8±53.4)纳摩/升。

【临床意义】 恶性肿瘤患者血、尿、脑脊液等体液中,多胺含量高于正常人;肿瘤组织中,多胺含量高于正常组织。

44. 血清胸苷激酶

【正常值】 1.5~3.5单位/升(U/L)。

【临床意义】 增高,见于白血病、霍奇金病、多发性骨髓瘤、小细胞型肺癌、病毒性感染等。

二、常见病症须做的化验检查

(一)传染性和感染性疾病

1. 败血症

白细胞(WBC)和中性粒细胞(N)显著增高,N可出现明显的核左移及中毒颗粒;超敏C反应蛋白(HS-CRP)在感染2~4小时后可升高,24~48小时达高峰,它是鉴别细菌和病毒感染的良好指标;血液、骨髓、尿液、痰液等细菌培养如获得阳性病原菌,对诊断和治疗非常重要;中性粒细胞四唑氮蓝(NBT)试验为阳性,有助于病毒性感染、非感染性疾病与细菌感染的鉴别;血清降钙素原(PCT)可在细菌感染2小时后检测到,12~24小时达高峰,可达正常人的2 000倍,是一个非常敏感而特异性血清学指标,对临床早期败血症诊断具有重要意义,也可作为细菌与病毒性感染的鉴别诊断的依据(因为病毒感染PCT不增高,病原菌抗原检测有辅助诊断价值)。

2. 流行性感冒

白细胞总数正常或降低,淋巴细胞(L)百分率相对增高;鼻甲黏膜印片检测,可发现多数细胞胞浆内有嗜酸性包涵体,发病4日内阳性率高达80%~95%;血清流感病毒抗原测定为阳性,具有早期诊断意义。

3. 甲型 H_1N_1 流感

白细胞正常或降低;大部分患者有丙氨酸氨基转移酶(ALT)、天门冬氨酸氨基转移酶(AST)升高;血气分析,伴有明显的低氧血症;急性期和恢复期血清甲型 H_1N_1 流感病毒特异性抗体水平呈4倍或4倍以上升高,可确诊为甲型 H_1N_1 流感;通过免疫荧光法等检测,可以判断病毒的类型,再经痰等测序,如证实为 H_1N_1 亚型流感病毒序列,即可确诊;呼吸道标本行病毒分离,如分离出甲型 H_1N_1 流感病毒,即可确诊。

4. 人禽流感(AI)

血细胞降低、正常或升高,半数以上患者淋巴细胞(L)减少且进行性下降,少数病人 PLT 减少;从咽拭子、鼻咽或气管吸出物、痰或肺组织中分离出 H_5N_1 或血清微量中和试验检测 H_5N_1 抗体阳性,双份标本抗体效价 4 倍以上升高,可确诊为人禽流感;H_5N_1RNA 检测,采用 H_5N_1 特异性血凝素基因反转录 PCR 检测,如为阳性,可以确定诊断;从鼻咽拭子、呼吸道分泌物中检出该病毒的 RNA,通过对代谢产物进行测序,如证实为 H_5N_1 亚型流感病毒序列,即可确诊为人禽流感;多数病例丙氨酸氨基转移酶(ALT)、天门冬氨酸氨基转移酶(AST)升高;多数病例 AST、乳酸脱氢酶(LDH)、肌酸激酶(CK)升高。

5. 严重急性呼吸综合征(SARS)

SARS 初期到中期,白细胞降低或正常,淋巴细胞呈进行性下降,部分病人 PLT 可减少;天门冬氨酸氨基转移酶(AST)、乳酸脱氢酶(LDH)等可有不同程度的升高;重型 SARS 病人,可伴有 ALT、AST 升高,尿素氮(BUN)、肌酐(Cr)升高;氧分压(PaO_2)、动脉血氧饱和度(SaO_2)和氧合指数降低,重型患者在吸氧 3~5 升/分钟条件下,PaO_2<70 毫米汞柱(mmHg),SaO_2<93%,氧合指数<300;极重度型患者 PaO_2<60 毫米汞柱、SaO_2<93%、氧合指数<200;SARS-COV 特异性抗体在急性期为阴性,而恢复期为阳性,或恢复期 IgG 抗体效价比急性期升高 4 倍或 4 倍以上,可确诊;测定患者血液、呼吸道分泌物、粪便等 SARS-COV-RNA,均为阳性,或同一标本重复检测均为阳性时,才可诊断为本病或病毒感染;淋巴细胞亚群检测,CD_4^+ 和 CD_8^+ T 淋巴细胞均下降,尤以 CD_4^+ 下降更为显著;通过组织培养,分离出 SARS-COV,是感染的可靠依据。

6. 亚细胞病毒性肺炎

白细胞正常或偏低,淋巴细胞百分比相对增高;尿沉渣涂片中,如找到含有典型嗜酸性核内包涵体的巨细胞,有诊断意义;巨细胞病毒(CMV)免疫球蛋白 M 抗体测定为阳性,表明近期感染,有诊断价值;MVIgG 抗体测定阳性表示既往感染,如双份血清恢复期比急性期 CMVIgG 抗体效价大于 4 倍以上,也表示有近期感染;CMVDNA 可为阳性,补体结合试验等抗体效价可升高,均有辅助诊断价值;可从患者呼吸道分泌物及尿液中分离出 CMV,具有诊断价值。

7. 柯萨奇病毒感染

取患者鼻咽部分泌物、粪便、血液,如培养出柯萨奇病毒,可明确诊断;如从患者鼻咽部分泌物、脑脊液、疱疹液、心包液、血液、胸水、粪便中分离出柯萨奇病毒,可以确诊;补体结合试验和免疫荧光抗体试验等,如发病后 2 周病毒抗体效价升高 4 倍或 4 倍以上,可以确诊。

8. 流行性腮腺炎

淋巴细胞百分比增高;血清及尿淀粉酶(AMY)升高,其程度与腮腺肿大程度呈正比;补体结合试验和血凝抑制试验,发病早期和恢复期,双份血清抗体效价有 4 倍以上增高,有确定诊断意义。

9. 麻疹

白细胞总数减少,淋巴细胞百分比偏高;前驱期鼻咽分泌物、痰和尿沉渣涂片镜检,可见多核巨细胞,具有早期诊断意义;血凝抑制、补体结合抗体试验,恢复期血清效价呈 4 倍以上增高,有诊断意义;麻疹病毒抗体免疫球蛋白 M(IgM)测定阳性,表示为近期感染。

10. 风疹

白细胞减少,淋巴细胞百分比增高,可出现异形淋巴细胞;风疹病毒免疫球蛋白 M 测定,如为阳性,表示近期感染;风疹病毒免疫球蛋白 G 测定,如出疹后数日为阳性,同时恢复期抗体效价有 4

倍以上升高,也表示为近期感染;病毒分离培养,分离培养出风疹病毒,有确定诊断意义。

11. 水痘

疱疹基底部刮取物涂片检测,可找到多核巨细胞及核内嗜酸性包涵体,血清补体结合中和试验双份血清抗体效价 4 倍以上增高,均有诊断价值。

12. 传染性单核细胞增多症

白细胞分类中,各种单核细胞(M)占 50%~60%,其中异形淋巴细胞占 10%~25%;嗜异性凝集试验(HAT)呈阳性,有确定诊断意义;血清抗 EB 病毒免疫球蛋白 M(抗 EBVIgM)特异性抗体试验呈阳性,有确定诊断意义。

13. 甲型肝炎(HAV)

急性、重症肝炎,白细胞及中性粒细胞百分比均可明显增高,部分慢性肝炎病人血小板(PLT)可减少;与血清胆红素(BIL)相对应,黄疸性肝炎尿 BIL、尿胆原(URO)均显著增高;急性肝炎患者,总胆汁酸(TBA)明显增高,是目前对肝胆疾病最灵敏的指标之一;急性肝炎天门冬氨酸氨基转移酶同工酶(ASTm)持续升高时有变为慢性肝炎的可能;慢性肝炎 ASTm 持续升高者应考虑为慢性活动性肝炎,重症肝炎时血清中 ASIm 也明显升高,但恢复较快;慢性肝炎肝硬化时,血清白蛋白(ALB)降低,球蛋白(GLB)增高,特别是 α-球蛋白(α-GT)显著升高是肝硬化的表现之一;慢性肝炎活动期及慢性迁延性肝炎腺苷脱氢酶(ADA)均可升高;严重肝炎时,凝血酶原时间(PT)延长、纤维蛋白原(Fib)降低,其他凝血因子 II、V、VII、IX、X 也均可减少;急性肝炎潜伏期丙氨酸氨基转移酶(ALT)、天门冬氨酸氨基转移酶(AST)即开始升高,急性期可达 1 000 单位/升以上,AST/ALT<1,而慢性肝炎 ALT、AST 多正常或轻度升高,慢性肝炎活动期又可明显增高,AST/ALT>1;抗甲型肝炎免疫球蛋白 M(抗 HAV-IgM)测定,是甲型肝炎早期诊断的可靠指标,发病第一周即呈阳性,1~2 个月抗体效价和阳性率下降,3～6 个月后消失;抗 HAVIgG 出现稍晚,但可长期阳性,甚至持续终身,抗 HAVIgG 有助于了解既往感染情况及人群免疫水平。

14. 乙型肝炎(HBV)

HBV 的血常规、尿液分析、肝功能、总胆汁酸(TBA)、蛋白电泳、凝血因子等测定,见前 HAV 有关介绍。乙型肝炎表面抗原(HBsAg)阳性,是 HBV 感染的特异性标志,抗乙型肝炎表面抗体(抗 HBsAb)阳性,提示有 HBV 感染史,抗 HBsAb 是保护性抗体,也是评价疫苗免疫效果的标志之一;乙型肝炎 e 抗原(HBeAg)阳性程度,反映 HBV 的复制及传染性强弱,慢性 HBV 感染时 HBeAg 阳性,常表示肝细胞内有 HBV 活动性复制,当 HBeAg 转阴伴有抗-HBe 抗体出现时,常表示 HBV 复制停止;抗 HBcIgM 阳性,可确诊为急性乙肝,抗 HBcIgG 主要见于乙肝恢复期和慢性感染的状态。HDVDNA 和 DNA 多聚酶阳性,为 HBV 存在的直接证据,表示体内病毒正在复制,是目前乙肝检测中最正确可靠的指标。慢性乙肝,甲胎蛋白(AFP)可轻度升高;当发现肝癌时,AFP 可显著升高。

15. 丙型肝炎(HCV)

HCV 的血常规、尿液分析、蛋白电泳、凝血因子等检测,见前面甲型肝炎介绍。HCV 患者,ALT 和 AST 可持续或反复增高。抗 HCV 阳性,可能表示近期感染丙型肝炎后的免疫状态;丙型肝炎病毒相关多肽抗体(抗 GOR),是 HCV 感染时特有的自身抗体,阳性率达 80%;HCVRNA 阳性,是病毒血症的直接证据,在一定程度上反映肝内病毒复制的情况,也是疗效判定最常用的指标。

16. 丁型肝炎(HDV)

HDV 的血常规、尿液分析、肝功能、蛋白电泳、凝血因子等检测见前面甲型肝炎介绍。丁型肝炎病毒抗原(HDVAg)阳性,仅在感染后数天内存在,随后出现抗丁型肝炎病毒免疫球蛋白 M

(抗 HDVIgM),但持续时间较短;慢性 HDV 感染时,抗丁型肝炎免疫球蛋白 G(抗 HDVIgG)可持续升高。

17. 戊型肝炎(HEV)

HEV 的血常规、尿常规、肝功能、凝血因子等检测,见前面甲型肝炎介绍。戊型肝炎急性期,血清内可检出高效价的抗 HEV-IgM,恢复期血清内可检出低水平的抗 HEVIgG,抗 HEVIgG 较抗 HEVIgM 阳性率更高;检测血清、粪便中 HEVRNA 阳性,可诊断为戊型肝炎。

18. 庚型肝炎(HGV)

HGV 的血常规、尿常规、肝功能、凝血因子等检测,见前面甲型肝炎介绍。抗 HGV 阳性,是近期感染庚型肝炎的免疫状态;检测 HGVRNA,比检测 HGV 的意义更大。

19. 艾滋病(AIDS)

(1)血常规:白细胞多减少,淋巴细胞明显减少,中性粒细胞比率相对增高,有核左移现象,可见较多异形淋巴细胞。血红蛋白(Hb)、红细胞(RBC)减少,血小板(PLT)正常或减少。

(2)抗人类免疫缺陷病毒(抗-HIV)检测:抗-HIV 阳性,说明患者可能被 HIV 感染,须做蛋白印迹试验或免疫荧光检测等确证试验。确证试验阳性的标准,P^{24}、gp^{41}、gp^{120} 及 gp^{160} 条带中,有两条以上条带阳性。抗体阳性的孕妇,其抗体在新生儿体内可保持一年半,患儿一年半后阳性,才能作为 HIV 感染的依据。

(3)T 细胞亚群分析:NK 活性降低,CD_4 细胞特征性减少,$CD_4^+/CD_8^+<1$。

(4)T 细胞功能检测:Th_1 细胞受抑制,IL-2 如 INF-r 分泌减少,Th_1/Th_2 细胞平衡失调。

(5)风湿系列指标等检测:部分患者 ANA、RF、CIC 均可为阳性;免疫球蛋白有不同程度的升高。

20. 淋巴细胞性脉络丛脑膜炎

早期,白细胞总数减少,分类中淋巴细胞增多,常有异形淋巴细胞出现。脑脊液(CSF)检测：压力正常或稍上升；细胞数达 500×10^6/升,以淋巴细胞为主,占 $80\% \sim 95\%$；稍正常或稍增高。双份血清测定补体结合抗体,病程中如有 4 倍或 4 倍以上升高,则可以确定诊断；免疫荧光试验,在第一周即呈阳性,有助于早期诊断。

21. 病毒性脑膜炎

脑脊液(CSF)检测：白细胞数 $<300 \times 10^6$/升,早期中性粒细胞偏高,后期淋巴细胞占优势；蛋白正常或轻度升高,糖及氯化物含量正常。血柯萨奇病毒标记物测定,可为阳性。血、尿淀粉酶(AMY)测定,伴腮腺肿大或颌下腺肿大者,均可升高。

22. 森林脑炎

白细胞总数多在 $(10 \sim 20) \times 10^9$/升,其中中性粒细胞显著升高。脑脊液(CSF)压力稍高,白细胞多在 200×10^6/升左右,以淋巴细胞为主。补体结合试验及血凝抑制试验,双份血清效价增至4 倍以上,有诊断意义；特异性免疫球蛋白 M(IgM)测定为阳性,有早期诊断价值。

23. 脊髓灰质炎

白细胞数正常或轻度增高,先以中性粒细胞为主,后以单核细胞为主。血沉(ESR)在急性期可增快。脑脊液(CSF)WBC 数为 $(50 \sim 500) \times 10^6$/升,早期以中性粒细胞为主,后期以淋巴细胞为主；蛋白质早期正常,后期可增加；糖和氯化物基本正常。血清病毒抗体试验可呈阳性,有诊断价值。

24. 流行性乙型脑炎

白细胞总数增加到 $(10 \sim 30) \times 10^9$/升,以中性粒细胞为主,占 80% 以上。脑脊液(CSF)清亮或微混浊,糖、氯化物基本正常,蛋白质增多；WBC 多数在 $(50 \sim 500) \times 10^6$/升,起病 5 日内以中性粒细胞为主,以后见淋巴细胞增加。发病 4 周时,血清补体结合试验的阳性率在 80% 以上,提示为近期感染。

25. 流行性出血热

(1)外周血检测：白细胞数升高,早期中性粒细胞百分比升高,可见幼稚细胞；发病 1 周后,淋巴细胞百分比升高,可见异形淋巴细胞；红细胞及血红蛋白,早期正常,后期可明显升高；血小板数可下降。

(2)尿常规和肾功能检测:尿中可见蛋白、红细胞及管型；血尿素氮(BUN)、肌酐(Cr)值,均可升高。

(3)肝功能检测:丙氨酸氨基转移酶(ALT)及胆红素(BIL)值均升高。

(4)血钾(K)、钠(Na)、氯(Cl)测定:血 Na、Cl 均降低,血 K 可升高或降低。

(5)免疫球蛋白(Ig)测定:IgG、IgA、IgM 值,均可降低。

26. 登革热

(1)出疹期白细胞数明显减少,中性粒细胞百分比降低,可见中毒颗粒及退行性核左移,淋巴细胞相对增高,有异形淋巴细胞；严重病例及继发感染者,WBC 增加,血小板明显减小。

(2)尿中有少量蛋白、红细胞及白细胞。

(3)出凝血时间、凝血酶原时间(PT)均延长,各种凝血因子轻度降低,纤维蛋白降解产物(Fib)轻至中度增加,红细胞压积增高。

(4)严重病例,丙氨酸氨基转移酶(ALT)可升高,白蛋白(A)降低,A/G 比<1。

(5)单份血清补体结合试验效价超过 1∶32,红细胞凝集抑制试验效价超过 1∶1 280,有诊断意义；恢复期血清抗体效价,比急性期高 4 倍以上,可以确诊；中和试验,中和指数超过 50,为阳性。

(6)取 1～3 天患者的血,做乳鼠接种试验,如分离出病毒,可确定诊断。

27. 狂犬病

(1)白细胞中度升高,中性粒细胞百分比在 80% 以上。

(2)血清钾(K^+)、钠(Na^+)、氯(Cl^-)、二氧化碳结合力(CO_2CP)可出现相应的变化。

(3)唾液、鼻咽洗液、角膜印片等,可检出狂犬病毒抗原,有诊断意义;用 RT-PCR 法,可从病人唾液等中检出狂犬病毒 RNA,有诊断意义。

(4)病后 1 周,半数患者 IgM 抗体呈阳性,病后 2 周几乎所有患者都为阳性;既往接种狂犬疫苗者,中和抗体效价须超过 1:5 000,方可作为诊断依据。

(5)狂犬病者脑组织中,查见圆形或椭圆形的嗜酸性包涵体(樱桃红色),有诊断意义。如脑等组织中,分离出狂犬病病毒,可以确诊。

28. 伤寒

白细胞总数减少,中性粒细胞减少,嗜酸性粒细胞减少或消失(其变化有辅助诊断意义);血小板减少,提示病情严重。尿蛋白(PRO)可为阳性,粪便隐血(OB)试验可为阳性。肥达反应,O≥1:80,H≥1:160。葡萄球菌 A 蛋白协同凝集(SPA)试验等均可为阳性。血培养是确诊的依据。第一周末检出致病菌阳性率最高可达 90%;骨髓培养,骨髓象检出伤寒细胞(戒指细胞),可作为临床确诊的依据;粪培养,潜伏期也可呈阳性,3～5 周时阳性率高达 80%。免疫球蛋白(Ig)测定,IgA、IgG、IgM 值均可升高;血液、骨髓等伤寒杆菌 DNA 测定,如为阳性,是确诊的重要依据。腺苷脱氢酶(ADA)、葡萄糖球菌 A 蛋白(SPA)等阳性,有辅助诊断意义。

29. 轮状病毒性肠炎

血清抗体检测,恢复期较急性期抗体效价增高 4 倍,具有诊断意义;用补体结合(CF)试验等检测,轮状病毒特异性抗原阳性,有确定诊断意义;早期免疫球蛋白 M 抗体增高,2～4 周后可出现 IgG 抗体增高,有辅助诊断意义;电子显微镜找到典型形态的轮状病毒,阳性率高达 90%,有确定诊断的意义。

30. 细菌性食物中毒

白细胞计数一般在 10×10^9/升以上,中性粒细胞百分比增高;如严重脱水时,血钠(Na^+)、钾(K^+)均降低;粪便涂片镜检,可见白细胞、红细胞及脓细胞；发病初期和恢复期双份血清效价，如有 4 倍以上增高时，可明确诊断。

31. 细菌性痢疾

急性菌痢，白细胞总数高达$(10\sim20)\times10^9$/升，中性粒细胞百分率增高，重型及中毒型菌痢可出现核左移现象；红细胞及血红蛋白可有轻度下降。粪便涂片镜检，有成堆脓细胞，如发现巨噬细胞，有助于诊断；粪便培养，阳性率高，是确诊的依据；粪便中，如葡萄球菌 A 蛋白协同凝集（SPA）试验阳性，有快速诊断意义。

32. 霍乱

白细胞可升至$(25\sim60)\times10^9$/升；尿中可出现蛋白、红细胞及管型；血尿素氮增高，血清电解质（如钾、钠、氯等）及二氧化碳结合力均可降低；吐泻物直接涂片或悬滴镜检，常可找到霍乱弧菌，可确定诊断；病程 2 周时血清凝集试验，效价达 1：80 以上，如有动态升高，有追溯性诊断意义。

33. 布氏杆菌病

白细胞正常或减少，其中淋巴细胞和单核细胞增多；以布氏杆菌做皮内试验，如为阳性，表示曾感染或正在感染本病；血、骨髓、脑脊液等布氏杆菌培养，如均为阳性，有确定诊断意义；ILISA 等检测，特异性抗体测定为阳性，有诊断意义；如布氏杆菌脱氧核糖核酸（DNA）测定为阳性，有确定诊断意义。

34. 炭疽

白细胞计数增高，其中中性粒细胞明显升高；血小板减少。血液、脑脊液、痰液等分泌物直接涂片显微镜检测，可见粗大的革兰阳性杆菌；分泌物等培养，可见炭疽杆菌生长，有诊断价值。用 ELISA 法测定，可为阳性，有辅助诊断意义。分泌物动物接种，从血液和组织中，可查出和培养出炭疽杆菌，可确定诊断。

35. 鼠疫

（1）白细胞总数可达 30×10^9/升，早期以淋巴细胞增高为主，随后中性粒细胞显著增高，大量出血时，可引起 RBC、Hb 和 PLT 降低。

(2)尿蛋白(PRO)阳性,尿中可见数量不等的红细胞和白细胞。

(3)肠炎型鼠疫呈血性或黏液血便,OB 阳性。

(4)脓液、脑脊液(CSF)、淋巴结穿刺液直接涂片镜检,可见革兰阴性两端浓染的短杆菌,半数以上为阳性。

(5)血液、脑脊液、痰液、骨髓等细菌培养,如为阳性,为本病确诊的依据。血培养,早期阳性率为 70%,晚期为 90%左右,败血症时可达 100%。

(6)凝血酶原时间(PT)、凝血酶时间(TT)、D-二聚体(D-D)、部分凝血活酶时间(APTT)可增高,纤维蛋白原(Fib)降低,应注意血管内凝血(DIC)的可能性。

(7)血液、脑脊液、淋巴结穿刺液等 Fi 抗原检测为阳性,是鼠疫早期诊断的依据。酶联免疫吸附试验等检测 F_1 抗体,双份血清效价升高 4 倍以上,可以确诊。

36. 白喉

白细胞计数增高,多在(10~20)×10^9/升,中性粒细胞百分比增加。从假膜边缘取材,进行细菌培养,如为阳性,再如毒力试验阳性,可确定诊断;将培养 4 小时的菌落,用特异性血清进行免疫荧光检测,如为阳性,可做出该病明确诊断。

37. 猩红热

白细胞计数增加到(10~20)×10^9/升,中性粒细胞百分比增加高达 80%以上,胞质中可见中毒颗粒,嗜酸性粒细胞(E)在恢复期中升高。咽拭子如培养出乙型溶血性链球菌 A 族球菌,可确定诊断。

38. 百日咳

卡他期末和痉挛性咳嗽期,白细胞总数明显升高,可达(30~50)×10^9/升,其中淋巴细胞占 60%~80%。病初用鼻咽拭子,痉咳期用碟痰法采集标本接种培养,如培养出百日咳杆菌,可以确诊。应用凝集试验和补体结核试验等检测早期及恢复期双份血清,免疫球蛋白 M(IgM)抗体效价递升,或单价血清凝集抗体滴度 1：320 以上为阳性,可明确诊断。

39. 流行性脑脊髓膜炎

白细胞总数明显升高,可达 20×10^9/升左右,中性粒细胞百分比大于 80%,严重者可出现中毒颗粒及空泡。脑脊液(CSF)压力增高,外观呈混浊或脓样;蛋白明显增高,可增至 2 克/升以上;糖明显减少,氯化物降低;WBC 在 $1\,000 \times 10^6$/升以上,以中性粒细胞为主。CSF 沉淀物及皮肤瘀点涂片检测,脑膜炎球菌阳性率达 80%以上,有早期诊断价值。

40. 军团杆菌病

半数以上患者白细胞计数为 10×10^9/升,以中性粒细胞为主,有明显的核左移现象。急性期(<7 天)和恢复期(发病≥22天)双份血清抗体效价在 4 倍以上,并≥1：28,或恢复期单份血清抗体效价达 1：256 以上者,可做出诊断。取病理组织做切片,用第德勒镀银染色镜检,军团菌染成深棕色或黑色,有诊断价值。血液、痰液、胸水等,接种于 BCYE 培养基中,如分离出军团杆菌病原体,可确定诊断。

41. 肺结核(TB)

白细胞总数正常或偏低,淋巴细胞百分比升高;重症病人,可出现红细胞、血红蛋白下降。痰直接涂片镜检,如找到结核杆菌,可明确诊断。旧结核菌素(OT)及结核菌素纯蛋白衍化物(PPD)测定,如为阳性有诊断意义。血沉(ESR)可加快。血清抗结核抗体测定,阳性率为 $62\% \sim 94.7\%$,有辅助诊断意义。

42. 结核性脓胸

白细胞正常或偏低,淋巴细胞百分比偏高。血沉可增快。旧结核菌素(OT)及结核菌素纯蛋白衍化物(PPD)试验如为阳性,对确定诊断有帮助。粪便培养,找到结核杆菌,可明确诊断。

43. 结核性腹膜炎

轻度至中度贫血,血沉(ESR)可加快。腹水为草绿色,少数呈混浊、血性或乳糜样,静置后常凝固成块;蛋白质(PRO)定量＞20克/升;细胞分类,以淋巴细胞、单核细胞为主;腹水浓缩涂片镜检,如找到结核杆菌,可确定诊断。腹膜活检,镜下检测,如结核菌阳性,可明确诊断。

44. 肠结核

白细胞正常或偏低,淋巴细胞百分数偏高;血沉可加快。旧结核菌素(OT)及结核菌素纯蛋白衍化物(PPD)试验,如为阳性,对确定诊断有帮助。粪便培养如找到结核杆菌,可明确诊断。

45. 结核性脑膜炎

白细胞正常或偏低,红细胞及血红蛋白可下降;血沉可加快。旧结构菌素(OT)及结核菌素纯蛋白衍化物(PPD)试验如为阳性,具有诊断价值。脑脊液(CSF)压力增高;外观清晰或呈毛玻璃样,放置数小时后,可有纤维蛋白形成;细胞数多为$(25\sim500)\times10^6/$升,以淋巴细胞为主;蛋白含量升高,氧化物含量降低,糖含量常降至2.24毫摩/升以下。脑脊液结核杆菌脱氧核糖核酸(DNA)用PCR方法检测,其值可升高,具有早期诊断意义。

46. 钩端螺旋体病

白细胞数轻度增高或正常,以中性多形核细胞为主;轻度贫血和血小板减少;血沉可加快。有轻度蛋白尿,尿中可见红细胞、白细胞及管型。病后7~8天,用ELISA、补体结核试验等方法,检测血清特异性抗体免疫球蛋白M(IgM),如为阳性,有早期诊断价值。

47. 回归热

虱传回归热,白细胞(WBC)可增高,一般在$(10\sim20)\times10^9/$升,中性粒细胞增高;蜱传回归热,WBC正常。脑脊液(CSF)压力和蛋白略升高;细胞数增多,以淋巴细胞为主。丙氨酸氨基转移酶(ALT)可升高,凝血酶原时间(PT)可延长。在发热期间,血和骨髓涂片镜检,可见螺旋体,又如动物接种发现螺旋体,均有确定诊断意义。

48. Q 热

白细胞计数正常,中性粒细胞核多轻度左移;血沉可中度增快。贝纳立克次体凝集反应,效价>1:8 为阳性,病程 2～3 周出现阳性,第八周后效价下降;补体结合试验,效价>1:8 为阳性,病程第七天开始出现阳性;外斐反应,OX_{19}、OX_2 及 OX_K,均为阴性。

49. 黑热病

白细胞减少至$(1.5～3.5)×10^9$ 升,中性粒细胞减少;红细胞及血红蛋白均下降;血小板减少;血沉可加快。丙氨酸氨基转移酶(ALT)及血胆红素(BIL)升高;白蛋白(A)减少,球蛋白(G)增加,A/G 比值下降或倒置。补体结合试验,可为阳性。肝、脾、淋巴结等涂片检测、培养或动物接种,如找到利什曼原虫,即可确诊。

50. 弓形虫病

血、脑脊液(CSF)、支气管肺泡冲洗液等,用直接染色和免疫过氧化物酶标记,如发现弓形虫,即可确诊。间接放免法、直接凝集度等测定,可为阳性;弓形虫免疫球蛋白 M(IgM)和 E(IgE),在急性感染的第一天起就已产生,免疫球蛋白 A(IgA)也很快产生,12～15 天后免疫球蛋白 G(IgG)产生;3～4 个月后,IgA、IgM 消失,而 2 个月时 IgG 达高峰,此后可低滴度长期存在。以上血清免疫检测,均具有早期诊断意义。

51. 新型隐球菌病

脑脊液(CSF)细胞<$500×10^6$/升,以淋巴细胞为主,CSF 蛋白质轻度升高,糖及氯化物降低;CSF 墨汁涂片,可找到新型隐球菌,具有明确诊断意义;CSF 培养如为阳性,可确定诊断;CSF 免疫学测定,可找到相应隐球菌荚膜多糖抗原,也可以确诊。

52. 肺隐球菌病

白细胞和中性粒细胞轻中度增高,中晚期病例可有贫血、血沉加快。痰、胸腔积液和脑脊液(CSF)墨汁染色,找到厚荚膜隐球菌,可确诊本病;脑脊液等培养,检出新生隐球菌,可作为确诊依据。补体结合试验阳性,有助于本病诊断。检测 CSF 等新生隐球菌荚膜多糖抗原,如为阳性,具有确诊意义。

53. 组织胞浆菌病

取血液、骨髓、痰液等,涂片镜检,在中性粒细胞和单核细胞内外检测,如见典型芽状的酵母形组织胞质菌,对本病有诊断价值;如取血液、骨髓、痰液等培养,分离出荚膜组织胞质菌,具有确诊本病的意义。组织胞质菌抗体效价>1:8或近期升高4倍以上为阳性,提示为早期急性感染;从血清、尿液、脑脊液(CSF)中,查出组织胞质菌抗原阳性,提示为活动性感染。浅表淋巴结等穿刺活检,病理组织切片,如发现酵母型真菌,可以确诊。

54. 曲霉菌病

变态反应性曲霉菌病,可有外周血嗜酸性粒细胞(E)增多;痰中可检出大量E和菌丝。血清免疫球蛋白E(IgE)增高,可>1 000微克/升,提示早期感染。患处样本直接涂片,可见菌丝或曲霉菌孢子,患处标本培养为阳性结果,均有确诊意义。受损组织或淋巴结活检,尤适用于播散性曲霉菌病,如找到曲霉菌,以便及时做出诊断。

55. 念珠菌病

泌尿道念珠菌病,尿中白细胞增多,尿蛋白(PRO)阳性;可有血尿素氮(BUN)、血肌酐(Cr)增高。播散性念珠菌病综合征和念珠菌菌血症,心肌酶谱肌酸激酶(CK)、肌酸激酶同工酶(CK-MB)、乳酸脱氢酶(LDH)、天门冬氨酸氨基转移酶(AST)等,均有不同程度的升高。患处组织及分泌物直接涂片镜检,如查出假菌丝或厚膜孢子,是最为简单而重要的诊断方法;患处组织及分泌物培养出相应念珠菌,有明确诊断意义。组织病理学切片中,如发现真菌和相应病理改变,即可确诊。大多数患者,血清甘露糖增高,此指标特异性高,有辅助诊断作用。

(二)寄生虫病

1. 肠阿米巴病

粪便可见大量红细胞,可见较少白细胞及夏-雷结晶;急性期可找到滋养体,慢性期可发现溶组织阿米巴滋养体或包囊,均可确诊。血清免疫学测定,抗体阳性,有助于诊断。纤维肠镜溃疡边缘部分涂片及活检,如发现滋养体,有助于诊断。

2. 隐孢子虫病

用金胺酚染色法等,在粪便或肠黏膜的刮取物中,如发现隐孢子虫,即可确诊。用间接免疫荧光试验,如检出粪便中隐孢子虫虫卵,可确定诊断;用 ELISA 法检测血清中隐孢子虫免疫球蛋白 G(IgG)和 M(IgM)抗体,有助于诊断。

3. 疟疾

白细胞正常或偏低,单核细胞百分比偏高;多次反复发作后,红细胞及血红蛋白可降低。厚滴血片、骨髓涂片及红细胞内找疟原虫,一般发病前数小时内检测,阳性率较高,有助于确诊。疟原虫抗原测定如为阳性,有助于早期诊断。

4. 日本血吸虫病

急性期,白细胞数及嗜酸性粒细胞(E)均显著升高,而慢性期 E 在 10% 以内;晚期因脾功能亢进,全血细胞与血红蛋白(Hb)不同程度的减少。晚期,白蛋白(A)明显下降,而球蛋白(G),尤其是 γ-球蛋白(γ-G)显著升高,A/G 比倒置。间接红细胞凝集试验可为阳性,有辅助诊断意义。

5. 肺吸虫病

急性肺吸虫病,白细胞增多,可为类白血病样反应;嗜酸性粒细胞明显升高,一般为 20%~40%,高者可达 80%。痰、胸水、脑脊液(CSF)涂片镜检,或皮下结节、包块组织活检,如发现肺吸虫虫卵,有确定诊断意义。

6. 肺血吸虫病

白细胞数及嗜酸性粒细胞均增高,血红蛋白降低。痰内偶可检出虫卵,粪便中可检出虫卵或毛蚴,肠黏膜活检组织镜检可发现虫卵或毛蚴,均有助于确定诊断。

7. 肺包虫病

白细胞计数在正常范围内,但嗜酸性粒细胞轻度至中度升高。咳出物或胸液中,如找到囊肿破裂的碎片、子囊和原头蚴等,可明确诊断。包虫皮内试验、ELISA 试验等,如均为阳性,敏感性和特异性达 95％以上,有助于诊断。

8. 肺阿米巴病

白细胞、嗜酸性粒细胞均增高;慢性者,可出现贫血;血沉可加快。痰及胸液中,如找到阿米巴虫体,可明确诊断。用间接荧光抗体试验等测定阿米巴抗体,阳性率高达 95％以上,有助于诊断。

9. 蛔虫病

白细胞升高达$(15\sim20)\times10^9$/升,嗜酸性细胞增高达 30％。粪便涂片,镜下见蛔虫卵,可确定诊断。补体结合试验、皮内试验阳性,有助于确定诊断。

10. 钩虫病

红细胞计数减少,血红蛋白及红细胞比积(HCT)降低,属小细胞低色素性贫血;初期,白细胞计数增加及嗜酸性粒细胞百分比增加。血浆白蛋白(A)及血清铁(Fe)含量,均可降低。粪便直接涂片,如检出虫卵,可以确诊;移出培养,可提高钩虫检出率。

11. 华支睾吸虫病

白细胞中,嗜酸性粒细胞可增多;严重感染时,可出现贫血。粪便涂片找到虫卵,即可确诊;沉淀集卵法、十二指肠液或十二指肠引流胆汁,检测虫卵,其阳性率高,助诊意义较大。成虫抗原皮内试验、补体结合试验检测抗体,如均为阳性,有辅助诊断意义。

12. 姜片虫病

白细胞数轻度增加,嗜酸性粒细胞增加可达 10％～20％;可出现轻度贫血。粪便涂片镜检,可找到虫卵,为确诊依据;每克粪便中虫卵数<2 000 者为轻度感染,2 000～10 000 者为中度感染,虫卵数>10 000 者为重度感染。

13. 贾第虫病

粪便直接涂片等,如找到滋养体或包囊,为阳性,即可确诊。小肠活检,如找到滋养体,为阳性,即可确诊。酶联免疫法测定抗体,可为阳性,其特异性、敏感性均高,有助于诊断。

14. 丝虫病

急性期,白细胞计数、嗜酸性粒细胞数,均可增高。午夜前2小时,自指尖或耳垂取血三大滴做涂片检测等,如找到微丝蚴可确定诊断。淋巴结等切片检测,如找到微丝蚴,可确定诊断。皮内试验、循环抗原检测等,如为阳性,有辅助诊断价值。

(三)呼吸系统疾病

1. 咳嗽咳痰

(1)白细胞(WBC)计数升高、中性粒细胞(N)百分比升高,提示上呼吸道或肺部可能有细菌感染;WBC正常或偏低,N相对降低,常提示病毒等感染。

(2)血嗜酸性粒细胞(E)直接计数增高,提示有变态反应存在,如哮喘等;血清免疫球蛋白E值升高,提示为支气管哮喘等。

(3)痰涂片,找到结核菌,提示肺结核病等;旧结核菌素(OT)或结核菌素的纯蛋白衍化物(PPD)试验阳性,提示结核病的可能性。

(4)痰培养,可发现引起本症的致病菌。

(5)血沉增高,见于上呼吸道及肺的一般感染、结核、肺肿瘤等。

(6)类风湿因子(RF)阳性,见于类风湿关节炎;抗核抗体(ANA)阳性,见于系统性红斑狼疮;可溶性核抗原抗体(抗ENA抗体)中的SS-A抗体和SS-B抗体阳性,见于干燥综合征病人。

以上疾病均可有咳嗽咳痰症状,故检测上述血清学指标,有助于本症的鉴别诊断。

2. 咯血

白细胞计数及中性粒细胞百分比升高,提示可能为肺脓肿、大叶性肺炎等。痰涂片镜检找到结核菌,提示为肺结核性咯血;旧结核菌素(OT)或结核菌素的纯蛋白衍化物(PPD)试验为阳性,也提示为肺结核。痰培养可发现引起咯血的致病菌。痰涂片找到癌细胞,可明确为肺癌所致的咯血。包虫抗原皮试,如为阳性,可能为肺包虫病咯血。

3. 胸痛

白细胞(WBC)计数及中性粒细胞均增多,可见于各类肺炎、胸膜炎、肺梗死、心包炎、心肌梗死等;WBC 极度增多伴有幼稚细胞出现时,提示为白血病引起的胸痛。血沉增快,提示为心肌梗死、结核性胸膜炎及急性心包炎所致胸痛。血清肌酸磷酸激酶(CPK),天门冬氨酸氨基转移酶(AST)及乳酸脱氢酶(LDH)等值升高,提示为心肌梗死性胸痛。痰涂片找到癌细胞,提示为支气管癌性胸痛。如血、尿淀粉酶(AMY)值升高,可能为急性胰腺炎引起的放射性胸痛。

4. 发绀

白细胞计数及中性粒细胞百分比均升高,可能为各种肺部感染导致的发绀;如嗜酸性粒细胞百分比升高,可能为哮喘引起的发绀;如红细胞(RBC)及血红蛋白(Hb)均降低,可能为各种贫血引起的发绀;如 RBC 总数 $>(6\sim6.5)\times10^{12}$/升,Hb$>160\sim170$ 克/升,则可能为真性红细胞增多症所致发绀。免疫球蛋白 E 升高,可能为支气管哮喘引起的发绀。

5. 呼吸困难

白细胞计数及中性粒细胞均升高,考虑为细菌感染性肺炎等引起的呼吸困难;嗜酸性粒细胞升高,提示哮喘等过敏性疾病所致呼吸困难;红细胞压积(HTC)、血红蛋白(Hb)或红细胞(RBC)明显降低,提示各类贫血引起的呼吸困难。免疫球蛋白 E(IgE)及 M(IgM)升高,可能为支气管哮喘所致呼吸困难。氧分压(PaO_2)降低,二氧化碳结合力(CO_2CP)升高,可能为呼吸衰竭所致呼吸困难。血清补体C_3、C_4降低,类风湿因子(RF)及抗核抗体(ANA)等阳性,提示可能为结缔组织病引起的呼吸困难。痰细菌培养,可获得支气管-肺部疾病相应的致病菌,有助于呼吸困难的诊断。

6. 杵状指(趾)

白细胞计数高于$10×10^9$/升,红细胞及血红蛋白降低,提示为急性或亚急性心内膜炎。血沉增快>20毫米/小时,提示为慢性纤维性空洞型肺结核、急性或亚急性心内膜炎等。痰涂片找到结核菌,旧结核菌素(OT)或结核菌素纯蛋白衍生物(PPD)试验阳性,均提示为慢性纤维性空洞型肺结核。痰涂片镜检,如找到癌细胞,可能为支气管肺癌所致杵状指(趾)。血培养找到相应的病原菌,可见于肺脓肿、慢性脓胸、严重支气管扩张等。如血气分析异常,提示为肺气肿、肺源性心脏病等。

7. 肺脓肿

白细胞计数可达$(20～30)×10^9$/升,中性粒细胞百分比增加可达$80\%～90\%$,有核左移现象;血沉可加快。痰液外观呈脓性,黄绿色,可有血性;痰液放置后可分为三层,底层为大量脓性沉渣,中层为浆液,上层为黏液泡沫;痰液可培养出相应的致病菌,以利于诊断及治疗。

8. 胸腔积液

(1)胸腔积液常规检测:漏出液外观清,常呈淡黄色;渗出液微浊或混浊,可为草绿色、脓性、血性、乳糜性。比重,漏出液<1.018,渗出液>1.018。Rivalta试验,漏出液为阴性,渗出液为阳性。细胞计数与分类,漏出液<$10×10^7$/升,主要为内皮细胞;渗出液常>$50×10^8$/升,急性炎症以中性粒细胞为主,慢性炎症及肿瘤以淋巴细胞为主。

(2)胸腔积液生化检测:蛋白定量,<30克/升为漏出液,>30克/升为渗出液;胸腔积液蛋白/血清蛋白<0.5为漏出液,>0.5为渗出液。葡萄糖含量,漏出液与血液含量相等,渗出液常低于血液含量。酶学测定,乳酸脱氢酶(LDH)>200 单位/升为渗出液,<200 单位/升为漏出液;胸腔积液 LDH/血清 LDH>0.6 为渗出液,<0.6 为漏出液。腺苷脱氨酶(ADA)明显增高,多见于结核性胸膜炎、化脓性及风湿性胸液等。癌胚抗原(CEA)>15 微克/升,提示为恶性胸腔积液。淀粉酶(AMY)增高,提示为急性胰腺病变、恶性肿瘤、食管破裂等。

(3)胸腔积液病原体检测:漏出液无致病菌,渗出液可找到相应的致病菌。

(4)胸腔积液脱落细胞检测:50%以上的恶性胸腔积液,可找到相应的脱落细胞,可确诊。

(5)染色体检测:恶性胸腔积液,以超二倍体为主,多数为非整倍体,并可出现染色体结构异常。

9. 化脓性胸膜炎

白细胞计数增高>15×10^9/升,以中性粒细胞(N)为主,并有核左移现象。胸腔积液为渗出液,外观呈脓性;白细胞>10×10^9升,以 N 为主;胸腔积液 pH 值<7.2;胸腔积液乳酸脱氢酶(LDH)>1000 单位/升。胸腔积液涂片镜检,可见相应致病细菌;脓液培养,可确定致病菌。如为支气管胸膜瘘,可做亚甲蓝试验,如咳出蓝色痰,即可确诊。

10. 急性上呼吸道感染和急性气管-支气管炎

(1)病毒性感染时,白细胞(WBC)计数正常或降低,中性粒细胞(N)减少,淋巴细胞(L)百分比相对增高,嗜酸性粒细胞(E)降低;细菌性感染或病毒性感染并发细菌感染时,WBC 和 N 百分比均增高,严重者可出现核左移现象。

(2)细菌感染时,超敏 C-反应蛋白(HS-CRP)和降钙素原(PCT)均显著升高,有助于细菌及病毒性感染的鉴别,以指导临床治疗用药。

(3)鼻洗液黏膜上皮细胞(EC)中,如分离出相应病菌,有助于诊断;鼻甲黏膜印片检测,如发现细胞胞浆内嗜酸性包涵体,发病

4 日内阳性率高达 90％,有助于诊断。

(4)咽拭子培养,如发现相应致病菌,有助于诊治。

(5)病后 3～4 周,发病初期血清抗体效价增加 4 倍以上,即可确诊为病毒感染。

11. 慢性支气管炎

白细胞计数及中性粒细胞(N)均可增高,慢性支气管炎急性发作时增高得更明显,喘息型者嗜酸性粒细胞(E)常明显增多。痰液直接涂片检测,可见大量 N、脓细胞、破坏的杆状细胞,以及革兰阴性杆菌和革兰阳性球菌;喘息型者,可见 E 增多。痰培养,可常见肺炎链球菌、流感嗜血杆菌、甲型链球菌及奈瑟球菌等。

12. 毛细支气管炎

白细胞计数正常或偏低,分类在正常范围内。采用鼻咽拭子或分泌物,用免疫荧光等检测,如为阳性,可做出早期诊断。发病早期,进行咽拭子培养,可及时发现致病菌,有利于诊治。

13. 支气管哮喘

白细胞计数正常或偏高,合并感染时,白细胞及中性粒细胞百分比同时升高;嗜酸性粒细胞(E)百分比增高,直接计数＞300×10^6/升(300/微升)。痰涂片镜检,可见较多的 E 及夏科-莱登结晶等;痰培养,可培养出诱发哮喘的致病菌。外源性哮喘,免疫球蛋白 E(IgE)增高。皮肤过敏试验,可检出引起哮喘发作的过敏源。

14. 哮喘性肺嗜酸性粒细胞浸润症

白细胞计数增高,嗜酸性粒细胞(E)绝对数及百分比均增高。血清细菌沉淀抗体测定 80％病例为阳性,血清免疫球蛋白 E(IgE)测定为阳性,均有助于诊断。痰直接涂片检测,可见较多的嗜酸粒细胞及曲霉菌菌丝,有助诊断。

15. 支气管扩张

白细胞计数及中性粒细胞均增加,伴感染时增加更明显,严重时可出现核左移现象。痰涂片镜检,红细胞显著增多,合并感染时白细胞也显著增多。细菌及厌氧菌培养,有助于疾病的诊治;常见的细菌有肺炎球菌、流感嗜血杆菌等,常见的厌氧菌有厌氧性链球菌、类杆菌属、短棒菌苗属、肉毒梭菌等。

16. 肺炎双球菌性肺炎

白细胞计数及中性粒细胞均显著增加,血沉可加快。痰培养肺炎双球菌阳性,可确定诊断。

17. 克雷白杆菌肺炎

白细胞计数及中性粒细胞均增加,血沉可加快。血和痰培养为阳性,可明确诊断。

18. 铜绿假单胞菌肺炎

白细胞计数正常或中度升高,血沉可加快。痰液或胸液培养阳性,可明确诊断。

19. 支原体肺炎

白细胞计数正常或稍增高。痰培养,如找到肺炎支原体,可明确诊断。冷凝集试验,2/3 患者可为阳性,滴度效价>1∶32,有辅助诊断意义。肺炎支原体免疫球蛋白 M(IgM)效价≥1∶16,或肺炎支原体免疫球蛋白 G(IgG)效价上升 4 倍,可为阳性,其敏感性为 87%,特异性为 81%;间接血凝试验测定特异性免疫球蛋白 M(IgM)抗体,敏感性为 89%,特异性为 93%。以上两项检测,均有辅助诊断意义。

20. 衣原体肺炎

白细胞计数正常或稍增高,红细胞沉降率可增快。免疫荧光试验 10 天至 1 个月的免疫球蛋白 M(IgM)为阳性(1∶16 以上),6 周后免疫球蛋白 G(IgG)为阳性,均有辅助诊断价值。直接、间接免疫荧光试验、酶联免疫吸附试验(EIA)、抗原检测,均可为阳性,可明确诊断。

21. 支气管肺念珠菌病

痰、胸水等直接涂片镜检,可发现芽生孢子及菌丝,痰培养连续 3 次以上为阳性,均有一定的诊断价值。血液和脑脊液(CSF)培养找到念珠菌,组织活检有念珠菌丝侵入特征性病损,均有确诊意义。血清免疫学检测,血液中抗念珠菌抗体、甘露醇聚糖抗原及热不稳定性抗原等测定为阳性,有助于本病诊断。

22. 肺曲霉菌病

过敏型曲霉菌病,嗜酸性粒细胞可增高。支气管-肺泡灌洗液培养可发现曲霉菌,组织学检查有菌丝入侵组织的形态学表现或培养阳性,均可以确诊。过敏型曲霉菌病者,血清总免疫球蛋白 E(IgE)和特异性免疫球蛋白 E(IgE)均明显升高,用放免法和酶联吸附法检测浸入型曲霉菌病者的循环曲霉菌抗原均为阳性,有辅助诊断意义。

23. 肺放线菌病

白细胞计数增高,血红蛋白降低,血沉可加快。分泌物中找到直径为 0.25～3 毫米的黄色颗粒,有诊断意义;分泌物培养阳性,有辅助诊断意义。

24. 肺奴卡菌病

白细胞计数正常,但中性粒细胞数增高;血红蛋白可下降;血沉可增快。痰、脓液、脑脊液直接涂片,组织学活检或培养,如找到病原菌,可确定诊断。

25. 肺球孢子菌病

白细胞计数增高$>10\times10^9$/升,嗜酸性粒细胞增高$>5\%$。90%患者起病后 4 周,球孢子菌素皮试反应可为阳性,有助于诊断。痰等经氢氧化钾处理,直接涂片镜检,可见内含孢子的孢子囊,有诊断意义;肺球孢子菌培养阳性,有确定诊断价值。试管沉淀试验,检测抗肺球孢子菌抗体免疫球蛋白 M(IgM),感染 2 周至3 个月,阳性率高达 90%,有早期诊断价值;补体结合试验检测抗肺球孢子菌抗体免疫球蛋白 G(IgG),感染后 4 周 50%患者阳性,8 周 90%阳性,有辅助诊断价值。

26. 肺组织胞质菌病

一般无白细胞(WBC)计数升高,严重者可有 WBC 减少;可出现血红蛋白和血小板减少。可出现肝功能异常,丙氨酸氨基转移酶（ALT）可升高。组织胞质菌皮试48～72小时，红肿硬结≥5毫米为阳性，提示曾受过或正受组织胞质菌感染。痰等标本，活检组织涂片及培养，如找到组织胞质菌，可以确诊。用ELISA和放射免疫法测定组织胞质菌糖原抗原（HAP）阳性，提示为活动性感染，有诊断价值；补体结合试验，感染3周后可为阳性，可维持数月，滴度升高4倍以上或滴度>1：32，高度提示近期感染。

27. 急性呼吸窘迫综合征（ARDS）

血气分析：血酸碱度（pH）降低，动脉氧分压（PaO_2）<60毫米汞柱（mmHg），二氧化碳分压（$PaCO_2$）一般正常（后期可升高），碳酸氢根（HCO_3^-）减低，碱剩余（BE）减少，肺泡-动脉氧分压差（$PA-PADO_2$）明显增加，肺内分流量（QS/QT）>0.2，氧合指数（PaO_2/FiO_2）<100，呼吸指数$[P(A-a)O_2/PaO_2]$>1。必要时，可检查肝、肾功能及电解质。TNF、补体C_{3b-9}、内毒素脂多糖（LPS）、氧自由基（H_2O_2）、乳酸脱氢酶（LDH）、Ⅷ相关抗原（ⅧRAg）、白三烯等动态检测，对ARDS的诊断、病情观察及预后效果的评价，有一定的参考价值。

28. 慢性阻塞性肺疾病

白细胞计数及中性粒细胞均可增高。痰涂片镜检，如见革兰阳性细菌，可确定诊断。通气功能障碍指标进一步下降，残气容积占肺总量百分比（RV/TLC）>40%。

29. 肺源性心脏病

伴有肺部炎症时，应做相应的化验检查，见前面介绍。可有动脉血氧分压（PaO_2）下降，动脉血二氧化碳分压（$PaCO_2$）升高。因右心功能不全所致的肝淤血，可引起丙氨酸氨基转移酶（ALT）和天门冬氨酸氨基转移酶（AST）升高。

30. 呼吸衰竭

慢性呼吸衰竭，可引起红细胞（RBC）增多。尿蛋白（PRO）阳性，可出现RBC及管型，考虑为肾衰竭。缺氧可直接或间接引起肝、肾损害和电解质紊乱，必要时应定期监检相应功能指标。血气分析:急性呼吸衰竭时,动脉氧分压(PaO_2)<60毫米汞柱,动脉二氧化碳分压($PaCO_2$)>50毫米汞柱。如无代谢性酸中毒,慢性呼吸衰竭失代偿期,pH值<7.30。pH值<7.35提示为失代偿性呼吸性酸中毒,pH值≥7.45提示为失代偿性碱中毒;碱剩余(SB)下降可考虑代谢性酸中毒,升高可考虑代谢性碱中毒;AB>SB时,表示有CO_2潴留;CO_2CP降低可考虑代谢性酸中毒或呼吸性酸中毒。Ⅰ型呼吸衰竭,表现为缺氧无CO_2潴留,或伴CO_2降低;Ⅱ型呼吸衰竭,表现为缺氧伴CO_2潴留(PaO_2<60毫米汞柱,$PaCO_2$>50毫米汞柱),LACT增加。

31. 结节病

活动期,白细胞计数可升高,血红蛋白可降低,血沉可增快。血钙和血尿酸可增高。血清碱性磷酸酶(ALP)可升高;血清血管紧张素转化酶(SACE)活性在急性期可增高,有助于诊断。结节病抗原(Kveim)试验,可为阳性,有助于早期诊断。肺活检如发现肉芽肿,可以确诊。

32. 肺泡蛋白沉着症

血清乳酸脱氢酶(LDH)升高,血清结合珠蛋白A(SP-A)和D(SP-D)明显升高。痰液涂片检测,如发现PAS染色的阳性物质,有助于诊断;痰中SP-A量比其他疾病高400倍。支气管肺泡灌洗液呈牛奶样或泥沙样,其中含有大量的无定形脂蛋白物,PAS染色呈嗜酸颗粒,有极高的诊断价值;灌洗液生化测定,以磷脂和蛋白占优,SP-A、SP-D显著升高。肺功能检测:肺活量及功能残气量减少,弥散功能降低、动脉血氧分压(PaO_2)下降,分流分数(Qs/Qt)常>20%。肺活检,可见大部分肺泡内充满颗粒状、絮状物质,呈PAS染色强阳性,有助于诊断。

33. 特发性肺纤维化(IPF)

白细胞数变化不大,嗜酸性粒细胞可增高,血沉可增快。支气管肺泡灌洗液检测,细胞总数增高,中性粒细胞比例增加是比较典型的改变。风湿系列抗核抗体(ANA)、类风湿因子(RF)、免疫复合物(CIC)呈阳性,补体 C_3、C_4 可降低。免疫球蛋白 IgA、IgE 均可增高。肺活检,IPF 早中期的组织学改变,有一定的特点,故对本病的诊断和活动性评价均有重要意义。

34. 矽肺

血清铜蓝蛋白(CER)可升高。血清免疫球蛋白 E(IgE)可增高。血气分析,动脉血氧分压(PaO_2)降低,二氧化碳结合力(CO_2-CP)升高。风湿系列抗核抗体(ANA)、免疫复合物均可呈阳性,补体 C_3、C_4 可降低。痰培养可获得相应致病菌。

35. Weingarten 综合征

白细胞计数正常,嗜酸性粒细胞计数可增加。痰涂片检测,可见较多的嗜酸粒细胞。外周血微丝蚴检测,找到微丝蚴,可明确诊断。血清免疫球蛋白 E 增高,丝虫补体结合试验可呈阳性,冷凝集效价可升高,均有助于诊断。

36. 肺栓塞(PE)

白细胞计数正常或增高,红细胞、血红蛋白均可增高。血清 D-二聚体(D-D)、纤维蛋白降解产物(FDP)显著升高,对诊断 PE 有一定意义。急性 PE,D-D 多大于 0.3 毫克/升,敏感性较高,>99%;D-D<0.3 毫克/升,基本可排除 PE,D-D 也可作为 PE 溶栓治疗的监测指标。血清天门冬氨酸氨基转移酶(AST)、乳酸脱氢酶(LDH)、肌酸激酶(CK)均增高,LDH 尤其对诊断意义更好。约 80% 的 PE 病人 LDH 有异常,发病第一天即开始升高,第二天是最高值,而第 10 天可恢复正常。血气分析,动脉氧分压(PaO_2)<80 毫米汞柱,肺泡-动脉氧分压差($PA\text{-}aDO_2$)>20 毫米汞柱,HCO_3^- <36 毫米汞柱,均对诊断有一定的参考价值。

(四)心血管系统疾病

1. 心悸

如红细胞<3×10^{12}/升、血红蛋白<70 克/升,为各种贫血引起的心悸。如白细胞计数升高,应怀疑某些感染引起的心悸。如

血糖（GLU）降低,提示为低血糖引起的心悸。如血清总甲状腺素（TT_4）、血清总三碘甲状腺原氨酸（TT_3），血清游离甲状腺素（FT_4）及血清游离三碘甲状腺原氨酸（FF_3）等指标均升高,提示为甲状腺功能亢进引起的心悸。尿 3-甲-4 羟苦杏仁酸（VMA）升高,提示可能为嗜铬细胞瘤引起的心悸。肌酸磷酸激酶（CPK）升高,提示为心肌梗死引起的心悸。

2. 动脉粥样硬化（AS）

血脂分析:该病的危险因素,有总胆固醇（CH）、三酰甘油（TG）、低密度脂蛋白（LDL）、极低密度脂蛋白（VLDL）、载脂蛋白 A（APoA）和载脂蛋白 B100（APoB100）均增高,高密度脂蛋白（HDL）尤其是 HDL_2 减低;脂蛋白 a[LP(a)]增高,可能是本病的独立危害因子。脂蛋白电泳图形异常,多数患者表现为 Ⅲ、Ⅳ 型高脂蛋白血症。病例对照研究发现,糖尿病患者 AS 的发病率是正常对照组的 2 倍。女性绝经期后,雌二醇等雌激素水平降低,HDL 减少,可能是 AS 的诱发因素。常伴有血浆 D-二聚体（D-D）升高,高血压患者 D-D 升高与 AS 的发生有关,D-D 的升高与 LP（a）水平呈正比。AS 时,硒离子（Se^{2+}）、锌离子（Zn^{2+}）、铬离子（Cr^{2+}）和钒离子（V^{2+}）可能减少,而铅离子（Pb^{2+}）、镉离子（Cd^{2+}）和钴离子（Co^{2+}）可能增高。

3. 休克

一般血液 pH 值、动脉血氧分压（PaO_2）可轻度下降,二氧化碳分压（$PaCO_2$）可轻度升高。血清乳酸脱氢酶（LDH）、天门冬氨酸氨基转移酶（AST）可有不同程度的上升。血红蛋白、红细胞比容,按不同病因可增加或降低。晚期休克,可发生弥散性血管内凝血（DIC）,应做有关检测。

4. 风湿热

白细胞计数增多,红细胞及血红蛋白下降。抗链球菌溶血素"O"（ASO）为阳性（＞500 单位）,抗链激酶（ASK）增加（＞80 单位）,抗链球菌透明质酸酶（AH）＞128 单位,有确定诊断意义。C

反应蛋白(CRP),可为阳性。贫血时,血沉加快,而充血性心力衰竭时,则减慢。

5. 风湿性心脏病

白细胞计数及中性粒细胞百分比增高,血红蛋白降低;贫血时,血沉(ESR)增快,心衰病人 ESR 正常。链球菌感染后 2~3 周抗链球菌溶血素"O"明显增加,可维持半年左右,说明病人最近曾有溶血性链球菌感染。大多数患者的抗心肌抗体呈阳性反应,且持续时间长,有辅助诊断意义。风湿热活动时,总补体(CH_{50})和补体 C_3 降低,免疫复合物(CIC)阳性;心衰时,超敏 C-反应蛋白(HS-CRP)可呈阳性。病情变化时,血清白蛋白(ALB)降低,黏蛋白、α_2-球蛋白(α_2-G)和 γ-球蛋白(γ-G)升高,免疫球蛋白(IgG、IgA、IgM)增高;抗链激酶(ASK)、抗透明质酸酶(AH)、抗链球菌酶和抗 M 蛋白抗体也均呈阳性反应。

6. 心肌炎

(1)白细胞计数升高,多在 10×10^9/升以上(病毒性心肌炎时,可正常或偏低);急性期,血沉增快。

(2)肌酸激酶(CK)、肌酸激酶同工酶(CK-MB)、天门冬氨酸氨基转移酶(AST)、乳酸脱氧氢酶(LDH)、α-羟丁酸脱氢酶(α-HBDH)均可增高,心肌特异的 CK-MB 和 α-HBDH 增高,对早期心肌炎诊断更有意义;慢性心肌炎患者,心肌酶谱可无异常变化。

(3)肌钙蛋白,急性期可升高,是反映心肌炎的证据,对心肌炎诊断的特异性更强。

(4)超敏 C-反应蛋白(HS-CRP)大多正常,但急性期可明显升高。

(5)补体结合试验和免疫荧光抗体试验,在发病后 2 周,如抗体效价升高 4 倍,可确定诊断。

(6)ALT 一般正常,AST 可显著升高,AST/ALT 比值可达数个,甚至数百。

(7)取患者鼻咽部分泌物、疱疹液、心包液、血液、胸水、粪便,如分离出柯萨奇病毒,可以确诊。

7. 急性心包炎

(1)化脓性心包炎时,白细胞计数及中性粒细胞百分数明显增高;急性非特异性心包炎,白细胞计数轻度增高;结核性心包炎患者,白细胞计数正常而淋巴细胞增多;癌肿性细胞积液,白细胞计数多正常。

(2)血沉可增快,而风湿性心包炎和结核性心包炎可显著增快。

(3)急性心包炎,心包穿刺液为渗出液、脓性或血性;涂片镜检,可查出病原菌,查见白血病细胞、淋巴癌细胞,有助于病因诊断。

(4)心包穿刺液细菌、真菌培养,可明确病因,以指导临床用药;血培养,化脓性心包炎可呈阳性,有助于诊断。

(5)风湿性心包炎时,抗溶血性链球菌"O"(ASO)增高;化脓性、非特异性心包炎时,ASO 正常或稍增高;结核性心包炎时,ASO 一般正常。

(6)心包液腺苷脱氢酶(ADA)>30 单位/升,对诊断结核性心包炎具有高度特异性;结核杆菌脱氧核糖核酸(TBDNA)阳性,有助于结核性心包炎的确诊。

8. 感染性心内膜炎

(1)白细胞计数正常或增高,急性患者通常表现为白细胞明显增高,伴粒系核左移;RBC、Hb 降低,呈正色素性贫血,且进行性加剧,少数有溶血现象;几乎所有病例均有血沉加快。

(2)半数以上病例,可有镜下血尿,尿蛋白阳性;肾梗死、间质性肾炎时,可呈明显血尿;并发弥散性肾小球肾炎时,可见大量蛋白尿和红细胞管型。

(3)随着病程的延长,半数患者 RF 阳性;并发弥漫性肾小球肾炎时,补体 C_3、C_4 降低;超敏 C-反应蛋白,在感染几小时后即开始升高,24~48 小时达高峰,一旦感染被控制,可迅速回落;免疫复合物(CIC)阳性,见于 80％以上患者,特别是血培养阴性患者,CIC 定量检测在 100 毫克/升以上。

（4）血培养,是诊断该病最重要的检查和直接的证据,2 次以上培养出同一种致病菌,可确定诊断。初诊未接受抗生素治疗或停药 3～7 天的患者,阳性率可达 95％,常见的细菌有草绿色链球菌、金黄色葡萄球菌、肠球菌等。

9. 感染性休克

白细胞计数增加为$(10～30)×10^9$/升,伴有核左移,红细胞压积(HCT)和血红蛋白(Hb),均可增高;并发弥散性血管内凝血(DIC)时,血小板可降低。尿常规检测,可出现白细胞、红细胞及管型,尿蛋白也较常见;肾衰竭时,可出现低比重尿。总胆红素(TBIL)升高,丙氨酸氨基转移酶(ALT)、天门冬氨酸氨基转移酶(AST)均可升高。血酸碱度(pH)下降,可出现代谢性酸中毒,血乳酸也可升高;可出现低钠低钾表现;肾衰竭时,呈高血钾表现。DIC 全套试验,可呈阳性。血和脓液培养,可分离出致病菌;革兰阴性杆菌感染者,当试验内毒素定量升高。

10. 高脂血症

不同的血脂成分增高,有不同的血清外观。病人常表现为总胆固醇(TC)或三酰甘油(TG)增高或两者均增高,低密度脂蛋白(LDL)增高,高密度脂蛋白(HDL)降低。不同的高脂血症(或高脂蛋白血症)可表现为 β 脂蛋白带或前 β 脂蛋白带的深染,结合血脂分析,可对本病进行分型。

11. 冠心病

心肌梗死时,白细胞计数升高可达$(10～20)×10^9$/升,中性粒细胞百分比偏高;血沉可增快。三酰甘油、血总胆固醇、低密度脂蛋白-胆固醇(LDL-C)均升高,而高密度脂蛋白-胆固醇(HDL-C)可降低。心肌梗死时,肌酸激酶(CK)、乳酸脱氢酶(LDH)及天门冬氨酸氨基转移酶(AST),均明显高于正常值;心肌梗死者,α-羟丁酸脱氢酶(HBDH)可升高;心肌梗死时,肌红蛋白(Mb)可升高。

12. 急性心肌梗死(AMI)

白细胞计数,在发病几小时内即可升高;血沉在发病后 3～4 天升高,可持续 3～4 周。肌酸激酶(CK)在起病 6 小时内升高,24 小时达高峰,3～4 天恢复正常;天门冬氨酸氨基转移酶(AST)在起病 6～12 小时后增高,24～48 小时达高峰,3～6 天后降到正常;乳酸脱氢酶(LDH)在起病 8～10 小时后增高,2～3 天达高峰,持续 1～2 周后恢复正常。肌红蛋白(Mb)在发病后 1.5 小时即可升高,故有早期诊断价值,但特异性较差;心肌蛋白,即肌钙蛋白 T 或 I(TnT 或 TnI)均可升高,对发病早、中、晚期均有诊断价值。

13. 高血压

尿蛋白阳性,或出现较多的白细胞及红细胞,提示为肾炎引起的继发性高血压。24 小时尿 17-羟类固醇(17-OH)、17-酮类固醇(17-KS)均升高,提示为皮质醇增多症引起的血压升高。尿-3-甲基-4 羟苦杏仁酸(VMA)值升高,提示为嗜铬细胞瘤引起的高血压。血三酰甘油和总胆固醇常高于正常值。如醛固酮高于正常值,而肾素及血管紧张素(AT)水平下降,提示为原发性醛固酮增多症引起的血压升高。

14. 梅毒性心血管病

白细胞计数可轻度升高;继发性细菌感染时,白细胞计数及中性粒细胞百分比可明显升高;血沉可加快。后期患者,肌酸激酶(CK)、肌酸激酶同工酶(CK-MB)、乳酸脱氢酶(LDH)、天门冬氨酸氨基转移酶(AST)、α-HBDH,均可升高。梅毒血清学试验,如为阳性,有确定诊断意义。快速梅毒血清免疫法反应(RPR)可呈阳性;螺旋体蛋白补体结合试验(RPGF)可呈阳性,密螺旋体活动抑制试验(TPI)可呈阳性,荧光法密螺旋体抗体吸附试验(FIA-ABS)可呈阳性,均有助于诊断。

15. 克山病(KD)

急性和亚急性型患者,白细胞计数和中性粒细胞可增高,血沉可加快。急性重症患者,丙氨酸氨基转移酶(ALT)和天门冬氨酸氨基转移酶(AST)均升高,且 ALT/AST<1;慢性型,有时仅有 ALT 升高,白蛋白(ALB)降低;潜在型,可有 ALB 降低,球蛋白(GLB)增高。肌酸激酶(CK)、肌酸激酶同工酶(CK-MB)、AST、乳酸脱氢酶(LDH)等心肌酶谱活性,均有不同程度的升高。肌钙蛋白 I(cTnI)、CK-MB 均增高,有助于早期心肌坏死的诊断。常有 Mg^{2+}、Se^{2+}、Mo^{2+} 降低,慢性型和潜在型还可见 α_1-球蛋白、α_2-球蛋白增高。

16. 心脏黏液瘤

白细胞计数、血红蛋白降低,血沉增快。α_2-球蛋白和 β-球蛋白,均可增高。

(五)消化系统疾病

1. 吞咽困难

白细胞计数增高及中性粒细胞百分比升高,提示该症可由咽部、扁桃体及食管炎症引起。食管脱落细胞检测,如找到癌细胞,可诊断为食管癌。如乳酸脱氢酶(LDH)、肌酸磷酸激酶(CPK)、天门冬氨酸氨基转移酶(AST)等值升高,提示为多发性肌炎或皮肌炎引起的吞咽困难。乙酰胆碱受体抗体试验如为阳性,提示可能为重症肌无力所致吞咽困难。

2. 恶心呕吐

如白细胞及中性粒细胞百分比均增高,提示可能为各种急、慢性炎症引起的恶心呕吐。如尿中出现大量的白细胞及红细胞,提示可能为肾盂肾炎引起的恶心呕吐;如尿中出现大量红细胞,提示可能为肾或输尿管结石引起的恶心呕吐;如尿糖(GLU)及酮体(KET)呈阳性,提示为糖尿病酮症引起的恶心呕吐。如血清及尿淀粉酶(AMY)均升高,提示可能为急性胰腺炎引起的恶心呕吐。如丙氨酸氨基转移酶(ALT)及天门冬氨酸氨基转移酶(AST)值均升高,提示可能为各种肝脏损害引起的恶心呕吐;如胆红素

(BIL)升高,提高可能为急性胆囊炎、胆石症或急性肝炎引起的恶心呕吐。如乙型肝炎表面抗原(HBsAg)阳性或 HBsAg 和乙型肝炎 e 抗原(HBeAg)同时为阳性,提示为乙型肝炎引起的恶心呕吐。如血尿素氮(BUN)、肌酐(Cr)等指数升高,提示可能为肾功能不全引起的恶心呕吐。如乳酸脱氢酶(LDH)、肌酸磷酸激酶(CPK)及 AST 等值升高,提示可能为心肌梗死引起的恶心呕吐。

3. 食欲减退

白细胞计数及中性粒细胞百分比均升高,提示可能为各种感染引起的食欲减退。如尿蛋白阳性,尿中有白细胞和红细胞,提示可能为肾炎或肾功能不全引起的食欲减退。如粪便中有较多的红、白细胞,提示可能为肠炎或痢疾引起的食欲减退。如血清丙氨酸氨基转移酶(ALT)及天门冬氨酸氨基转移酶(AST)均升高,提示可能为各种急、慢性肝炎和各种原因的肝病或肝硬化引起的食欲减退;如血清胆红素(BIL)升高,提示可能为急性和慢性肝炎、急性胆囊炎或胰腺疾病引起的食欲减退。如乙型肝炎表面抗原(HBsAg)阳性或 HBsAg 和乙型肝炎 e 抗原(HBeAg)同时阳性,提示为乙型肝炎引起的食欲减退。如血尿素氮及肌酐等值升高,提示为肾功能不全引起的食欲减退。如血清总三碘甲状腺原氨酸(TT$_3$)、血清总甲状腺素(TT$_4$)、血清游离三碘甲状腺原氨酸(FT$_3$)及血清游离甲状腺素(FT$_4$)值均低于正常值,提示可能为甲状腺功能减退引起的食欲减退。

4. 食欲亢进

尿糖阳性,提示可能为糖尿病引起的食欲亢进。血糖升高,提示可能为糖尿病引起的食欲亢进;血糖降低,提示为低血糖引起的食欲亢进。血清总三碘甲状腺原氨酸(TT$_3$)、血清总甲状腺素(TT$_4$)、血清游离三碘甲状腺原氨酸(FT$_3$)、血清游离甲状腺素(FT$_4$)值均升高,提示为甲状腺功能亢进引起的食欲亢进。如血清胰岛素(IRI)及 C-肽均明显升高,提示可能为胰岛 β-细胞瘤引起的低血糖性食欲亢进。

5. 呕血

如白细胞计数不增加及血小板数降低,提示可能为肝硬化呕血。如丙氨酸氨基转移酶(ALT)、天门冬氨酸氨基转移酶(AST)及麝香草酚浊度试验(TTT)值均升高,白蛋白(A)/球蛋白(B)比值<1,提示为肝硬化食管静脉曲张破裂引起的呕血;如血清胆红素(BIL)值升高,提示可能为肝硬化或胆管出血引起的呕血。如乙型肝炎表面抗原(HBsAg)、乙型肝炎 e 抗原(HBeAg)均阳性,提示可能为乙型肝炎引起的肝硬化呕血。如 γ-球蛋白值升高,提示可能为肝硬化引起的呕血;如血清甲胎蛋白(AFP)阳性,提示可能为消化道恶性肿瘤引起的呕血。

6. 胃肠胀气

如白细胞计数及中性粒细胞百分比均升高,提示可能为急性和慢性胃肠炎及腹膜炎等感染引起的胃肠胀气。如粪便查见较多的白细胞及红细胞,提示为肠炎或痢疾引起的胃肠胀气;如粪便中含中性脂肪颗粒,提示为吸收不良综合征性胃肠胀气。如丙氨酸氨基转移酶(ALT)、天门冬氨酸氨基转移酶(AST)及麝香草酚浊度试验(TTT)值均升高,提示为急性和慢性肝炎、肝硬化引起的胃肠胀气;如胆红素(BIL)值升高,提示为各种肝胆疾病引起的胃肠腹胀。如乙型肝炎表面抗原(HBsAg)及乙型肝炎 e 抗原(HBeAg)均阳性,提示可能为乙型肝炎引起的胃肠胀气。如甲胎蛋白(AFP)阳性,提示可能为消化道恶性肿瘤引起的胃肠腹胀。如血清及尿淀粉酶(AMY)值均升高,提示为急、慢性胰腺炎引起的胃肠胀气。如血钾降低,提示为各种原因引起的低钾所致胃肠胀气。

7. 腹痛

如白细胞计数稍升高,提示可能为急性和慢性胃炎、卵巢囊肿蒂扭转、急性输卵管炎引起的腹痛;如白细胞计数升高,提示可能为急性肠炎、急性肠梗阻、腹腔空腔脏器破裂、急性胰腺炎等引起的腹痛;如白细胞计数及中性粒细胞百分率均升高,提示可能为胃及十二指肠穿孔、急性胆道感染、急性阑尾炎等引起的腹痛；如红细胞、血红蛋白进行性地下降，提示可能为肝脾破裂、宫外孕破裂等引起的腹痛。粪便中查见黏液，有较多的白细胞和红细胞，提示为急性肠炎引起的腹痛；如见蛔虫虫卵，提示为胆道蛔虫症引起的腹痛。尿中查出较多的红细胞，提示可能为泌尿系结石引起的腹痛。如血清淀粉酶（AMY）轻度升高，提示可能为胃及十二指肠溃疡穿孔引起的腹痛；如血清及尿 AMY 明显升高，提示为急性胰腺炎引起的腹痛。如血清黄疸指数（Ⅱ）升高，提示可能为急性胆道感染引起的腹痛；如血清脂肪酶（SL）升高，提示可能为急性胰腺炎引起的腹痛。

8. 腹块

如白细胞计数升高，提示可能为某些炎症或溃疡穿孔引起的腹块；如白细胞计数及血小板（PLT）均下降，提示可能为脾脏或淋巴系病变引起的腹块。如尿蛋白、白细胞及红细胞均升高，提示可能为肾脏病变引起的腹块。如粪便隐血（OB）试验阳性，提示可能为上消化道肿瘤引起的腹块；如粪便中有较多的红细胞及白细胞，提示可能为结肠或直肠的各种病变引起的腹块。如丙氨酸氨基转移酶（ALT）、天门冬氨酸氨基转移酶（AST）及麝香草酚浊度试验（TTT）等值均升高，提示可能为肝炎或肝脏肿瘤引起的腹块；如胆红素（BIL）值升高，提示可能为肝脏、胆管、胰腺肿瘤引起的腹块。如甲胎蛋白（AFP）为阳性，提示可能为消化道恶性肿瘤引起的腹块。

9. 肝大

（1）如白细胞计数减少，可见于沙门菌病感染等；如白细胞计数增多，可见于化脓性感染、传染性单核细胞增多症、白血病等。各种肝炎可使白细胞计数逐渐减少，致肝硬化时，可使全血细胞呈不同程度的减少；药物性肝病，白细胞计数可正常，但可见嗜酸性粒细胞（E）增加；酒精性肝病，白细胞计数增高，而红细胞及血红蛋白可降低，如酒精性肝硬化伴脾功能亢进时，可致全血细胞不同

253

程度地减少。伤寒时,白细胞计数减少,中性粒细胞数减少,嗜酸性粒细胞(E)数减少或消失,如同时伴血小板数下降,提示病情严重。日本血吸虫病时,急性期,白细胞计数显著升高,可达(4～10)×10^9/升以上E也显著升高;慢性期,E百分数可降到10%以内。疟疾时,白细胞计数正常或偏低,单核细胞(M)百分比偏高,多次反复发作后,红细胞及血红蛋白可降低。传染性单核细胞增多症时,初期,白细胞总数正常或偏低,各种单核细胞(M)占50%～60%,其中异形淋巴细胞占10%～25%。

(2)伤寒时,尿蛋白可为阳性,粪便隐血试验(OB)也可为阳性。日本血吸虫病时,粪便直接涂片虫卵检出率较低,而沉淀孵化毛蚴检查阳性率较高(约为80%)。肝大、硬化且有黄疸时,尿中胆红素增高,无黄疸者如尿胆原(URO)增加,常提示肝功能不良。肝豆状核变性时,尿酮可增加。

(3)由亲肝性肝炎病毒甲、乙、丙、丁及戊型引起的急性肝炎及慢性肝炎活动期,血清丙氨酸氨基转移酶(ALT)、天门冬氨酸氨基转移酶(AST)均可升高,AST升高不如前者,但仍能较好地反映肝组织破坏程度。急性肝炎,血清胆红素值升高,如发生急速发展的高水平胆红素血症,表示肝细胞损害严重。药物性肝病时,BIL、ALT、γ-谷氨酰转肽酶(γ-GT)及碱性磷酸酶(ALP)等值,均可升高。酒精性肝病时,BIL、ALT、AST、γ-GT、ALP均可升高,其中AST升高较ALT升高明显。肝豆状核变性、肝胆肿瘤时,ALT、AST、BIL及麝香草酚浊度试验(TTT)等值,均可升高。

(4)各型肝炎急性发作时,甲型肝炎病毒抗体免疫球蛋白M型(抗 HAVIgM)、乙型肝炎核心抗体免疫球蛋白M型(抗HBCIgM)和乙型肝炎表面抗原(HBsAg),丙型肝炎病毒抗体免疫球蛋白G型(抗 HCVIgG)、丁型肝炎病毒抗体免疫球蛋白M型(抗 HDVIgM)、戊型肝炎病毒抗体免疫球蛋白M型(HEVIgM)等病毒标志物,均可为阳性。

(5)一些肝病,肝功能严重损害时,如慢性活动性肝炎、日本血吸虫病等,测定蛋白电泳时,白蛋白(A)可减少,球蛋白(G)可增加,A/G比值降低甚至倒置。酒精性肝病时,β-脂蛋白及胆固醇(TC)可升高。急慢性肝炎、肝癌时,前白蛋白可降低。急性肝炎时,转铁蛋白(TRF)可升高;慢性肝炎、恶性肿瘤时,TRF可下降。急、慢性肝炎、早期肝硬化时,纤维结合蛋白(Fn)增加;失代偿性肝硬化、肝衰竭时,Fn则下降。肝脏慢性损害、肝纤维化等时,层黏蛋白(LN)升高;严重肝炎、肝癌转移时,LN则降低。

(6)伤寒时,免疫球蛋白A(IgA)、免疫球蛋白G(IgG)、免疫球蛋白M(IgM)值,均可升高。酒精性肝病时,IgA常可明显升高。慢性活动性肝炎时,IgG升高。肝病时,IgM、免疫球蛋E(IgE)均可升高。

(7)肝癌、急性肝炎、酒精化肝病、脂肪肝、胆汁淤积性肝硬化时,γ-谷氨酰转移酶(γ-GT)及其同工酶可升高;原发性和继发性肝癌、肝脓肿、肝结核、胆汁淤积性肝炎时,碱性磷酸酶(ALP)及其同工酶可升高;原发性肝癌、各种急性肝炎、传染性单核细胞增多症时,腺苷脱氢酶(ADA)可升高;原发性肝癌、肝炎、肝纤维化等,血清脯氨酰羟化酶(PH)增高。

(8)肝病肝细胞明显损伤时,凝血酶原时间(PT)延长,且延长时间与病情严重程度成正比;酒精性肝病时,PT也可延长。重症肝炎、肝性脑病时,血氨升高。各种肝病、肝纤维化时,血清透明质酸、血清Ⅲ型前胶原(PCⅢ)、血清Ⅳ型胶原(Ⅳ-C),均可升高。

(9)嗜异性凝集试验(HAT)阳性,可确诊为传染性单核细胞增多症;血清抗EB病毒免疫球蛋白M(抗EBVIgM)特异性抗体试验阳性,也可确诊为传染性单核细胞增多症。肥达反应,O≥1∶80,H≥1∶160,为阳性,对伤寒有确诊意义。青霉胺负荷试验为阳性,尿铜值>100微克/24小时尿,对肝豆状核变性有确诊意义。

10. 脾大

(1)伤寒时,白细胞(WBC)计数减少,中性粒细胞(N)减少,嗜酸性粒细胞(E)减少或消失;如血小板(PLT)数下降,提示病情严重。日本血吸虫病急性期,WBC 总数显著升高,可达$(4\sim10)\times10^9$/升以上 E 也显著升高,而慢性期 E 在 10%以内;晚期因脾功能亢进,全血细胞与血红蛋白(Hb)不同程度地减少,此时 E 增高就不明显了。疟疾时,WBC 计数正常或偏低,但初发时稍高;多次反复发作后,可见红细胞(RBC)和 Hb 下降,恶性疟疾尤其如此。黑热病时,WBC 计数减少在$(1.5\sim3.5)\times10^9$/升,N 减少,PLT也减少。传染性单核细胞增多症时,初期 WBC 计数正常或偏低,各种单核细胞(M)占 50%~60%,其中异形淋巴细胞占 10%~25%。溶血性贫血时,RBC 及 Hb 均下降;网织红细胞(RC)可增高,血管内急性溶血时,可达 60%~80%;血涂片检测,见红细胞形态为球形、靶形、碎裂细胞等。急性非淋巴细胞性白血病(简称急非淋)时,WBC 计数升高,多数在$(20\sim50)\times10^9$/升;RBC 及Hb 不同程度地降低,且随着病情进展而加重;PLT 减少,重者可$<20\times10^9$/升;血涂片中,原始细胞及早期幼稚细胞比例较高。急性淋巴细胞型白血病(简称急淋)时,WBC 计数大多增高,可达100×10^9/升或更高,白细胞分类(DC)以原始如幼稚淋巴细胞为主;RBC 和 Hb 均下降,PLT 减少。慢性粒细胞性白血病(简称慢粒)时,WBC 计数常在 50×10^9 升以上,血涂片中以中、晚幼及杆状核粒细胞为主,原粒细胞及早幼粒细胞常低于 10%;白细胞分类中,E 及嗜碱性粒细胞(B)比例较高;早期 PLT 常增多,晚期RBC 及 Hb 均降低。慢性淋巴细胞性白血病(简称慢淋)时,WBC计数升高在$(30\sim100)\times10^9$/升,成熟小淋巴细胞占 60%~90%,原始及幼稚细胞较少;晚期,RBC 和 PLT 均可降低。

(2)伤寒时,尿蛋白可为阳性,粪便隐血(OB)可为阳性。日本血吸虫病时,沉淀集卵检测可为阳性,沉淀孵化度可检出毛蚴,为确诊依据。溶血性贫血在血管内、外溶血时,尿 Hb 为阳性,尿胆原(URO)增加,但血管外溶血增加得更明显;血管内溶血时,尿含铁血黄素为阳性。

(3)黑热病时,血清丙氨酸氨基转移酶(ALT)及血胆红素(BIL)可升高,白蛋白(A)减少,球蛋白(G)增加,A/G比倒置,日本血吸虫病时,急性期,ALT轻度升高,G显著升高;晚期肝硬化时,血清A明显降低,A/G比可倒置。

(4)溶血性贫血时,骨髓象红系明显增多,粒/红比例降低或倒置,幼红细胞有丝分裂象增多。急非淋时,骨髓象有核细胞增生明显或极度活跃;原始粒细胞或幼稚细胞超过50%,或原始细胞超过30%;可见奥尔小体;除红白血病(Mb)、急性巨核细胞白血病(M7)外,红系和巨核细胞受到抑制。急淋时,骨髓象中的有核细胞增生明显或极度活跃,以原始淋巴细胞为主,并有部分幼稚淋巴细胞。慢粒时,骨髓象中有核细胞增生明显活跃或极度活跃,粒系与红系比可高达10~50:1;中性粒细胞碱性磷酸酶染色为阴性,急变期可呈阳性。慢淋时,骨髓象有核细胞增生明显活跃,淋巴细胞显著增多,可占40%以上,其中原始淋巴细胞一般不超过1%~2%。

(5)慢粒时,90%以上患者Ph1染色体为阳性,而阴性者多为儿童和老年人。慢淋时,50%患者有染色体异常,40%~50%患者可发生低丙种球蛋白血症,20%的病人可见抗人球蛋白试验阳性。

(6)肝硬化时,血氨值升高,提示有肝性脑病的可能性;肝硬化失代偿期,血胆固醇常降低。慢粒时,血尿酸(UA)及乳酸脱氢酶(LDH)值,均可升高。

(7)流行性斑疹伤寒时,变形杆菌OX19凝集试验(外斐反应)呈阳性(≥1:160)或双倍血清效价有4倍增长,第三周值达高峰,半年后多转为阴性;补体结合试验,其颗粒抗体的特异性较好,第一周64%为阳性,第二周阳性率达100%;曾氏立克次体凝集试验,>1:40为阳性,特异性高,出现阳性时间早,病程第五天阳性率高达88%;间接血凝试验,阳性出现早。日本血吸虫病时,间接红细胞凝集试验可为阳性。疟疾时,血清疟原虫抗原测定可为阳性。黑热病时,补体结合试验等可为阳性。传染性单核细胞增多症,嗜异性凝集试验(HAT)呈阳性,有确诊意义;血清抗EBV免疫球蛋白M(抗EBVIgM)特异性抗体试验呈阳性,有确诊意义。

(8)疟疾时,厚滴血片,骨髓涂片等,找到疟原虫,即可确诊。布氏杆菌病时,血、骨髓等培养,可为阳性,有诊断意义。黑热病时,肝、脾、淋巴结等穿刺,做涂片检查或培养或动物接种,找到杜氏利什曼原虫,可确定诊断。

11. 脾功能亢进

(1)日本血吸虫病晚期肝硬化、肝豆状核变性肝硬化、酒精性肝硬化、各种病毒性肝炎肝硬化等脾功能亢进时,全血红细胞、白细胞、血小板三系细胞,均有不同程度的降低。

(2)肝炎肝硬化脾功能亢进时,黄疸者,尿中胆红素增高;无黄疸时,如尿胆原增加,常提示肝功能不良。肝豆状核变性肝硬化脾功能亢进时,尿铜增加,如青霉胺负荷试验阳性,有诊断意义。

(3)酒精性肝硬化脾功能亢进时,丙氨酸氨基转移酶(ALT)、天门冬氨酸氨基转移酶(AST)均可升高,其中AST升高较ALT升高明显,AST/ALT>2;血清胆红素(BIL)也可升高。肝豆状核变性脾功能亢进时,ALT、AST均升高,麝香草浊度试验(TTT)等值也可升高。各种病毒性肝炎肝硬化失代偿期时,ALT、AST值均升高,以ALT升高极为明显;而总胆红素(TBIL)、直接胆红素(DBIL)可同时升高。

(4)各种肝硬化失代偿能力时,白蛋白(A)合成减少,血中A值下降,使A/G比值下降,甚至倒置;A越低,A/G比值缩小得越明显,说明肝脏的代偿能力越差。各种肝炎肝硬化失代偿期时,蛋白电泳中γ-球蛋白明显升高;酒精性肝硬化失代偿期时,β-脂蛋白可升高。

(5)各种肝炎肝硬化失代偿期,以免疫球蛋白G(IgG)及A(IgA)升高多见,但以IgG升高为主;酒精性肝硬化失代偿期,以

IgA 升高为主;原发性胆汁性肝硬化失代偿期,以免疫球蛋白 M (IgM)增高为主。

(6)酒精性肝硬化失代偿期,碱性磷酸酶(ALP)、γ-谷氨酰转肽酶(γ-GT)均可升高,且 γ-GT 升高较 ALP 升高明显。肝炎肝硬化脾功能亢进时,ALP、γ-GT、单胺氧化酶(MAO),均可升高;胆碱酯酶(ChE)活力如极度下降时,表示病情严重,预后不良。

(7)血液减少的血细胞,在骨髓中呈现增生表现,但出现成熟障碍现象。

(8)各种肝硬化晚期,肝实质严重损害时,凝血酶原时间(PT)明显延长。

(9)肝硬化肝性脑病时,血氨可升高;肝硬化失代偿期时,血胆固醇(TC)常降低。

(10)肝豆状核变性肝硬化脾功能亢进时,血清铜含量、血清铜蓝蛋白含量、血清铜氧化酶,均降低。

(11)肝硬化脾功能亢进时,肾上腺素试验后,外周血中三种血细胞明显升高,白细胞常为原来量的 1 倍以上。

(12)用同位素^{51}铬(^{51}Cr)标志的红细胞注入体内,肝硬化脾功能亢进者的脾脏中红细胞破坏明显增加。

12. 腹水

(1)腹水穿刺取液,如腹水比重<1.108,李凡他试验阴性,蛋白定量<25 克/升,细胞量少,考虑为漏出液,由低蛋白血症、缩窄性心包炎或充血性心力衰竭、肝硬化、肝静脉、下腔静脉阻塞等疾病所引起,为非炎症性腹水。如腹水稍混浊、脓性或血性,易凝,比重>1.018,李凡他试验阳性,蛋白定量>25 克/升,细胞增多通常>(500~1 000)×10^9/升,考虑为渗出液,一般可由感染、癌浸润或胰腺炎受化学刺激所引起。如腹水为乳白色,为乳糜性腹水,可由胸导管、乳糜池、腹腔内淋巴管阻塞或损伤所引起。如腹水为淡血性,或红细胞<10 万/微升,多为结核炎症性或肝硬化自发性血性腹水;当肉眼观察为明显血性,或腹水红细胞>10 万/微升,

RBC/WBC>10：1,应怀疑为肝癌破裂、腹膜转移或其他恶性肿瘤所致的恶性腹水。

（2）正常腹腔游离液体的 pH 值为 7.47±0.07,当有感染炎症时,细菌代谢产生酸性物质增多,可使腹水 pH 值降低;恶性肿瘤腹水的 pH 值可升高,往往大于 7.47。

（3）当腹水中的葡萄糖含量低于空腹血糖含量时,常提示有腹腔细菌感染。

（4）正常人腹腔游离液体与血清的乳酸脱氢酶(LDH)比值为0.4 左右。而腹水有感染或肿瘤时,其 LDH 值升高,腹水与血清中的比值也升高至 1.0 左右。

（5）如胰腺炎性腹水时,腹水淀粉酶(AMY)可明显升高。

（6）多种肿瘤腹水中,CA19-9、癌胚抗原(CEA)均可升高。原发性肝癌腹腔内或腹膜转移时,腹水甲胎蛋白(AFP)可升高,肝硬化腹水中铁蛋白<100 微克/升;如含量>500 微克/升,或腹水铁蛋白与血清铁蛋白的比值>1.0,常提示为恶性肿瘤腹水;当腹水中的胆固醇(TC)>1.24 毫摩/升时,提示肿瘤可能性大。

13. 腹泻

（1）如粪便中有黏液及脓血,提示可能为各种肠道炎症引起的腹泻;如粪便中白细胞数增多,而又以中性粒细胞为主,提示为各种细菌所致急性和慢性肠炎引起的腹泻;如粪便中的白细胞以单核细胞(M)为主,提示为伤寒引起的腹泻;如粪便中脂肪颗粒增多,提示可能为慢性胰腺炎引起的腹泻。

（2）如粪便培养出细菌,可鉴别出引起腹泻的细菌种类。

（3）如白细胞计数升高,提示可能为某种肠道感染引起的腹泻;如红细胞及血红蛋白值均下降,应警惕各种消化道肿瘤引起的腹泻。

（4）旧结核菌素(OT)或结核菌素纯蛋白衍化物(PPD)试验阳性,提示为结核菌引起的腹泻。

（5）如丙氨酸氨基转移酶（ALT）、天门冬氨酸氨基转移酶

(AST)及胆红素(BIL)等值均升高,提示可能为各种原因导致的肝损害引起的腹泻。

(6)如血清总甲状腺素(TT$_4$)、血清总三碘甲状腺原氨酸(TT$_3$)、血清游离甲状腺素(FT$_4$)及血清游离三碘甲状腺原氨酸(FT$_3$)值,均增高,提示可能为甲状腺功能亢进引起的腹泻。

(7)如血沉加快,提示可能为某些自身免疫性疾病引起的腹泻。

14. 便血

如粪便中有较多的红细胞及白细胞,提示可能为细菌性痢疾引起的便血;如粪便镜检发现阿米巴原虫,提示为阿米巴痢疾引起的便血;如粪便镜检发现血吸虫虫卵,提示为血吸虫病引起的便血。如粪便培养出引起便血的致病菌,有助于鉴别细菌性痢疾、伤寒及副伤寒。如血小板数降低,提示为各种原因诱发的血小板减少引起的便血。如出血时间(BT)及凝血时间(CT)均延长,提示为凝血功能障碍引起的便血。骨髓检查,可发现某些引起便血的血液病,如再生障碍性贫血、白血病等。

15. 黄疸

如红细胞及血红蛋白含量均降低,网织红细胞(RC)比例升高,提示可能为各种溶血引起的黄疸。如尿胆红素(BIL)阴性,尿胆原(URO)明显升高,提示为溶血性黄疸;如BIL明显升高,而URO为阴性,提示为肝细胞性或阻塞性黄疸。如粪胆素值明显增加,提示为溶血性黄疸;如粪胆素值正常或阴性,提示为肝细胞性或阻塞性黄疸。如碱性磷酸酶(ALP)升高,提示为肝外胆管阻塞或肝内胆汁淤积引起的黄疸;如ALP正常或轻度升高,提示为肝细胞损害引起的黄疸。抗人球蛋白试验阳性,提示为自身免疫性溶血性贫血引起的黄疸。如血清胆固醇(TC)含量升高,提示为肝内胆汁淤积和肝外阻塞性黄疸;如TC降低,提示为肝损害引起的黄疸。如血清非结合性胆红素值明显升高,而结合性胆红素值轻度升高,丙氨酸氨基转移酶(ALT)和天门冬氨酸氨基转移酶

(AST)等值也升高,提示为急性肝炎和各种其他肝损害引起的黄疸;如结合性胆红素值明显升高,而非结合性胆红素值轻度升高,提示为肝外胆管阻塞或肝内胆汁淤积引起的阻塞性黄疸,如胆管结石、消化道肿瘤等。如白蛋白(A)降低,β-及γ-球蛋白升高,提示为急性肝炎或肝硬化性黄疸;如白蛋白(A)/球蛋白(G)比例<1,提示为肝硬化性黄疸。

16. 反流性食管炎

24 小时食管 pH 监测,是诊断本病最可靠、最敏感的方法。我国正常人 24 小时食管 pH 监测:pH 值<4 的时间在 6% 以下,持续 5 分钟以上的次数≤3 次,反流最长持续时间为 18 分钟;如超过上述数据,可确定诊断。正常人静止时,食管下括约肌(LES)压力为 2~4 千帕(15~30 毫米汞柱),或 LES 压力与胃腔内压力比>1。如当静止时,LES 压力<1.33 千帕(10 毫米汞柱),或两者之比<1,则提示 LES 功能不全。酸灌注试验:如注酸 30 分钟,无症状则为阴性;如在注酸过程产生症状,随即改注生理盐水能缓解,则为阳性。酸反流试验,pH 值降至 4 以下至少 3 次,即认为是异常反流的证据。

17. 胃炎

急性胃炎,白细胞和中性粒细胞均增高,且中性粒细胞核分叶过多;长期慢性萎缩性胃炎和急性糜烂性胃炎,红细胞和血红蛋白,均可降低,平均红细胞体积(MVC)常增高,或伴有恶性贫血。幽门螺杆菌(HP)检测,对慢性胃炎患者是必要的,因为 90% 的 B 型胃炎是由 HP 感染所致。尿素酶试验快速、简便,特异性和敏感性可达 90% 以上;核素标记尿素呼吸试验检测 HP 的特异性和敏感性也可达 90% 以上;PCR 也可检测血中 HP 的脱氧核糖核酸(DNA);胃黏膜组织切片检测 HP,是最准确的诊断方法。胃酸分析:A 型胃炎胃酸明显降低,甚至缺乏;B 型胃炎,胃酸正常或增多;浅表性胃炎,胃酸正常或偏高;萎缩性胃炎,胃酸降低。血清壁细胞抗体(PCA)和内因子抗体(IFA),有助于萎缩性胃炎的分型,

A 型胃炎患者 PCA 阳性率约为 90％，IFA 阳性率约为 75％；而 B 型胃炎患者 PCA 阳性率仅为 30％（弱阳性）。浅表性胃炎，PCA 偶见阳性。A 型胃炎，血清性胃蛋白酶（GAS）常升高，伴有恶性贫血时更高；B 型胃炎，GAS 正常或降低。慢性浅表性胃炎，胃蛋白酶原（PG）正常，而慢性萎缩性胃炎血和尿中 PG 均降低。血清维生素 B_{12} < 200 微克/升，维生素 B_{12} 吸收试验 < 10％，提示内因子减少引起的胃炎。

18. 消化性溃疡

十二指肠溃疡胃酸多增高，胃溃疡胃酸多正常或偏低；基础胃酸分泌量（BAO）超过 15 毫摩/小时，加大组胺或五肽胃泌素试验高峰排酸量（PAO）超过 40 毫摩/小时，BAO/PAO > 0.4～0.6（正常值 < 0.2），应考虑为十二指肠溃疡等。粪便隐血（OB）试验为阳性，提示为活动性溃疡。

19. 上消化道出血

粪便隐血试验可为阳性。红细胞及血红蛋白值，均有不同程度的降低。血尿素氮可升高，但一般不超过 14.3 毫摩/升，3～4 天后可降至正常。

20. 克罗恩病

粪便中可见红细胞、白细胞、黏液及脂肪球。血红蛋白下降，可出现贫血；血蛋白质降低，可出现低蛋白血症。血沉可增快。

21. 吸收不良综合征

粪便镜检，可发现脂肪颗粒。正常人，每日食脂肪 50～100 克时，24 小时粪便中脂肪量 < 5 克；如 24 小时粪便脂肪量 > 6 克，可认为脂肪吸收不良。正常人脂肪吸收率 > 95％，如脂肪吸收率 < 95％，可以认为是脂肪吸收不良。维生素 B_{12} 吸收试验，正常人应 > 8％～10％，吸收不良时则减少。

22. 急性出血坏死性肠炎

白细胞计数明显增多，可高达 40×10^9/升，以中性粒细胞（N）为主，并伴核左移；红细胞、血红蛋白、血小板常减少。粪便外观呈暗红或鲜红色,红细＋＋～＋＋＋＋,白细胞±～＋＋,脓细胞±～＋＋,偶见脱落的肠系膜;粪隐血试验(OB)强阳性,早期无腹泻者 OB 也呈阳性。严重腹泻者,可有电解质紊乱,主要表现为血清 K^+ 降低。如血培养与粪培养检出同一种细菌,对病因诊断意义更大。

23. 伪膜性肠炎

白细胞计数及中性粒细胞增多,一般在 $(10\sim20)\times10^9$ 升,最高可达 50×10^9/升。粪便中,可见白细胞及红细胞;培养球菌/杆菌比例增高,还发现有难辨的梭状芽孢杆菌生长。粪内细菌毒素检测阳性,梭状芽孢杆菌抗毒素中和试验也常呈阳性。血中白蛋白(A)降低,可有电解质紊乱及酸碱平衡失调。

24. 空肠弯曲菌肠炎

粪便外观为黏液便或稀水样便,粪中白细胞＋～＋＋,红细胞＋～＋＋。粪直接涂片找病原菌,如发现细小、单个或成串,海鸥翼形、S 形、C 形或螺旋形两端尖的杆菌,为阳性。血液、穿刺液等培养,如分离出空肠弯曲菌,可确诊。恢复期患者血中可产生抗 O 抗原的免疫球蛋白 IgG、IgM、IgA 抗体,恢复期较早期抗体效价增高 4 倍以上,有诊断意义。

25. 溃疡性结肠炎

活动期,白细胞计数和中性粒细胞百分比均可升高;病程反复发作后,红细胞及血红蛋白值均下降,可出现低色素性小细胞性贫血。粪便隐血试验,可为阳性。活动期,血沉可增快。血清蛋白电泳测定,常见白蛋白(A)降低,α_1 和 α_2-球蛋白(G)升高。凝血酶原时间(PT)常较正常值延长。

26. 急性肝细胞损伤

(1)丙氨酸氨基转移酶(ALT)是反映急性肝细胞损伤的最敏感指标,而天门冬氨酸氨基转移酶(AST)是反映肝细胞损伤程度较为敏感的指标。AST、ALT 活性升高达正常的 20 倍以上时,AST/ALT 比值有助于鉴别肝细胞损伤的类型:急性黄疸性肝炎,

ALT、AST、胆红素（BIL）、碱性磷酸酶（ALP）均显著升高，但 AST/ALT<1；急性病毒性肝炎、药物性肝损伤时，早期或轻型肝炎时 AST/ALT<0.6，至恢复期比值逐渐上升，但仍<1；重症肝炎、酒精性肝炎时，AST/ALT>1；肝硬化代偿期 AST/ALT 为 0.5～1.5，而失代偿期为 1.0～2.0；肝癌时，AST/ALT 比值明显上升，半数病例>3.0。

（2）AST 同工酶测定，有助于判断肝损伤病变程度。重症肝炎、肝细胞广泛坏死或线粒体崩解时，血清中 ASTm 增高；急性肝炎 ASTm 持续升高时，有变为慢性肝炎的可能性；慢性肝炎中 ASTm 持续升高者，应考虑为慢性活动性肝炎。

（3）急性肝炎时，乳酸脱氢酶同工酶 LDH_5 增高，而 LDH_1、LDH_2 降低。

（4）急性肝炎时，血清铁（SI）升高。

（5）肝细胞损伤时，尤其是药物引起的肝损伤时，血清 F 蛋白浓度升高；肝癌时，血清 F 蛋白浓度也升高。

27. 慢性肝细胞损伤

（1）丙氨酸氨基转移酶（ALT）、天门冬氨酸氨转移酶（AST）增高，AST/ALT>1，是肝细胞严重损伤的标志之一。由于 75% 的 γ-谷氨酰转肽酶（γ-GT）存在于肝细胞微粒体内，故 γ-GT 在反映慢性肝细胞损伤及其病变活动时，较 ALT 和 AST 更为敏感。急性肝炎恢复期，ALT 正常后，如 γ-GT 持续不降，在排除胆道疾病的情况下，常提示病变仍在活动；慢性持续性肝炎 γ-GT 轻度升高，慢性活动性肝炎明显升高；重症活动性肝炎、肝硬化晚期，γ-GT 降低。白蛋白（A）降低，总胆红素（TBIL）、间接胆红素（DBIL）、直接胆红素（IBIL）及碱性磷酸酶（ALP）均增高，是病情严重的标志。

（2）前白蛋白（PA），可灵敏地反映肝脏的合成功能，是早期判断慢性肝细胞损伤的病变程度；γ-球蛋白增高的程度可评价慢性肝病的演变及预后，慢性活动性肝炎及早期肝硬化时，γ-球蛋白呈轻中度升高,如>40%时为预后不良。

(3)与肝纤维化有关的指标有Ⅲ型前胶原氨基端肽(PⅢNT)、层粘连蛋白、透明质酸、Ⅲ型前胶原(PCⅢ)、Ⅳ型胶原(CⅣ)、Ⅰ型胶原(CI)、脯氨酰羟化酶(PH)、脯氨基肽酶(PLD)、板层素(LN)、纤维联结素(Fn)等。其中PⅢNT在纤维增生之前即出现增高,CI、Fn与纤维化程度密切相关,PH可更敏感地反映肝纤维化的活动性。

(4)抗凝血酶Ⅲ(AT-Ⅲ)可灵敏地反映肝脏的合成功能,鸟氨酸氨甲酰基转移酶(OCT)、腺苷脱氢酶(ADA)等在慢性肝细胞损伤时可升高。而在慢性肝病时,卵磷脂胆固醇酰基转移酶(LCAT)、胆碱酯酶(ChE)活性则降低。吲哚氰绿(ICG)排泄试验,主要用于筛选慢性职业中毒性肝损伤,追踪慢性肝病的恢复和急性肝病的慢性化过程。

28. 药物性肝病

可见嗜酸性粒细胞增高。胆红素(BIL)、丙氨酸氨基转移酶(ALT)、γ-谷氨酰转肽酶(γ-GT)及碱性磷酸酶(ALP)等值,均可升高。巨噬细胞移动抑制试验可为阳性。

29. 酒精性肝病

白细胞计数增高,红细胞及血红蛋白均可降低;酒精性肝硬化伴有脾功能亢进时,可出现全血细胞的不同程度的减少。血清胆红素(BIL)、丙氨酸氨基转移酶(ALT)、天门冬氨酸氨基转移酶(AST)、γ-谷氨酰转肽酶(γ-GT)、碱性磷酸酶(ALP)值,均可升高;其中AST升高较ALT明显,AST/ALT>2;而γ-GT升高,也比ALT升高明显。凝血酶原时间(PT)可延长。免疫球蛋白A(IgA),常可明显增加。

30. 自身免疫性肝炎(AIH)

尿胆红素,可为阳性。血胆红素、丙氨酸氨基转移酶(ALT)、天门冬氨酸氨基转移酶(AST)值,均可升高;白蛋白(A)降低,球蛋白(B)升高。血清抗核抗体(ANA)、抗平滑肌抗体(ASMA)、抗-LKM-1 等自身抗体,常为阳性。乙型肝炎表面抗原(HBsAg),抗丙型肝炎病毒(抗 HCV)、抗戊型肝炎病毒(抗 HEV),均可为阳性。凝血酶原时间(PT)可延长。蛋白电泳中,以 γ-球蛋白升高为主。免疫球蛋白 G(IgG)明显升高,可达正常上限的 1.5 倍。丙型肝炎者有相关多肽抗体(抗 COR)阳性率高,30%患者抗线粒体抗体 M_2 型也可为阳性。

31. 脂肪肝

有白细胞计数增多,可有血红蛋白减少的轻度贫血。丙氨酸氨基转移酶(ALT)常有持续或反复升高,而 γ-谷氨酰转肽酶(γ-GT)有轻至中度升高。如酒精性脂肪肝,可有丙酮酸(PYR)、尿酸(UA)等升高,血葡萄糖(GLU)降低,血酮体(KET)阳性。重度脂肪肝,可有电解质代谢紊乱,如血清钾(K^+)、钠(Na^+)降低等。超重患者,常有总胆固醇(TC)、三酰甘油(TG)、低密度脂蛋白(LDL)、血糖(GLU)值增高,高密度脂蛋白(HDL)降低。肝穿刺活检,75%以上的肝组织被脂肪广泛浸润,符合脂肪性肝病的病理学诊断标准,它是脂肪肝确诊的依据。

32. 肝硬化

脾功能亢进时,红细胞、血红蛋白、白细胞及血小板值,均可减少。黄疸者,尿中胆红素(BIL)增高;无黄疸者,如尿胆原(URO)增加,常提示肝功能不良。肝硬化合并活性肝炎时,血清丙氨酸氨基转移酶(ALT)、天门冬氨酸氨基转移酶(AST)均升高,一般以 ALT 升高较明显;当肝细胞严重损坏时,以 AST 升高较明显;失代偿期,可有总胆红素(TBIL)及直接胆红素(DBIL)升高。肝功能严重损害时,白蛋白(A)减少,球蛋白(G)增加,A/G 比值降低或倒置。血氨(BA)升高,提示有肝性脑病的可能;肝硬化失代偿期,血总胆固醇(TC)常降低。肝细胞明显受损时,凝血酶原时间(PT)延长,且延长时间与病情严重程度呈正比。血清单胺氧化酶(AMO),通常升高;碱性磷酸酶(ALP)、γ-谷氨酰转肽酶(γ-GT)、乳酸脱氢酶(LDH)值,正常或轻度升高;胆碱酯酶(ChE)活力如极度下降,表示预后不良。免疫球蛋白(IgA、IgG、IgM)值,均可增高。如并发腹膜炎时,腹水漏出液中蛋白及细菌数增多,细菌培养可为阳性。

33. 急性肝衰竭(ALF)

白细胞一般增多,血小板减少。血清丙氨酸氨基转移酶(ALT)、血清天门冬氨酸氨基转移酶(AST)常明显升高,且 AST升高大于 ALT;肝细胞严重损害时,AST/ALT>1,对估计预后有重要意义;血清胆红素(BIL)、直接胆红素(DBIL)、间接胆红素(IBIL)呈进行性升高,当 BIL 明显上升,ALT 下降而发生胆酶分离时,对暴发性肝衰竭的诊断及预后有重要价值;血清白蛋白(A)持续下降,则提示预后不良。血清胆碱酯酶(ChE)活力常明显降低。血清钾(K^+)升高或降低,钠(Na^+)、镁(Mg^{2+})降低等,出现电解质代谢紊乱及酸碱平衡失调。血 pH 值降低,多为代谢性酸中毒和呼吸性酸中毒。凝血酶原时间(PT)明显延长,是反映肝脏损害严重程度最有价值的指标之一,有助于早期诊断;凝血酶原活动度≤40%,纤维蛋白原(Fib)降低。Ⅱ、Ⅴ、Ⅶ、Ⅸ、Ⅹ 等凝血因子,均可明显减少。尿氨基酸(AA)总量明显增高,血浆中芳香族氨基酸(AAA)增高,支链氨基酸(BCAA)/AAA<1 提示预后不良。

34. 肝性脑病(HE)

感染时,白细胞计数及中性粒细胞均可明显升高。依据原发病或肝功能损害的程度,丙氨酸氨基转移酶(ALT)可轻至中度升高。肾功能,血尿素氮(BUN)、胱抑素 C(C_{ys}C)均可升高,而肌酐(Cr)可能正常。多数患者血氨(BA)升高,是诊断本病的重要指标,其浓度与昏迷深度不成正比,动脉 BA 较静脉高 0.5~2.0 倍。血浆氨基酸(AA),可反映肝实质障碍情况,对判断重症肝炎的预后及考核支链氨基酸(BCAA)的疗效有参考价值;BCAA 降低,芳香族氨基酸(AAA)升高,BCAA/AAA 比值下降或倒置,由 3~3.5∶1 降至 1∶1,甚至更低。蛋白电泳,血清白蛋白(A)降低,γ-

球蛋白明显升高。血清电解质,钾(K^+)、钠(Na^+)、氯(Cl^-)、总钙(TCa^{2+})、镁(Mg^{2+})值,均可降低。血浆 5-羟色氨(5-HT)及 5-羟色氨酸(5-HTP)值,均有特异性升高。脑脊液(CSF)谷氨酸胺升高可达 3.4 毫摩/升以上,正常值为 0.4~0.96 毫摩/升。血气分析,可有低钾引起的代谢性碱中毒。可出现低血糖与高乳酸,有助于诊断和病情判断。

35. 肝肾综合征

尿中可有少量蛋白(PRO)、透明管型及颗粒管型,尿比重增高。血钠(Na),偏低;尿钠减少,可低于 10 毫摩/升。血尿素氮及肌酐值,均升高。

36. 急性胆囊炎

白细胞计数及中性粒细胞百分比均可轻度升高,如明显升高应考虑可能为胆囊坏死或积脓。血清淀粉酶(AMY)常可轻度升高,并发急性胰腺炎时则显著升高。丙氨酸氨基转移酶(ALT)及天门冬氨酸氨基转移酶(AST)值,均可轻度升高。

37. 急性胰腺炎

(1)白细胞计数和中性粒细胞百分比均可中重度升高,常伴有粒系核左移。

(2)血、尿淀粉酶(AMY)升高,是诊断急性胰腺炎的特异性指标。血清 AMY 在发病 6~12 小时开始升高,可达正常的数十倍(超过正常值上限 5 倍即有诊断意义),24 小时达高峰,48 小时开始下降。尿 AMY 在发病后 12~24 小时开始升高,持续 1~2 周才逐渐恢复正常。AMY 值愈高,诊断正确率愈大,但升高的幅度与病变严重程度不一定呈正相关。

(3)血清脂肪酶明显升高,可作为急性胰腺炎诊断的重要依据。发病后 2~3 天此酶开始升高,血中可持续 7~14 天,对发病后就诊较晚、血和尿 AMY 已恢复正常的患者更具有诊断意义。

(4)半数患者血清钾(K^+)、钠(Na^+)、总钙(TCa^{2+})均降低,其中血清 K^+、Ca^{2+} 常被用作疾病严重程度的判断指标之一。特别是 TCa^{2+} 持续＜1.75 毫摩/升数天时,常提示病人预后不良。

(5)血清丙氨酸氨基转移酶(ALT)、天门冬氨酸氨基转移酶(AST)值,均可升高;也有表现为胆红素(BIL)明显升高的,一般起病后 1 个月内可恢复。

(6)血清正铁血白蛋白,重症胰腺炎发病 3 天内常为阳性,对其诊断和预后有价值。

(7)尿中胰蛋白酶原激活肽(TAP),重症胰腺炎早期,血、尿中即可检出,故有早期诊断意义。

(8)血降钙素原(PCT),在血清中显著升高,是诊断急性胰腺炎的重要血清学指标之一。

(9)动脉血氧压力(PaO_2)＜60 毫米汞柱时,应注意并发急性呼吸窘迫综合征的可能,PaO_2 可作为疾病严重程度的判定指标之一。

(10)血尿素氮(BUN)、肌酐(Cr)、胱抑素 C(CysC)值,均可升高,重症病人还可以出现肾衰竭。

(11)部分患者三酰甘油增高,暂时性血糖(GLU)升高。如血糖持续升高,提示胰腺坏死,故血糖常规用作疾病严重程度的判断指标之一。

38. 慢性胰腺炎

血糖升高,尿糖阳性。类脂含量增高,镜检可见肌纤维及脂肪滴。急性发作期,淀粉酶(AMY)及脂肪酶(LPS)值均升高。慢性胰腺炎时,血清胆囊收缩素(CCK)值可升高。血浆胰多肽(PP)可显著降低。

39. 原发性腹膜炎

白细胞计数多数增高。腹水比重≥1.018,白细胞＞300/立方毫米,蛋白在 3 克/100 毫升左右。腹水细菌培养如找到细菌,则可以确诊。

(六)泌尿系统疾病

1. 尿多

如尿比重<1.006,应考虑可能为尿崩症引起的多尿;如尿糖阳性,提示可能为糖尿病性多尿。如空腹血糖及餐后 2 小时血糖值均升高,提示可能为糖尿病引起的多尿。如血抗利尿激素(ADH)降低,提示为尿崩症性多尿。如血钙增高,提示可能为甲状旁腺功能亢进或肿瘤引起的多尿;如血钾降低,提示为由各种可致低血钾疾病引起的多尿。

2. 尿急尿频及尿痛

如尿镜检可见大量白细胞及红细胞,提示可能为急、慢性细菌性膀胱炎及尿道炎引起的尿频尿急及尿痛;如镜见较多的 WBC 及 RBC,也可为肾结核、膀胱结核引起的尿急、尿频及尿痛;如尿中 RBC 量较多,提示可能为泌尿系结石及膀胱肿瘤引起的尿频、尿急与尿痛。尿培养,如泌尿系统感染,可培养出致病菌。

3. 血尿

如尿中红细胞(RBC)数量明显增多,几乎无白细胞(WBC)及蛋白(PRO),提示为泌尿系结石、肿瘤或外伤引起的血尿;如尿中 RBC、WBC 均升高,提示为泌尿系感染引起的血尿,也可为肾结核、肾盂肾炎、肾盂积水感染、肾栓塞、肾结石等引起的血尿;如尿中除有 WBC、RBC 外,还出现 PRO 及管型,提示可能为各种急、慢性肾小球肾炎引起的血尿。如 WBC 总数明显升高,并出现幼稚细胞,提示可能为白血病引起的血尿;如血小板(PLT)减少,提示为血小板减少性紫癜或流行性出血热引起的血尿。如血沉(ESR)增快,提示为结核或肿瘤引起的血尿。如抗核抗体(ANA)为阳性,提示为某些自身免疫性疾病(如系统性红斑狼疮、皮肌炎、硬皮病等)引起的血尿。

4. 水肿

如尿蛋白(PRO)阳性,尿中又出现较多的红细胞(RBC)及白细胞（WBC），提示为急、慢性肾炎及肾功能不全引起的水肿；如尿中以大量的 PRO 为主，提示可能为肾病综合征引起的水肿。如24 小时尿 PRO 增高，提示可能为各种肾脏疾病引起的水肿。如血尿素氮（BUN）及肌酐（Cr）值均升高，提示可能为肾功能不全或尿毒症引起的水肿。如丙氨酸氨基转移酶（ALT）、天门冬氨酸氨基转移酶（AST）、麝香草酚浊度试验（TTT）等值偏高，白蛋白（A）偏低，A/球蛋白（G）比值<1，提示可能为肝硬化引起的水肿。如RBC、血红蛋白（Hb）均下降，如严重贫血引起心功能不全时，可出现水肿。如血清总三碘甲状腺原氨酸（TT_3）、总甲状腺素（TT_4）、游离三碘甲状腺原氨酸（FT_3）及游离甲状腺素（FT_4）值的下降，提示可能为甲状腺功能低下引起的水肿。如 24 小时尿 17-羟、17-酮值均升高，提示可能为皮质醇增多症引起的水肿。

5. 尿路感染

白细胞（WBC）计数及中性粒细胞（N）值，均可增高；血沉值可加快，尿路感染时，尿沉渣 WBC>5 个高倍镜视野，并可伴有血尿及少量蛋白尿；尿液中发现 WBC 管型，对诊断肾盂肾炎有意义；慢性肾盂肾炎时，尿比重可下降。尿生化检测，如视黄仁结合蛋白（RBP）、氨基葡萄糖苷酶（NAG）、α_1-微球蛋白（α_1-MG）、β_1-微球蛋白（β_1-MG）值，均增高，提示为肾盂肾炎。清洁中段尿细菌培养，如杆菌>10^5/毫升和球菌>10^4/毫升，即可诊断为本病。1 小时细胞排泄率检测，如 WBC>40/小时，RBC>10 万/小时，闪光细胞增多或阳性，可诊断为本病。

6. 肾盂肾炎

急性期或慢性期急性发作时，白细胞（WBC）计数及中性粒细胞（N）百分比值，均可升高；急性期血沉值可增快。尿蛋白（PRO）可呈阳性反应，镜检可见 WBC 管型及红细胞；清洁中段尿检查，常有脓球，高倍镜检每视野 WBC 在 5 个以上。尿沉渣涂片及尿细菌培养，可找到或培养出致病菌，有确定诊断意义。95％以上的尿路感染病人，其尿 WBC 排泄率可呈阳性。肾盂肾炎慢性期，血尿素氮(BUN)和肌酐(Cr)值均可升高。

7. 前列腺炎

白细胞(WBC)计数,可增高。急性前列腺炎时,尿中可见成堆的脓细胞和较多的红细胞(RBC);慢性前列腺炎时,WBC 及 RBC 均较少。前列腺按摩液及尿液检测,卵磷脂小体减少,VB$_3$ 细菌培养为阳性,而尿道尿液 VB$_1$、中段尿液 VB$_2$ 培养为阴性,可诊断为前列腺炎。

8. 急性肾小球肾炎

尿沉渣镜检,可见大量红细胞(RBC)和多少不等的白细胞(WBC),可见颗粒管型及 RBC 管型;尿蛋白(PRO)定量,24 小时尿中通常<2 克;急性期少尿时,尿比重>1.020。血沉(ESR)多数增快;抗链球菌溶血素"O"(ASO)滴度可增高。尿素氮(BUN)及内生肌酐清除率(CCr)值均下降。补体活化第三补体成分(C$_3$)可下降;循环免疫复合物(CIC)及冷球蛋白试验,早期均可为阳性。

9. 慢性肾小球肾炎(CGN)

可见血尿、中等量蛋白尿、管型;本病发作时,尿红细胞及尿蛋白量相应增多;如出现细胞管型,常提示疾病处于急性活动期;尿比重可受尿量、尿蛋白多少的影响,晚期因肾功能降低,尿比重常固定在 1.010 左右。因有不同程度的肾损害,血尿素、肌酐均可略高于正常。

10. 隐匿性肾小球肾炎

反复发作时,尿红细胞(RBC)增多,蛋白定性为－～＋＋。RBC 呈多形性改变,大小不一,有时可见混合性血尿。24 小时尿蛋白定量,轻型患者<1 克/24 小时尿,严重者 1～3 克/24 小时尿。中期患者,胱抑素 C(CysC)、尿素氮(BUN)、肌酐(Cr)值均正常,但随着病情发展,可进行性增高。尿蛋白电泳测定值时轻时重,严重者为非选择性蛋白尿。免疫固定电泳,可发现单克隆免疫球蛋白 A(IgA)增高。60％的 IgA 肾病患者,血清 IgA-纤维联结

蛋白聚合物质增高,具有较好的特异性。如补体 C_3 降低,ASO 阳性,应考虑为链球菌感染后急性肾炎综合征的 IgA 肾病。

11. 急进性肾炎(RPGN)

可见明显血尿,24 小时尿蛋白＞1.5 克。肌酐(Cr)、血尿素氮(BUN)值均升高。二氧化碳结合力(CO_2CP),在酸中毒时降低,提示肾功能明显损害。血清免疫学检测,抗肾小球基膜抗体(抗 GBM)阳性,为Ⅰ型;免疫复合物(CIC)阳性,冷球蛋白阳性,为Ⅱ型;抗中性粒细胞抗体(ANCA)阳性,为Ⅲ型。血清补体可降低。肾活组织检查,发现大量细胞占据肾小囊,形成新月体,累及 50％以上的肾小球,主要为上皮细胞、巨噬细胞或中性多核白细胞;新月体呈环形或局灶形(闭塞肾小囊 50％),早期多为细胞性,中、晚期呈纤维细胞性和硬化性新月体;肾小球毛细血管襻严重结构破坏,受新月体挤压而皱缩于肾小球血管极一侧,时有纤维素样坏死灶或毛细血管内增生,常伴有严重的肾小管间质病变。

12. IgA 肾病

典型者为肉眼血尿或镜下血尿,反复波动很大;尿蛋白(PRO)微量至"＋",肾病时可有大量蛋白尿。血沉(ESR)值常加快。免疫复合物(CIC)增高,补体正常;有 30％～50％的患者,血清免疫球蛋白 A(IgA)一过性或波浪形增高。肾活检,发现在肾小球系膜上有 IgA 沉积,在"＋＋"以上,可明确诊断。

13. 急性间质性肾炎(AIN)

感染相关性 AIN 白细胞(WBC)计数升高,绝大多数药物过敏性 AIN 者有一过性嗜酸粒细胞(E)增多,特发性间质性肾炎白细胞多无明显变化。绝大多数 AIN 患者,尿红细胞、白细胞均增多,1/3 患者可见明显血尿;少数患者,尿中 E 增多,超过 5％时,支持急性过敏性间质性肾炎诊断;尿蛋白(PRO)定性,＋～＋＋＋。血尿素氮(BUN)、肌酐(Cr)胱抑素 C(CysC)可轻中度增高,1/3 患者可出现尿毒症状。因血中 BUN、Cr 较高而排泄较少,通常尿 BUN/血 BUN＜10,尿 Cr/血 Cr＜10。24 小时尿蛋白定量,一般<2克。半数病例肝功能有一定程度的损伤,主要表现为丙氨酸氨基转移酶(ALT)、天门冬氨酸氨基转移酶(AST)、γ-谷氨酰转肽酶(γ-GT)值,均升高。应严密观察钾(K^+)、钠(Na^+)、氯(Cl^-)、总钙(TCa^{2+})、镁(Mg^{2+})及磷(P^{3-})等电解质在体内的变化。肾活组织检查,是 AIN 确定诊断的重要依据。

14. 慢性间质性肾炎(CIN)

尿沉渣检测,可见白细胞(WBC)、少量红细胞(RBC)及 WBC 管型;24 小时尿蛋白(PRO)定量,多<1 克。血、尿 β_2-微球蛋白(β_2-MG)值,均增高;视黄醇结合蛋白(RBP)也可升高。尿氨基葡萄糖苷酶(NAG)值,可升高。肾活组织检查,为肾间质不同程度纤维化伴管性细胞浸润,可以确诊为本病。

15. 过敏性紫癜性肾炎

白细胞(WBC)增高,以中性粒细胞(N)和嗜酸性粒细胞(E)增高为主。尿液红细胞(RBC)＋＋～＋＋＋;尿蛋白(PRO)定性为±～＋＋。少数患者早期,免疫球蛋白 G(IgG)及 M(IgM)值,均可增高。补体 C_3、C_4 均正常,主要用于与肾小球肾炎的鉴别。蛋白电泳分析,多为非选择性蛋白尿。

16. 系膜毛细血管性肾小球肾炎

早期,血红蛋白(Hb)下降,呈正细胞正色素性贫血。肾功能减退者,血尿素氮(BUN)、肌酐(Cr)、内生肌酐清除率(CCr)值,均可下降。活化第三补体成分(C_3)、总补体溶血活性(CH_{50})可持续下降,冷球蛋白可为阳性。肾组织活检有确诊意义,其典型病理改变如下:①光镜。见系膜细胞及系膜基质弥漫重度增生,并插入到基膜与内皮细胞之间,使毛细血管襻广泛增生,呈双轨征。②电镜。系膜区及内皮下,可见电子致密物。③免疫荧光检测。见大量活化第三补体成分,伴或不伴有免疫球蛋白 G(IgG),呈颗粒样沉积于系膜区及毛细血管壁。

17. 肾病综合征

尿蛋白(PRO)＋＋＋～＋＋＋＋,可见到脂肪管型及脂肪变性的上皮细胞,可伴有血尿;24 小时尿蛋白定量＞3.5 克/升。血胆固醇(TC)增高,低密度脂蛋白(LDL)和极低密度脂蛋白(VLDL)值,均升高,而高密度脂蛋白(HDL)下降。总蛋白常减低,白蛋白＜30 克/升,α_1-球蛋白(α_1-G)、β_2-微球蛋白(β_2-MG)值显著升高,γ-球蛋白(γ-G)多数较低。早期肾功能均正常;少尿时,可有尿素氮(BUN)增高;后期肾功能低下,血 BUN、肌酐(Cr)值均可增高。血沉(ESR)可加快。血黏度增高,血液呈高凝状态;纤维蛋白原(Fib)升高,血小板(PLT)增高,凝血因子 V、Ⅷ、Ⅹ 激活,纤维蛋白原降解产物(FDP)为阳性。肾活检可做出明确诊断。

18. A Lport 综合征(AS)

AS 患者,可有血尿及蛋白尿。血红蛋白(Hb),可降低。血肌酐(Cr)可进行性升高。肾活检:光镜无异常;免疫荧光检查,多为阴性;电镜,特征性表现为肾小球基膜(GBM)弥漫厚薄不均分层、网状改变,甚至断裂。

19. 肾性糖尿

多次尿糖测定出现阳性反应,特别是空腹晨尿尿糖阳性,更具诊断价值;患者尿糖排出量相差很大,可从＜1 克/24 小时尿到100 克/24 小时尿不等,大多数患者 24 小时尿糖的排出量在 5～30 克。尿葡萄糖定量测定,这是肾性糖尿诊断的关键性检测。患者在热能摄入平衡的状态下,即每日 125.4 焦/千克(30 卡/千克),其中 50％为糖类,24 小时尿葡萄糖的排出量＞500 毫克,即可诊断为肾性糖尿。

20. 糖尿病肾病

尿糖、24 小时尿糖、24 小时尿蛋白定量值,均增高。尿系列蛋白中,微量白蛋白(mALB)、转铁蛋白(UTRF)、α_1-微球蛋白(α_1-MG)、β_2-微球蛋白(β_2-MG)值,均可升高。早期,肾小球滤过率(GFR)、肾血流量(RPF)值均可升高,但晚期 GFR、RPF 值均可明显下降;血尿素氮(BUN)、肌酐(Cr)值均增加,内生肌酐清除率(CCr)则下降。空腹血糖＞7.2 毫摩/升,餐后 2 小时血糖＞11.1

毫摩/升,有诊断价值。糖化血红蛋白(GHb)中 GHbAI 占血红蛋白(Hb)总量的 8%～10%,其量与血糖浓度呈正相关;糖血浆白蛋白(GPP)值,占总量的 6%左右。血浆总蛋白、白蛋白(A)、A/球蛋白(G)比值均下降,而 G 增高。血总胆固醇(TC)、三酰甘油(TG)、低密度脂蛋白-胆固醇(LDL-C)值均升高,而高密度脂蛋白-胆固醇(HDL-C)降低。

21. 乙型肝炎病毒相关性肾炎

尿红细胞(RBC)±～＋＋＋,尿白细胞(WBC)±～＋,可有少量颗粒管型;尿蛋白(PRO)＋＋～＋＋＋,表现为肾病综合征者有大量蛋白尿。几乎全部病人乙型肝炎表面抗原(HBsAg)持续阳性,半数以上病人乙型肝炎 e 抗原(HBeHg)阳性。血清丙氨酸氨基转移酶(ALT)、血清天门冬氨酸氨基转移酶(AST)均可增高,白蛋白(A)减少,球蛋白(G)增高,特别是 γ-球蛋白(γ-G)增高,可能是乙型肝炎病毒相关性肾炎的主要特征。血清补体 C_3、C_4 常降低,部分病人抗核抗体(ANA)弱阳性,风湿因子(RF)、免疫复合物(CIC)为阳性。病变活动期,血免疫球蛋白 G(IgG)、A(IgA)可增高。肾组织切片中,少数可找到乙型肝炎病毒脱氧核糖核酸(HBVDNA);免疫组化可见 HBeAg 和(或)HBsAg 呈颗粒状沿肾小球毛细血管襻沉积,少数有间质及小管沉积,伴 IgG、C_3 沉积等。

22. Ⅰ型肾小管酸中毒

尿 pH 值＞6.0,即使在严重酸中毒时,尿 pH 值也不会低于 5.5;尿糖(GLU)可为阳性,尿比重(SG)降低;尿电解质中,钾(K^+)、钠(Na^+)、总钙(TCa^{2+})、磷(P^{3-})均可增加;尿氨显著减少。血清电解质分析,血氯(Cl)升高,血钾(K)、钠(Na^+)、总钙(TCa^{2+})、磷(P^{-3})值均降低,阴离子间隙(AG)正常,Ⅳ型肾小管酸中毒可伴有高钾血症。血尿素氮(BUN)、肌酐(Cr)值升高,血碱性磷酸酶(ALP)也升高。氯化铵负荷试验阳性,尿 pH 值＜5.5,则可排除本病。HCO_3^{3-} 排泄分数($FEHCO_3^{3-}$)＜5%。

梗阻性肾病时,内生肌酐清除率(CCr)可下降。

23. Ⅱ型肾小管酸中毒

尿 pH 值<6,尿比重(SG)降低;尿中毒严重患者,HCO_3^-<16 毫摩/升时,尿 pH 值<5.5。24 小时尿钾(K^+)、磷(P^{3-})、尿酸(UA)值,均可升高。血电解质分析,血氯(Cl^-)显著升高,血钾(K^+)持续性显著降低,并在补充 HCO_3^- 后加重;阴离子间隙(AG),可正常;血钠(Na^+)、总钙(TCa^{2+})降低,如同时伴有近端小管的其他动作异常而出现非选择性近端肾小管性酸中毒时,可有 TCa^{2+} 升高,血 P^{3-} 降低。血 pH 值降低,HCO_3^- 降低,是代谢性酸中毒。氯化铵负荷试验阴性;$FEHCO_3^->15\%$,血尿酸(UA)、尿渗透压(OSM)均降低,BUN、Cr 值可能增高。

24. 狼疮性肾炎

1/4 患者有全血细胞减少,其中 80% 有中等度贫血;血沉(ESR)可加快。尿蛋白(PRO)±,可见镜下血尿±～+++,有颗粒管型及红细胞管型。尿 α_1-微球蛋白(α_1-MG)、尿 β_2-微球蛋白(β_2-MG)、尿视黄醇结合蛋白(RBP)、尿氨基葡萄糖苷酶(NAG)值,均可升高,提示为近曲小管损害;尿微量白蛋白(mALB)、转铁蛋白(TRF)、免疫球蛋白 G(IgG)升高,提示肾小球病变严重。肾功能损害时,血尿素氮(BUN)、肌酐(Cr)增高,而内生肌酐清除率(CCr)则下降。蛋白电泳测定,呈 γ-球蛋白(γ-G)明显升高;类风湿因子测定常呈阳性;少数患者冷球蛋白试验可为阳性。抗核抗体(ANA)测定可为阳性;抗双链脱氧核糖核酸(PNA)抗体测定为阳性,放免法测定>4.2 单位/毫升,或酶标记法测定>30% 有诊断意义;抗心磷脂抗体测定可为阳性;抗 Sm 抗体及抗 RNP 抗体(25%～40%)阳性,免疫复合物(CIC)常增高;补体包括 CH_{50}、C_3、C_q 下降,皮肤狼疮带试验(>70%)阳性。

25. 范可尼综合征

血糖正常,尿糖阳性。血尿素氮(BUN)值可增高。血钾(K^+)、二氧化碳结合力(CO_2CP)及磷(P^{3-})值均降低,血总钙

(TCa^{2+})一般正常。血清碱性磷酸酶(ALP)值可增高。

26. 假性醛固酮增多症

尿 pH 值测定可呈酸性。肾素-血管紧张素-醛固酮(R-A-A)产生减少,醛固酮水平下降。唾液中钠(Na^+)/钾(K^+)比值正常或稍高;用氨苯蝶啶,可引起明显的排 Na^+ 潴 K^+ 反应。

27. 急性肾动脉栓塞

白细胞(WBC)计数增高,核左移。见镜下血尿,红细胞(RBC)>15/HP;无菌性 WBC 尿,WBC>10/HP;蛋白尿,尿蛋白可为"+"~"++"。血清尿素氮(BUN)、肌酐(Cr)可有不同程度的升高,内生肌酐清除率(CCr)可降低。天门冬氨酸氨基转移酶(AST)常在肾梗死后立即升高,3～4 天后下降至正常;乳酸脱氢酶(LDH)于肾梗死后 1～2 天升高,2 周后恢复正常;碱性磷酸酶(AKP)于肾梗死后 3～5 天达最高水平,4 周后恢复正常;丙氨酸氨基肽酶(AAP)和氨基葡萄糖苷酶(NAG)超过正常值 7～10 倍,升高可持续 2～3 周或以上。

28. 肾血管疾病

多数有尿红细胞(RBC)增多,严重患者可有明显血尿,部分病例可见颗粒管型,尿蛋白(PRO)定性为±～++;如尿 PRO 显著增加,尿比重(SG)明显降低,提示为急性肾衰竭。部分患者血尿素氮(BUN)、肌酐(Cr)、胱抑素 C(CysC)异常,肾功能减退时,以上指标可进行性增高。少数患者可出现肾小管功能异常,微白蛋白(μALB)、β_2-球蛋白(β_2-M)、α_1-球蛋白(α_1-M)、免疫球蛋白 G(IgG)有不同程度的增高。发病初期,血清丙氨酸氨基转移酶(ALT)、碱性磷酸酶(ALP)、乳酸脱氢酶(LDH)值均升高,但 ALT、ALP 可在几天后恢复,而 LDH 升高可持续半个月。聚二体(D-D)可轻度升高,如明显升高,应警惕血栓脱落引起的肺栓塞。

29. 梗阻性肾病

红细胞(RBC)、红细胞压积(HCT)、血红蛋白(Hb)值常升高;手术纠正梗阻后,即可恢复。尿中常见少量红细胞和白细胞(WBC),大多数病例尿蛋白(PRO)±~＋;由结石、肺癌引起者,RBC＋~＋＋＋;由肾乳头坏死引起者,其典型尿液改变为WBC＋~＋＋,RBC为＋＋~＋＋＋;磺胺类药物、尿酸等引起者的阻塞性肾病,磺胺类结晶、尿酸结晶可附在管壁上;合并感染时,WBC＋~＋＋,尿pH值常升高,如pH值持续＞7.5,常提示病变已转变为慢性。血尿素氮(BUN)、肌酐(Cr)值,常可升高。由于肾小管对H^+的分泌异常,部分病例可合并血钾(K^+)过高,严重者可出现酸中毒。

30. 急性肾衰竭(ARF)

每1升尿中,尿素氮(BUN)＜10克,尿蛋白(PRO)可为阳性,尿镜检可见白细胞(WBC)及管型,尿比重(SG)＜1.015。血清BUN及肌酐(Cr)可迅速升高,BUN每日升高3.6毫摩/升以上,Cr每日升高44毫摩/升以上,连续5天以上。肌酐清除率1~2日内可由正常值急剧降低到10毫升/分·1.73平方米左右。尿Cr/血清Cr比值可＜20。尿钠(Na^+)＞40毫摩/升,滤过钠排泄分数(FENa)超过2%。血钾(K^+)增高,而血钠(Na^+)及血氯(Cl^-)值均降低。

31. 慢性肾衰竭(CRF)

血红细胞(RBC)及血红蛋白(Hb)值均降低。尿蛋白(PRO),为阳性;尿镜检,可见RBC、白细胞(WBC)及各种管型;尿比重(SG)在1.018以下,或固定在1.010左右。血尿素氮(BUN),明显升高;血肌酐(Cr)持续缓慢升高＞130微摩/升,提示为慢性肾功能不全;血Cr持续缓慢升高＞350微摩/升,提示为慢性肾衰竭。血肌酐清除率降低至80毫升/分·1.73平方米,诊断为慢性肾功能不全;如其值降低至25毫升/分·1.73平方米以下者,诊断为慢性肾衰竭。血清钙(Ca^+)值下降,血磷(P^{3-})值升高。

(七)血液系统疾病

1. 鼻出血

如白细胞(WBC)、红细胞(RBC)及血小板(PLT)值均下降,提示为再生障碍性贫血引起的鼻出血；如 WBC 计数明显升高，并有幼稚型细胞出现，提示为白血病引起的鼻出血；如 PLT 明显减少，提示为血小板减少性紫癜引起的鼻出血。如丙氨酸氨基转移酶（ALT）、麝香草酚浊度试验（TTT）等值升高，白蛋白（A）/球蛋白（B）比值＜1，提示为肝硬化引起的鼻出血。如血尿素氮（BUN）、肌酐（Cr）值均升高，提示可能为慢性肾功能不全或尿毒症引起的鼻出血。

2. 急性失血后贫血

急性失血早期，血红蛋白（Hb）、红细胞（RBC）和红细胞压积（HCT）可仍在正常范围内，后逐渐下降，呈正细胞正色素性贫血；急性贫血 2～5 小时后，白细胞（WBC）计数升高可达 $10 \times 10^9 \sim 30 \times 10^9$ 升，主要以中性粒细胞增多为主，核左移，甚至出现早期粒细胞，一般 3～5 日恢复正常；血小板（PLT）1～2 小时内降低，后逐渐升高，最高可达 $1\,000 \times 10^9 /$升，一般 5 天恢复正常；如 WBC、PLT 和网织红细胞（Ret）持续升高，必须排除潜在出血的可能；Ret 在急性失血后 3～5 天内开始升高，7～12 天达高峰，但一般不超过 20%。骨髓象增生活跃，以幼红细胞增生为主。直接胆红素（IBIL）、乳酸脱氢酶（LDH）值均可升高，结合珠蛋白常降低。

3. 缺铁性贫血（IDA）

血红细胞（RBC）、血红蛋白（Hb）、平均红细胞比容（MCV）、平均红细胞血红蛋白浓度（MCHC）、平均红细胞血红蛋白含量（MCH），均降低；红细胞形态大小不等，中心洗染区扩大，严重者可见环形红细胞。血清铁（Fe）及铁蛋白值均降低，血清铁低于 8.95 微摩/升，血清铁蛋白低于 14 微克/升。总铁结合力增高，可大于 64.44 微摩/升；转铁蛋白饱和度下降，可低于 0.15。骨髓象，RBC 系统增生活跃，以中、晚幼红细胞为主，而且幼红细胞胞质少、体积小、边缘不整齐；铁染色显示，骨髓小粒可染铁消失，铁粒幼红细胞低于 15%。

4. 铁粒幼红细胞性贫血

血红细胞(RBC)及血红蛋白(Hb)值,均可下降;RBC形态为低色素性或"双型"性;白细胞(WBC)及碱性磷酸酶(ALP)积分均降低。血清铁显著升高,血清总铁结合力降低,运铁饱和度达90%以上。血清铁清除率加速,RBC游离原卟啉(FEP)减少,游离类卟啉(FEC)大多为正常;对吡哆醇治疗无效者,FEC可明显升高,而FEP可显著减少。骨髓象,红系增生活跃,可见类巨幼样变,双核或核固缩幼红细胞;铁染色显示,含铁血黄素增多,铁粒幼红细胞升高(40%~80%)。

5. 巨幼红细胞性贫血

血红细胞(RBC)、血红蛋白(Hb)值均降低,平均红细胞容积(MCV)、平均红细胞血红蛋白浓度(MCHC)均高于正常,网织红细胞(RC)值稍升高;为大细胞性贫血,多数红细胞呈大卵圆形;血小板(PLT)、白细胞(WBC)常可减少,中性粒细胞(N)核分叶过多。骨髓中,有核细胞明显增多,红系统呈典型巨幼红细胞生成(高于10%);粒细胞亦可有巨变,以晚幼粒改变明显;巨核细胞有核分叶过多表现;血小板(PLT)生成障碍。营养性巨幼红细胞性贫血时,血清叶酸<6.8纳摩/升,红细胞叶酸≤227纳摩/升。恶性贫血时,血清维生素B_{12}浓度<29.6皮摩/升。恶性贫血时,血清(或胃液)内因子抗体(IEA)为阳性。

6. 溶血性贫血

血红细胞(RBC)及血红蛋白(Hb)值,均下降;网织红细胞(RC)增高,血管内急性溶血时可达60%~80%;血涂片见红细胞形态为球形、靶形、碎裂细胞等。血管内溶血,尿含铁血黄素为阳性;血管内、外溶血,尿血红蛋白(Hb)均为阳性;血管内、外溶血,尿胆原(URo)值均增加,且血管外溶血增加得更明显。骨髓中,红系明显增多,粒/红比值降低或倒置,幼红细胞有丝分裂象增多。血浆乳酸脱氢酶(LDH)增高,血清胆红素(BIL)可稍高于正常。血浆游离血红蛋白增多,血浆结合珠蛋白(Hp)减少,血浆高胆红素白蛋白为阳性,红细胞寿命可缩短。

7. 自身免疫性溶血性贫血(AIAA)

急性发作时,白细胞(WBC)计数可增高,且可出现中幼和晚幼粒细胞。血清华氏反应和 Coombs 试验均可为阳性。免疫球蛋白(Ig)可增多,抗核因子为阳性,循环免疫复合物(CIC)可增高,活化第三补体(C_3)成分可低于正常。

8. 冷凝集素综合征

可出现轻、中度贫血,可见少量球形红细胞,$30℃$ 以下有红细胞自凝现象;白细胞、血小板多正常,网织红细胞(RC)可轻度增多。可逆性的红细胞冷凝集素试验,在 $0℃\sim4℃$ 凝集最显著,尤其是继发性冷凝集综合征效价可高达 $1:1\,600$;当温度高至 $30℃$ 时,在白蛋白或生理盐水内凝集效价仍然较高,且有确诊价值、直接 Coombs 试验可为阳性。

9. 阵发性睡眠性血红蛋白尿(PNH)

多数患者贫血较严重,血红蛋白(Hb)常 <60 克/升,呈小细胞低色素性贫血;合并血管内血栓形成时,可见红细胞(RBC)碎片;网织红细胞(RC),轻中度增多;多数患者白细胞(WBC)和中性粒细胞(N)减少,血小板(PLT)中度减少。大部分病例,骨髓三系细胞增生活跃,可见"病态造血";血红蛋白尿发作时,骨髓增生明显活跃,尤以幼红细胞为主;不发作型及偶发型骨髓增生低下,酷似再障。Ham 试验阳性,对本病特异性高,阳性是诊断本病的依据。含铁血黄素试验,初期为阴性,以后常持续阳性;热溶血试验阳性,但特异性较差;蔗糖溶血试验阳性,但特异性较差。游离血红蛋白检测可轻中度增高。血清结合珠蛋白检测,常有不同程度的降低,肝病时可降低,而感染及恶性肿瘤时升高,应注意鉴别。蛇毒因子溶血试验阳性,补体溶血试验阳性,特异性强敏感性较高,诊断价值大。糖化磷脂酰肌醇锚链接蛋白测定,外周血、中性粒细胞或骨髓单个细胞 CD_{50} 阴性细胞,均 $>10\%$,是诊断 PNH 最灵敏、最特异的指标。

10. 阵发性冷性血红蛋白尿(PCH)

轻度贫血,发作期贫血严重,红细胞大小不一,多见畸形,可见球形、嗜多色性、嗜碱点彩及中晚幼红细胞,还多见红细胞碎片;白细胞多一过性减少,随后可有增多;急性期,网织红细胞一般减少,但最终可增多。冷凝集试验阳性,支持 PCH 诊断;冷热溶血试验(D-LT)阳性,是诊断 PCH 的重要依据,并据此与阵发性睡眠性血红蛋白尿(PNH)相鉴别。含铁血黄素(Rous)试验,可为阳性。直接 Coombs 试验阳性,而抗 IgG 抗血清反应阴性,据此可与其他自身免疫性溶血性贫血相鉴别。

11. 高铁血红蛋白血症(MetHb)

血常规多无明显异常。高铁血红蛋白比率明显高于正常,是诊断 MetHb 最直接可靠的依据;先天性 MetHb 患者一般在 30%~40%,获得性患者可达总 MetHb 的 60%。血红蛋白淀粉凝胶电泳测定,可检出并鉴别先天性 MetHb 伴有异常血红蛋白 M。

12. 再生障碍性贫血(AA)

全血细胞及网织红细胞(RC)绝对值,均减少。骨髓象,增生减低或重度减低,而骨髓小粒非造血细胞增多。血清铁及转铁蛋白饱和度值均增高,而血清总铁结合力则下降。骨髓活检,造血面积<50%,是 AA 确诊的重要依据。造血祖细胞培养,红系祖细胞、粒-单系祖细胞明显减少,有助于 AA 的诊断。

13. 纯红细胞再生障碍性贫血(A-PRCA)

血红蛋白(Hb)、红细胞(RBC)、网织红细胞(RC)值均降低;RC<0.001,甚至为 0。骨髓象,红系增生明显减低,以中幼红细胞减少为主;粒系百分比相对增加,但原粒和早幼粒增加不多。血清铁、总铁结合力等值,均可升高。

14. 真性红细胞增多症

红细胞(RBC)增多达$(2\sim10)\times10^{12}$/升,血红蛋白(Hb)可达 180~240 克/升,红细胞比容大于 50%,全身红细胞容量增加可达 120~250 毫升/千克体重(正常值为 65~90 毫升/千克体重),网织红细胞正常或偏高。白细胞升高,并伴有中性粒细胞核左移现象;血小板增高,可达$(400×1\ 000)×10^9$/升。骨髓象增生明显活跃,粒与幼红细胞比例下降;铁染色显示,骨髓内贮存铁减少。无感染时,中性粒细胞、碱性磷酸酶(ALP)积分值,大多数升高超过100。动脉血氧饱和度测值,可高于0.92(92%)。

15. 白细胞减少症

白细胞降到$4×10^9$升以下,中性粒细胞绝对值$<(1.5～1.8)$$×10^9$/升。骨髓象,粒细胞系统呈增生低下或成熟障碍。

16. 粒细胞缺乏症

白细胞计数$<2×10^9$/升,中性粒细胞百分比$<20\%～30\%$。骨髓象,粒细胞增生极度低下或成熟障碍。

17. 原发性血小板增多症

血小板(PLT)$>800×10^9$/升;血片中可见 PLT 聚集成块、大小不一、有巨形和畸形血小板,偶见巨核细胞碎片及裸核;白细胞可增多或正常。骨髓象,各系细胞增生活跃,以巨核细胞增生为主,并有大量血小板及巨形血小板形成。血小板黏附功能(PAdT)及聚集功能(PAgT)值,均降低。

18. 原发性血小板减少性紫癜

血小板(PLT)$<80×10^9$/升。出血时间(BT)延长,凝血酶原消耗时间(PCT)缩短,血块退缩(CRT)不良。骨髓象,巨核细胞数正常或增多,但形成血小板的巨核细胞减少。血小板寿命缩短,血小板抗人球蛋白试验可为阳性。

19. 过敏性紫癜

白细胞增多,以嗜中性粒细胞和嗜酸性粒细胞为主。束臂试验,半数以上为阳性。

20. 特发性血小板减少性紫癜(rrP)

血小板(PLT)减少,急性型$<20×10^9$/升,慢性型为$(30～80)$$×10^9$/升。血小板寿命缩短,是 PLT 破坏的直接依据。血小板免疫球蛋白 G(IgG)、A(IgA)、M(IgM)及补体 C_3(C_3)值,均增高;

治疗有效性,PLT回升,其相关抗体及补体值则下降。出血时间延长,血块收缩不良。骨髓象,如见巨核细胞增生伴成熟障碍,则支持本病诊断。

21. 血友病

试管法凝血时间延长,凝血酶原消耗试验(PCT)不良,陶土部分凝血活酶时间(KPTT)延长。因子Ⅷ:促凝成分(Ⅷ:C)及Ⅷ:C抗原(Ⅷ:CAg)值,两者呈平行下降;依Ⅷ:C水平,将血友病甲分为四型,即重型<2%,中间型为2%~5%,轻型为5%~25%,亚临床型为25%~45%;Ⅷ:C和Ⅷ:C抗原均缺乏或消失者,称为交叉反应物质阴性(CRM$^-$)血友病甲,约占患者总数的85%;Ⅷ:C缺乏的Ⅷ:C抗原存在或相对增高时,称为交叉反应物质阳性(CRM$^+$)血友病甲,占15%。

22. 血管性血友病(VWD)

出血时间(BT)延长,是诊断本病的重要指标。血小板黏附试验(PAdT)值,常常低于正常人。与正常止血功能有关的重要物质VWF的数量及功能,可减少或有分子结构的异常。多数病人,因子Ⅷ促凝血活性(FⅧ:C)值,降低。

23. 严重肝病出血

可有全血细胞减少,尤以血小板和白细胞减少为甚。丙氨酸氨基转移酶(ALT)、天门冬氨酸氨基转移酶(AST)、γ-谷氨酰转肽酶(γ-GT)、碱性磷酸酶(ALP)、胆红素(BIC)值,均有不同程度的升高;白蛋白(A)降低,A/G<1,血小板黏附功能(PAdT)及聚集功能(PAgT)值,有不同程度的降低。凝血酶原时间(PT)、部分凝血活酶时间(APTT)、凝血酶时间(TT)值,均有轻中度延长,纤维蛋白原(Fib)降低,聚二体(D-D)增高。抗凝血酶Ⅲ(AT-Ⅲ)、蛋白C(PC)、蛋白S(PS)活性值,均有不同程度的降低。

24. 原发性纤维蛋白溶解症

出血时间(BT)正常,凝血时间(CT)延长,凝血酶原时间(PT)、部分凝血活酶时间(APTT)、凝血酶时间(TT)值,均延长,纤维蛋白原(Fib)显著降低,聚二倍体(D-D)增高。血浆纤溶酶原(PLG)降低,纤溶酶(PL)增高,纤溶酶抑制物(α_2-PI)可减少。优球蛋白溶解时间(ELT)值明显缩短,纤维蛋白原降解产物(FDP)增多,凝血因子Ⅴ、Ⅷ、Ⅹ等值,均减少。

25. 弥散性血管内凝血(DIC)

90%～95%的 DIC 病人,血小板减小。有 70%～90%的病人凝血酶原时间(PT)延长,有 50%～60%的病人凝血酶时间(TT)延长,有 70%的病人纤维蛋白原(Fib)减低。有 50%～80%的病人活化部分凝血活酶时间(APTT)延长,有 50%～60%的病人血浆鱼精蛋白副凝试验(3P)可为阳性。80%～90%的 DIC 病人,抗凝血酶Ⅲ(ATⅢ)活性可降低。纤维酶原活性(PLG：A)减低,是反映体内纤维蛋白溶解功能增强的直接依据。凝血因子促凝活性降低,对于 DIC 的诊断具有重要意义。血浆 D-二聚体(D-D)值,可明显增高。

26. 骨髓增生异常综合征(MDS)

本病可有不同程度的血细胞减少,其中 90%为红细胞(RBC)减少、血红蛋白减少,50%为 RBC、白细胞(WBC)和血小板(PCT)同时减少;特殊类型的 MDS,可有单核细胞(M)增多(>1×10^9/升),50%的粒细胞功能减退,80%病人的胎儿血红蛋白(HDF)增高。骨髓象,白细胞巨幼样变,红细胞系统增生活跃,粒红比例降低,原始细胞比例增高。根据骨髓检测,可将 MDS 分为Ⅰ～Ⅴ型,其中Ⅴ型生存时间最短,Ⅲ～Ⅴ型极易转变为白血病;如果骨髓活检发现未成熟细胞异常定位(ALIP)阳性,则有助于诊断。

(八)神经系统疾病

1. 头痛

如白细胞(WBC)计数及中性粒细胞(N)百分比值均升高,提示为普通感冒引起的头痛;如果 WBC 计数降低,淋巴细胞(L)相对增高,提示为流感引起的头痛;如 WBC 计数显著升高,伴有 N

百分比升高,提示可能为流行性脑脊髓膜炎或流行性乙型脑炎引起的头痛。如总胆固醇(TC)、三酰甘油(TG)、低密度脂蛋白(LDL)值不同程度的升高,高密度脂蛋白(HDL)降低,提示可能为高血压病引起的头痛。如脑脊液(CSF)有大量红细胞(RBC),提示可能为蛛网膜下腔出血等引起的头痛;由流行性脑脊髓膜炎等引起的头痛,CSF的变化详见有关部分。

2. 偏头痛

急性发作时,血中5-羟色胺(5-HT)含量降低,而尿内5-羟吲哚乙酸增高。血小板聚集功能(PAgT)可能升高,免疫球蛋白A(IgA)、G(IgG)常高于正常人。血液黏稠度偏高,补体C_3及E-玫瑰花环形成可较正常人偏高。CSF通常是正常的,有时淋巴细胞(L)可能增高。

3. 昏迷

白细胞(WBC)计数和中性粒细胞(N)百分比显著升高,常提示为中枢神经系统感染及感染性中毒性疾病引起的昏迷。尿糖(GLU)阳性,尿酮体(KET)阳性,支持糖尿病酮症酸中毒的诊断。血GLU增高,KET阳性,可考虑糖尿病酮症酸中毒;血GLU明显降低,可考虑低血糖症所致;血GLU>33.6毫摩/升,尿GLU强阳性,尿KET阴性或弱阳性,血尿素氮(BUN)和肌酐(Cr)显著升高,可考虑高渗性非酮症高血糖所致。

4. 癫痫

癫痫发作时,5-羟色胺(5-HT)可降低。癫痫发作过程中,常伴有动脉氧分压(PaO_2)降低,二氧化碳分压($PaCO_2$)升高。如囊虫抗体试验阳性,提示癫痫是由脑囊虫引起的。本病发作时,血浆总钙(TCa^{2+})、血糖(GLU)值均降低,非脂化脂肪酸、镉(Cd^{2+})、磷(P^{3-})、谷氨酸盐、冬酰胺、乳酸盐、γ-氨基丁酸等可有异常变化。脑脊液(CSF)检查,可有变化;脑磷酸肌酸浓度降低,肌酸浓度升高,脑内多巴胺含量减少,胆碱酯酶(CHE)活性增强。

5. 脑血栓形成

血总胆固醇(TC)及三酰甘油(TG)、低密度脂蛋白(LDL)等值,常可升高。脑脊液(CSF)压力正常,常规生化检测大致正常,可出现少量白细胞,但一般不超过 $50×10^6$/升。

6. 脑栓塞

白细胞(WBC)计数可正常或轻度升高,脑脊液(CSF)可正常;如出现大面积梗死而发生脑水肿时,可出现脑压增高;出血性梗死者,红细胞(RBC)增多;感染性梗死者,WBC 增多。

7. 脑出血

重症脑出血急性期,可出现一过性的外周血白细胞计数增高。重症脑出血急性期,血糖及尿素氮可增高。脑脊液(CSF)压力一般升高,多为血性;红细胞数明显增多,白细胞轻度增多。

8. 蛛网膜下腔出血

发病初期,外周血白细胞计数升高,可达 $(20～30)×10^9$/升。脑脊液(CSF)压力明显增高;外观呈均匀血性,以后逐渐变黄;红细胞明显增多;白细胞轻度增多。

9. 短暂性脑缺血发作(TIA)

可发现血液成分异常,血黏度增高。血小板聚集率常增高。

10. 脑蛛网膜炎

脑脊液(CSF)压力正常或略高;细胞数稍增高,病初以多形核细胞增高为主 $<100×10^6$/升,以后以淋巴细胞为主,为 $(500～1\,000)×10^6$/升,蛋白增高,为 $0.5～1.5$ 克/升;血糖含量,正常。

11. 带状疱疹病毒性脑炎

补体结合试验,如查明带状疱疹病毒抗体,有确诊意义。脑脊液(CSF)白细胞轻度或中度升高,最多可达 $500×10^6$/升;蛋白轻度或中度升高;糖及氯化物正常。

12. 单纯疱疹病毒性脑炎

脑脊液(CSF)压力,多数增高;细胞数增加,病初 $<100×10^6$/

升,以后$<500\times10^6$/升,以淋巴细胞单核细胞为主;约60%以上的病人,可出现红细胞;蛋白质可中度升高,达0.5~1克/升;糖和氯化物,一般正常。脑脊液 PCR 检测,可测出单纯疱疹病毒(HSV)Ⅰ型或Ⅱ型,有助于诊断。血液特异性抗体免疫球蛋白 M(IgM)滴度,可呈动态增高;CSF 的病毒特异性抗体可为阳性,滴度$>1:80$。

13. 急性脊髓炎

白细胞计数,正常或偏高;血沉可加快,脑脊液(CSF)外观无色透明,细胞数和蛋白轻度升高,糖及氯化物含量正常;急性感染性多发性神经炎10天后,CSF 常有蛋白细胞分离现象。

14. 脊髓亚急性联合变性

胃液分析,可发现有抗组胺性的胃酸缺乏。外周血及骨髓涂片检测,可发现为巨细胞性高色素性贫血。SchiLing 检测,可证明有维生素 B_{12}(VB_{12})吸收缺陷。全血 VB_{12} 含量,通常<74皮摩/升(正常为103~517皮摩/升)。

15. 多发性硬化(MS)

脑脊液(CSF)压力,一般正常;细胞数正常或稍高,一般在30×10^6/升以内,个别有高达$(50\sim100)\times10^6$/升的,主要为转化型淋巴细胞、浆细胞;蛋白含量正常或轻度升高,一般在100毫克/分升以内;CD_4^+/CD_8^+ 比值较血中为高。血清免疫球蛋白增高,以 IgG、IgM 为主;IgG 指数也增高;85%~95%患者的 IgG 单克隆带,为阳性;髓鞘碱性蛋白抗体,可为阳性。

16. 视神经脊髓炎

脑脊液(CSF)压力正常;白细胞(WBC)数可增高,通常不超过100×10^6/升,主要为淋巴细胞增高;蛋白含量正常或轻度增高。免疫球蛋白增高,以 IgG、IgM 为主。

17. 小舞蹈病

血沉可增快。抗链球菌溶血素"O"(ASO)值可升高。

18. 肝豆状核变性(HLD)

可有轻度全血细胞减少。血清丙氨酸氨基转移酶(ALT)、天门冬氨酸氨基转移酶(AST)值均可升高,血清 A/G 比值降低或<1。24 小时尿铜排出量显著增多,可高达 100~1 000 克/24 小时尿,血清铜蓝蛋白(CER)正常值为 200~400 纳克/升,患者通常低于 200 纳克/升;血清铜氧化酶活性明显降低(正常为 0.17~0.57 活力单位);血清总铜量<正常的 1/2 以下,肝铜含量>250 微克/克(干重),铜(Cu^{64})为血清 CER 结合缺乏二次高峰。

19. 格林-巴利综合征(GBS)

起病后 1~2 周,绝大多数患者脑脊液(CSF)中蛋白(PRO)含量增高,而白细胞(WBC)($<10 \times 10^6/L$)及其他成分均正常,这种蛋白-细胞分离现象是本病的特点;WBC 以淋巴细胞(L)和单核细胞(M)为主,也可出现大量吞噬细胞。急性期血清或粪便中,可分离出 EB 病毒、巨细胞病毒等,有助于诊断。

20. 帕金森病

脑脊液(CSF)高香草酸(HVA)含量减小,有确诊意义;CSF 多巴胺抗体为阳性,有助于早期诊断。专用有荧光多巴的 PET 评估,表明临床前期就有多巴胺摄取率减少,而症状期减少更为明显。

21. 周期性瘫痪

血钾(K^+)浓度降低,为低血钾性周期性麻痹;血钾浓度增高,为高血钾性周期性麻痹;血钾正常,为正常血钾性周期性麻痹。尿钾降低,为低血钾性周期性麻痹;尿钾增高,为高血钾性周期性麻痹;尿钾正常,为正常血钾性周期性麻痹。

22. 重症肌无力

血清抗乙酰胆碱受体抗体(AchRAb)为阳性,检测符合率为 85%~95%。病肌疲乏试验,可为阳性。免疫病理学检测,可见神经肌肉接头处突触后膜皱褶少、平坦,乙酰胆碱受体数目减少。皮下注射新斯的明试验或静脉注射依酚氯铵试验,均可为阳性。

23. 肌营养不良症

24小时尿酸（UA）增加，肌酐（Cr）减少。血清肌酸激酶（CK）、醛缩酶（ALD）、乳酸脱氢酶（LDH）及磷酸葡萄糖变位酶（PGM）的活性值，均明显增高，尤其是肌酸磷酸激酶可达正常水平的数倍到数百倍，假性肥大型增高出现早且明显。

24. 原发性直立性低血压

24小时尿中去甲肾上腺素和肾上腺素的排泄量，均低于正常。直立位时，肾素释放未见明显增多，而部分患者醛固酮分泌有减少，提示肾素-醛固酮活动障碍，可能与钠贮存量不足有关。口服阿司匹林后，出汗反应消失；皮肤划痕试验，减弱或消失；Valsalva动作试验，患者血压不升高。

（九）内分泌系统疾病

1. 垂体前叶功能减退症

（1）血红蛋白（Hb），有不同程度的降低，显示不同程度的贫血。

（2）多见空腹低血糖，糖耐量试验显示低平曲线。

（3）部分患者血总胆固醇（TC）可高于正常，空腹游离脂肪酸（FFA），低于正常。

（4）血钠（Na^+）、血氯（Cl^-）偏低，血钾（K^+）大多正常。

（5）水负荷试验，显示水利尿障碍，但可被可的松纠正。

（6）垂体-性腺功能检测：①性激素测定。男性尿17-酮类固醇（17-KS）排泄量明显降低，血睾酮（T）降低；女性血、尿雌激素（E_3）值，均降低。②尿促卵泡素排泄量测定。促卵泡成熟激素（FSH）及血FSH、促黄体生成激素（LH）值均降低，且不能被促黄体激素释放激素（LHRH）兴奋。③阴道涂片细胞学检测。可显示黏膜萎缩，涂片如无上层角化细胞，多为中层以下的细胞，类似绝经期后妇女阴道涂片的表现。

（7）垂体-甲状旁腺功能检测：①基础代谢率（BMK）测定。可降低,为本病的主要表现之一。②甲状腺吸碘率(^{131}I)测定。吸^{131}I率低于正常,而尿排^{131}I率偏高,检测结果的异常程度与病情严重程度相关。③促甲状腺素(TSH)兴奋试验。其甲状腺吸碘率可增高,但血清三碘甲状腺原氨酸(T_3)、血清甲状腺素(T_4)的增加不显著。

(8)垂体-肾上腺皮质功能检测:①尿17-酮类固醇(17-KS)测定。大多明显降低,反映肾上腺皮质及睾丸分泌功能不足。②尿17-羟皮质类固醇及尿皮质醇测定。结果往往降低。③促肾上腺皮质激素(ACTH)兴奋试验。可能会出现延迟反应,即在第一天接受ACTH时无明显反应,而在以后数日继续给予ACTH,则尿17-KS及尿17-羟皮质类固醇、尿皮质醇的排泄量增多。

(9)垂体贮备功能检测:如甲吡酮试验,正常人在使用甲吡酮后,尿17-KS或17-羟皮质类固醇明显增多,而本病患者反应明显低于正常。

2. 巨人症和肢端肥大症

生长激素(GH)一般超过20微克/升(正常人低于10微克/升);睡眠时生长激素峰值消失(正常人入睡后1.5~2个小时GH出现高峰)。促甲状腺激素释放激素(TRH)兴奋试验,可刺激垂体瘤细胞,使GH升高,超过正常值的50%~100%,增加值超过60微克/升。生长介素C(SMC)明显升高,正常值为0.76~2.24国际单位/升(IU/L)。葡萄糖对生长激素抑制试验,患者血糖峰值出现在给糖后60~180分钟;此时,人生长激素(GH)抑制很小,或反而升高(正常人血糖峰值出现于给糖后30分钟);此时,男性GH<2微克/升,女性<5微克/升。多巴胺(DA)抑制试验,可使患者GH逐渐下降,用药后120分钟为最低点,可抑制70%,以后又逐渐上升,此抑制可随病情恢复而好转。左旋多巴(L-DoPa)抑制试验,于60~120分钟,生长激素(GH)下降40%~50(正常人GH升高超过3微克/升)。

3. 尿崩症

尿色清白,含蛋白质及糖;尿比重<1.006,部分尿崩症可达1.010;尿渗透压(尿渗)<200毫渗量/千克(mOsm/kg)体重(正常为280毫渗量/千克体重)。禁水-加压素试验:禁水8~12小时后,尿比重<1.010;注射加压素后,尿比重升至1.015以上;基础和禁水后,尿渗与血渗比值<1,而给加压素后尿渗与血渗比值>1.5。血浆抗利尿激素(ADH)可降低(正常为1.0~1.5纳克/升)。

4. 抗利尿激素分泌失调综合征(SIADH)

血浆渗透压随血钠下降而降低,同时伴血液稀释表现,可出现血肌酐(Cr)、血尿酸(UA)、尿素氮(BUN)值均降低,以及钠、氯降低。在血钠<125毫摩/升时,尿钠>20毫摩/升,甚至可达80毫摩/升或以上,提示尿路失钠,同时伴尿渗透压增高。水负荷试验,往往用于血钠>125毫摩/升,而无明显临床症状的可疑患者。本病患者,排尿量<饮水量40%,尿渗透压>血渗透压。

5. 甲状腺功能亢进症

甲状腺^{131}I摄取率(RAIU)增高,3小时超过25%,24小时超过45%(近距离法),且高峰提前。三碘甲状腺原氨酸(T_3)抑制试验,甲亢者不被抑制。甲亢者血清总甲状腺素(TT_4)及血清总三碘甲状腺原氨酸(TT_3)值均升高,但TT_3高于TT_4,尤其轻型甲亢和T_3型甲亢者,TT_3明显增高。促甲状腺激素释放激素(TRH)兴奋试验,甲亢病人对此试验无反应,即不被其兴奋。血清促甲状腺素(TSH)测值,患者低于正常值。

6. 甲状腺功能减退症

血清总甲状腺素(TT_4),常降低<30微克/升;血清总三碘甲状腺原氨酸(TT_3),早期正常,重型可下降。血清游离T_3(FT_3)及游离T_4(FT_4)值,均下降。甲状腺吸^{131}I(RAZU),明显低于正常,常为低平曲线。血清促甲状腺激素(TSH)值显著升高,常高于20毫单位/升(MU/L);如低于10毫单位/升,提示属于继发

下丘脑或垂体性甲状腺功能减退。促甲状腺激素兴奋试验,如用促甲状腺素后,甲状腺吸碘率不升高,提示病变在甲状腺;如呈延迟反应,为垂体或下丘脑疾病所致的甲状腺功能减退症。如促甲状腺激素原来正常或偏低者,用 TRH 刺激后,血液中促甲状腺激素升高,并呈延迟反应,表示病变在下丘脑;如促甲状腺激素不升高,提示病变在垂体。由自身免疫疾病引起的甲状腺功能减退,血清甲状腺球蛋白(Tg)抗体、甲状腺微粒体抗体(Tb)两值均可升高。基础代谢率(BMR)降低,常在 -35% 以下。血总胆固醇(TC)、三酰甘油(TG)、β-脂蛋白值,均可增高。

7. 自身免疫性甲状腺炎

白细胞计数可轻度降低,血沉常加快。血浆蛋白 A/G 比例,降低或倒置。早期仅有促甲状腺激素(TSH)升高,后期游离甲状腺素(FT_4)降低;出现明显的甲状腺功能减低时,游离三碘甲状腺原氨酸(FT_3)才降低;抗甲状腺过氧化物酶抗体(TPOAb)、抗甲状腺球蛋白抗体(TGAb)值均明显升高,具有较高的诊断价值。甲状腺 ^{131}I 摄取率,在后期降低。人类白细胞抗原 DR_9(HLA-DR_9)、BW64 抗原频率,显著高于正常人。甲状腺穿刺检测,对该病的诊断及与亚急性甲状腺炎、甲状腺肿瘤的鉴别具有一定的临床意义。

8. 亚急性甲状腺炎

甲状腺毒症期(早期),甲状腺吸 ^{131}I 率(RAIU)明显下降,24小时低于 10%。血清三碘甲状腺原氨酸(T_3)及甲状腺素(T_4)值均升高,与 RAIU 呈分离现象。早期,血清促甲状腺素(TSH)值降低。

9. 甲状旁腺功能亢进症

(1)血清总钙(TCa^{2+})多次 >2.7 毫摩/升,离子钙 >1.28 毫摩/升,应视为疑似病例;血清磷(P^{3-})多数 <1.0 毫摩/升,氯(Cl^-)可升高;甲旁亢危象时,血清 TCa^{2+} 可高达 4.0 毫摩/升,患者可出现低钾低氯性碱中毒。

(2)尿钙、尿磷值均增加;当血清 TCa^{2+}<2.87 毫摩/升时,尿 TCa^{2+} 增加可不明显;磷清除率,常增加 50% 以上。

(3)肾功能检测,血尿素氮(BUN)增高。

(4)血清甲状旁腺素(PTH)明显升高,但应注意与慢性肾衰竭患者相鉴别。

(5)血浆 1,25-$(OH)_2D_3$ 值升高,但对本病无特异性诊断价值。

(6)血清抗酒石酸酸性磷酸酶(TRAP)值,常成倍增加。皮质醇抑制试验,本病患者口服氢化可的松 10 天后,血清 TCa^{2+} 不下降,而由其他原因引起的高钙血症,血 TCa^{2+} 下降明显。

(7)免疫活性甲状旁腺素明显增高,尿 CAMP 及羟脯氨酸值均增加;血 HCO_3^- 常降低,可伴有代谢性酸中毒。

10. 甲状旁腺功能减退症

24 小时尿钙减少,<0.5 毫摩/24 小时尿,正常为 2.5~7.49 毫摩/24 小时尿;24 小时尿磷减少,正常为 3~42 毫摩/24 小时尿。肾小管磷重吸收试验(TRP),正常值为 84%~90%,甲状旁腺功能减退症>90%。磷廓清率可降低,常<6 毫升/分钟。血钙下降,在钙磷平衡饮食下,血钙<2 毫摩/升;血清无机磷增加,>1.9 毫摩/升。钙负荷(Howarol)试验,可为阳性。血清免疫活性甲状旁腺激素(iPTH),可下降。

11. 艾迪生病

24 小时尿 17-羟皮质类固醇(17-OHCS)降至 13.8 微摩/24 小时尿(正常为 5 毫克/24 小时尿);17-酮类固醇(17-KS)降至 17.3 微摩/24 小时尿(正常为 5 毫克/24 小时尿)。24 小时尿游离皮质醇降低,常<44.2 纳摩/24 小时尿;血浆皮质醇值,可明显降低。促肾上腺皮质激素(ACTH)兴奋试验,如为原发性肾上腺皮质功能减退,显示用药后 24 小时尿 17-OHCS、17-KS 及血浆皮质醇值,均无明显增高变化。外周血嗜酸性粒细胞、淋巴细胞值均增高,而中性粒细胞减少。空腹血糖偏低,口服葡萄糖耐量试验呈低

平曲线。血钠、氯降低,血钾升高,血清钠钾比<30。

12. 库欣综合征

红细胞、白细胞计数偏高,嗜酸性粒细胞及淋巴细胞则减少。尿 17-OHCS、17-KGS 排量,均超过 55.2 微摩/24 小时尿;尿 17-KS 排量,肾上腺皮质癌与增生者升高,而腺癌可低于正常。24 小时尿游离皮质醇排量>515.8 钠摩/24 小时尿,正常为 88.3~257.9 钠摩/24 小时尿。地塞米松抑制试验(Dex-ST):①小剂量法。每 6 小时口服地塞米松 0.5 毫克,共 2 日。正常人受抑制,尿 17-羟皮质类固醇排量<8.28 微摩/24 小时尿;功能亢进者,不受抑制。②大剂量法。每 6 小时口服 2 毫克地塞米松,如为肾上腺皮质增生,尿 17-羟皮质类固醇排量可减少 50% 以上;如为肿瘤,则不受抑制。促肾上腺皮质激素(ACTH)兴奋试验,8 小时经静脉滴注 ACTH 25 毫克,共 2 日。如为增生,则尿中 17-羟皮质类固醇及尿 17-酮类固醇排量显著增加,可增加 5~7 倍;如为腺瘤,反应可正常或稍高;如为肾上腺癌,则无反应。

13. 原发性醛固酮症

血钾降低,血钠升高,血二氧化碳结合力>27 毫摩/升;血浆醛固酮(Aldo)高于正常,上午 8 时卧位正常值为 72.1~399 皮摩/升;血 pH 值常偏高,可达 7.6。24 小时尿 Aldo 排量,可高达 300 微克。正常人在普食中 1 日进钠 160 毫摩、钾 60 毫摩的条件下,Aldo 正常值为 11.1~27.7 钠摩/日;尿 pH 值示中性或碱性,有鉴别意义;在普通饮食、血钾低于正常的情况下,尿钾仍高,患者 24 小时尿钾含量多数超过 25 毫摩。低钠试验后,尿钠下降,低血钾和高血压减轻;而其他肾脏病人不能储钠,可出现失钠、脱水,而不能纠正低血钾和高血压。螺内酯试验,如低血钾和高血压是由 Aldo 增多引起,则用药后可纠正;如由肾脏疾病引起,用药不起作用。赛庚啶试验,特发性醛固酮增多症者,Aldo 下降>110.8 皮摩/升,或较基础值下降超过 30%;醛固酮瘤患者无变化。卡托普利抑制试验,如血浆醛固酮>150 纳克/升,与血浆肾素活性纳克/

毫升·小时比值＞50,提示为原发性醛固酮增多症。血浆 18-羟皮质酮(18-OHB)测定,醛固酮瘤患者,多数＞1 微克/升;特发性醛固酮增多症者,正常或轻度升高。

14. 性腺功能障碍性疾病

性激素一般检测雌二醇(E_2)、黄体酮(P)及睾酮(T)等,不同性腺疾病,可有增高和降低的不同变化。促卵泡成熟激素(FSH)和促黄体生成素(LH),可增高、正常或减低。精液、阴道涂片检查和人绒毛膜促性腺激素(HCG)、催乳激素(PRC)、17-羟孕酮等检测,不同病因引起的性腺功能障碍性疾病结果可不同。染色体检测,Turner 综合征为 45,XO;先天性睾丸发育不全综合征为 47,XXY 或其他核型。

15. 多毛症

血清激素测定,常用指标为睾酮、雄烯二酮、脱氢表雄酮(DHEA)、17-羟孕酮,其中一项或多项指标升高,有助于诊断;游离睾酮(T),是判断女性雄激素水平的最好检验指标。尿中肾上腺皮质激素及其代谢产物测定,常用指标为 17-KS、尿孕三醇、尿游离 Cor 等,其中尿游离 Cor 是皮质醇增多症的特异性指标,与血清游离睾酮、24 小时尿 17-KS 一起,是多毛症筛选的三项重要指标。地塞米松抑制试验,多囊卵巢综合征和肿瘤,雄激素不被抑制,但皮质醇被抑制;Cuhing 病,雄激素和皮质醇均不被抑制;先天性肾上腺皮质醇增多症,雄激素被抑制;特别是多毛症、生长激素过多和泌乳素瘤,雄激素被抑制,但 ACTH 试验正常。

(十)代谢和营养性疾病

1. 消瘦

血红蛋白(Hb)及红细胞(RBC)值均降低,提示可能为营养不良或各种贫血引起的消瘦。如尿中出现 RBC、WBC 及蛋白(PRO),提示可能为肾炎及肾功能不全引起的消瘦;如尿糖阳性,提示可能为糖尿病引起的消瘦。如粪便中 RBC、WBC 增多,提示为慢性肠炎、肠结核及消化道肿瘤引起的消瘦;如粪便隐血(OB)阳性,提示可能为消化道溃疡或肿瘤引起的消瘦;如粪便中发现寄生虫卵,提示可能为肠道寄生虫引起的消瘦;如粪便中脂肪颗粒较多,提示可能为慢性胰腺炎引起的消瘦。如结核菌素(OT)或结核菌素的纯蛋白衍化物(PPD)试验阳性,提示可能为结核病引起的消瘦。痰涂片检测,如找到结核杆菌,提示为肺结核引起的消瘦;如痰中找到癌细胞,提示为肺原发癌或转移癌引起的消瘦。如丙氨酸氨基转移酶(ALT)和麝香草酚浊度试验(TTT)值均高,提示可能为慢性肝炎或肝硬化引起的消瘦;如白蛋白(A)降低,γ-球蛋白(G)增高,A/G 比值小于 1,提示可能为肝硬化等引起的消瘦;如乙型肝炎表面抗原(HBsAg)及乙型肝炎 e 抗原(HBeAg)值均阳性,提示可能为乙型肝炎引起的消瘦。如血尿素氮(BUN)及肌酐(Cr)值均升高,提示可能为慢性肾功能不全、尿毒症引起的消瘦。如血糖值升高,提示可能为糖尿病引起的消瘦。如血清总三碘甲状腺原氨酸(TT_3)及血清总甲状腺素(TT_4)值均升高,提示可能为甲状腺功能亢进引起的消瘦。如尿儿茶酚胺(CA)及尿香草杏仁酸(VMA)值均升高,提示可能为嗜铬细胞瘤引起的消瘦。

2. 肥胖

血嗜酸性粒细胞计数减少,可考虑为库欣综合征引起的肥胖。尿糖阳性,提示为糖尿病、皮质醇增多症引起的肥胖;如葡萄糖耐量试验(OGTT)轻度降低,血 GLU 明显降低,血胰岛素(Ins)、C肽值明显升高,提示胰岛 B 细胞瘤引起的肥胖。根据临床情况,选择性地进行有关激素的检测,对内分泌激素引起的肥胖有诊断及指导意义。血浆 Ins 明显升高,其分泌过多,可引起脂肪合成多于分解而发生肥胖。肾上腺皮质功能亢进,可引起向心性肥胖。如果 24 小时尿 17-羟皮质类固醇(17-OHCS)和 17-酮类固醇(17-KS)同时升高,应注意与皮质醇增多症的鉴别。重度肥胖症患者常有不同程度的丙氨酸氨基转移酶(ALT)升高,严重患者血清白蛋白(ALB)可增高。如血清游离甲状腺素(FT_4)及血清游离三碘甲状腺原氨酸(FT_3)降低,促甲状腺激素(TSH)升高,提示为甲状腺功能减退引起的特殊类型的肥胖。

3. 糖尿病

尿糖为阳性,是诊断本病的重要依据。空腹及餐后血糖高于正常,是诊断糖尿病的主要依据。空腹血糖≥7.8毫摩/升,或随机血糖≥11.1毫摩/升时,即可诊断为糖尿病。如果未达到上述标准,可口服75克葡萄糖做耐量试验(OGTT):有症状者,OGTT试验2小时血糖≥11.2毫摩/升,可确定糖尿病诊断;无症状者,口服75克葡萄糖后1小时与2小时血糖≥11.2毫摩/升,已确立诊断;糖耐量受损者,口服葡萄糖75克后0.5或1小时血糖≥11.2毫摩/升,可确立诊断。糖尿病患者,糖化血红蛋白$_1$($GHbA_1$)明显升高,是糖尿病者普查和治疗后判断控制程度的指标。重型糖尿病患者,空腹血糖＞11.2毫摩/升时,血清C肽降低;酮症酸中毒时,血清C肽水平极低。糖尿病时,血清三酰甘油(TG)和总胆固醇(TC)等值可升高。

4. 糖尿病酮症酸中毒

(1)白细胞计数常升高,以中性粒细胞升高更明显;血红蛋白与血细胞比容常增高,与失水程度有关。

(2)尿糖呈强阳性,当肾功能严重受损时,尿糖减少或消失;肾功能正常时尿酮呈强阳性,肾功能严重受损时尿酮体减少或消失。

(3)血糖值多在16.65～27.76毫摩/升,可达55.5毫摩/升;血酮多在5毫摩/升以上,有时可达30毫摩/升,＞5毫摩/升有诊断意义。

(4)血渗透压可轻度升高,有时可达330毫摩/升,甚至超过350毫摩/升;本症属代谢性酸中毒,代偿期血pH值在正常范围,当失代偿期时pH值＜7.35以下,严重时低于7.0;HCO_3^-值降低,至15～10毫摩/升以下。

(5)血钠多降至135毫摩/升以下,少数正常,也可升至145毫摩/升以上,＞150毫摩/升应疑为高渗状态;低血钾是酮症酸中毒的特征之一,但初起血钾可正常,甚至偏高;由于酸中毒时,钾从细胞内逸出,血 pH 值每降低 0.1,血钾约升高 0.6 毫摩/升,特别在少尿、无尿和酸中毒的严重阶段,甚至可发生高钾血症;治疗过程中,随着补充液体和纠正酸中毒,钾进入细胞,或被稀释经尿排出,血钾可迅速下降;酮症酸中毒时,磷和镁可从尿中丢失,血磷、血镁可降至正常低值或低于正常水平。

(6)因失水、循环衰竭(肾前性)及肾功能不全,血尿素氮、肌酐值均可升高,治疗后可恢复。

(7)血游离脂肪酸(FFA)、三酰甘油(TG)、磷脂和总胆固醇(TC)值均可升高,而高密度脂蛋白(HDL)常降低至正常值低限以下,但治疗后可恢复正常。

5. 糖尿病乳酸酸中毒

血乳酸(LACT)显著升高,一般>5.0 毫摩/升。血糖正常或增高,血酮体(KET)正常或稍增高。尿糖、尿 KET 定性,为-~++。血钠(Na^+)正常或降低,二氧化碳结合力(CO_2CP)降低。血 pH 值<7.35,阴离子间隙(AG)>18 毫摩/升,HCO_3^-<20 毫摩/升。

6. 高血糖高渗综合征

血糖>33.3 毫摩/升,有时可高达 55.5 毫摩/升。尿糖呈强阳性,尿酮阴性或弱阳性;血酮体大多正常,可稍增高,伴酸中毒者更高。血钠常>145 毫摩/升,有时可高达 180 毫摩/升。血钾大多正常,或偏低;血 pH 值多正常,或稍低于 7.35;血清 HCO_3^- 稍低,或正常。血渗透压多数>350 毫摩/升,有时可达 450 毫摩/升。血尿素氮常中度增高,可达 30~35 毫摩/升;血肌酐也升高,达 450 毫摩/升。血白细胞升高,血细胞比容增大。静脉注射葡萄糖或摄入糖水等食物后,症状缓解。

7. 低血糖症

血糖<2.8 毫摩/升,可确定诊断;不典型者,可测饥饿 12~18 小时后的血糖,如高于 3.8 毫摩/升,可排除空腹低血糖;如低于 2.22 毫摩/升,可确定诊断;如在 2.22~3.9 毫摩/升,为可疑。

8. 痛风

血清尿酸盐值多增高。24 小时尿液尿酸（UA）值，高于正常。滑囊液及痛风结节穿刺检测，如见尿酸盐结晶，有诊断意义。

9. 蛋白质-能量营养不良症

血红蛋白偏低，呈轻度至中度贫血；白细胞减少，淋巴细胞减少。尿比重偏低；进食少时，可出现尿酮体阳性；尿肌酐、尿素减少。血浆总蛋白、白蛋白（A）值降低；血清氨基酸浓度下降，血糖偏低，血清铁蛋白值降低。

10. 恶性营养不良

可有轻度贫血，Hb 及 HCT 值轻度降低；感染后白细胞增加不明显，甚至不增加。早期总胆固醇（TC）可出现程度不同的下降，血清三酰甘油（TG）、游离脂肪酸（FRA）可上升；发生组织损伤时，常伴有血糖降低。严重患者，常有钠潴留，如钾（K^+）、总钙（TCa^{2+}）、镁（Mg^{2+}）、磷（P^{3-}）值降低。早期血清总蛋白（TP）、白蛋白（ACB）可出现程度不同的下降；在有肝组织损伤时，丙氨酸氨基转移酶（ALT）、碱性磷酸酶（ALP）明显下降。血尿素氮（BUN）下降，有早期诊断价值；肾组织损伤时，尿肌酐（Cr）、肌酸值，常降低。早期，转铁蛋白（TRF）、铜蓝蛋白（CER）、视黄醇结合蛋白（RBP）、β-脂蛋白、磷脂、血浆氨基酸（AA），可出现不同程度的下降；出现组织损伤后，羟脯氨酸、血清胆碱酯酶（CHE）、淀粉酶（AMY）、LPS、碳酸酐酶等，也明显下降；脂溶性维生素 A、维生素 D、维生素 E 下降，细胞因子 IL、INF、TNF 也下降；中性粒细胞吞噬功能和补体活力可显著下降。

11. 红细胞生成性卟啉症（EPP）

血白细胞计数正常或升高；血红蛋白、红细胞、网织红细胞值，均增多；可有溶血性贫血变化。新鲜尿颜色正常，但酸化煮沸或阳光暴晒后，可变为棕红色或黑色，对诊断有意义。红细胞中含有大量的尿卟啉、粪卟啉及原卟啉；尿中尿卟啉Ⅰ明显增多，粪卟啉Ⅰ轻度增多；粪中粪卟啉Ⅰ明显增多，尿卟啉Ⅰ轻度增多。急性发作时,餐后血糖明显升高,治疗有效者明显下降。急性发作时,血清钠、氯、镁值均可减少。急性发作时,血清胆固醇、铁值增加,卟啉原脱氢活性明显降低,可作为该病的诊断依据。

12. 肝性卟啉症

急性腹痛时,血细胞增高,血红蛋白正常或降低。尿液通常为红色,有时病人排出的尿为无色,但经日光照射或酸化煮沸 30 分钟后可变为红色。急性间歇型,尿卟啉明显增加;迟发性皮肤型,粪卟啉正常或稍多;混合型,粪卟啉和原卟啉显著增多;遗传性病例,以粪卟啉Ⅲ排出增多为主。急性间歇型,尿中含有大量卟啉前体(δ-氨基铜戊酸,卟胆原)及尿卟啉。可有丙氨酸氨基转移酶(ALT)、天门冬氨酸氨基转移酶(AST)升高,ALB 降低,ALB/GIB<1。急性间歇型,可有电解质紊乱,主要表现为钠降低;血清蛋白结合碘和胆固醇增高;迟发性皮肤型,可有血清铁(SI)升高。

13. 水和电解质代谢紊乱

低渗性失水,尿比重(SG)常在 1.010 以下。高渗性失水,尿液钠(Na^+)、氯(Cl^-)值增高;低渗性失水,Na^{+1}、Cl^-明显减少;等渗性失水,Na^+、Cl^-正常或减少;高渗性失水,$Na^+>150$ 毫摩/升,Cl^-增高,严重者可出现酮症代谢性酸中毒;低渗性失水,血清 $Na^+<130$ 毫摩/升,Cl^-降低;等渗性失水,血清 Na^+、Cl^-正常;水中毒,Na^+降低;另外,血清钾(K^+)<3.0 毫摩/升时,应排除低钾血症;$K^+>6$ 毫摩/升时,需排除高钾血症。血清电解质测定,是水和电解质紊乱的重要实验室诊断依据。高渗性失水,血浆渗透压(OSM)>310 毫摩/升;低渗性失水,血浆 OSM<280 毫摩/升;等渗性失水,血浆 OSM 正常;水中毒,血浆 OSM 降低。失水时,血浆总蛋白(TP)、白蛋白(ALB)值可升高;水中毒时,则值降低;血尿素氮(BUN)增高,BUN/Cr>20∶1;如肾功能异常引起的水、电解质紊乱,则 BUN、肌酐(Cr)值均增高。

14. 酸碱平衡紊乱

(1)pH 值<7.35,表示酸性中毒;pH 值>7.45,表示碱性中毒;代偿期酸碱平衡失调和混合型酸碱平衡失调,pH 值可在正常范围内。

(2)二氧化碳结合力(CO_2CP)增高,表示通气不足,为呼吸性碱中毒;代偿性因素,也可使 CO_2CP 代偿性地升高或降低,如代偿性酸中毒时 CO_2CP 降低,代偿性碱中毒时 CO_2CP 升高。

(3)标准碳酸氢盐(SB)可反映 HCO_3^- 的储备量,不受呼吸因素的影响,是代谢性酸碱平衡的重要指标。实际碳酸氢盐(AB)反映机体实际的 HCO_3^- 含量,故受呼吸因素的影响。代谢性碱中毒或代偿后的呼吸性碱中毒时,SB 增高;AB>SB 表示 CO_2 潴留,AB<SB 表示 CO_2 排出增多;AB 与 SB 值均低,且 AB=SB,表示尚未代偿的代谢性酸中毒,而 AB<SB 则可能为代偿后的代谢性酸中毒或呼吸性碱中毒,也可能为代谢性酸中毒和呼吸性碱中毒并存;AB 与 SB 值均高且 AB=SB,表示尚未代偿的代谢性碱中毒,而 AB>SB 则可能为代偿后的代谢性碱中毒或呼吸性酸中毒,也可能为代谢性碱中毒合并呼吸性酸中毒。

(4)全血缓冲碱(BB)只受血红蛋白浓度的影响,减少表示酸中毒,增加表示碱中毒。剩余碱(BE),表示全血 BB 增加,表示代谢性碱中毒;碱缺乏,说明全血 BB 减少,表示代谢性酸中毒。

(5)阴离子间隙(AG)降低,可能与低蛋白血症有关,代谢性酸中毒时 AG 明显升高。高阴离子间隙型代谢性酸中毒,主要见于糖尿病酮症酸中毒、尿毒症、乳酸性酸中毒、水杨酸和甲醇中毒等;正常阴离子间隙型代谢性酸中毒,主要见于肾小管性酸中毒、低肾素型醛固酮过低症等。

(6)测定血清钾(K^+)、钠(Na^+)、氯(Cl^-),二氧化碳结合力(CO_2CP)等,对酸碱平衡紊乱的诊断,具有重要意义。碱中毒时,血清 K^+ 降低,低 K^+ 又常引起碱中毒;酸中毒时,血清 K^+ 上升;在失水导致代谢性酸中毒时,血清 Na^+、Cl^- 上升,其中单纯由 HCO_3^- 损失所致的酸中毒血 Cl^- 也上升。CO_2CP 受代谢和呼吸双重因素的影响,代谢性碱中毒或代偿后的呼吸性酸中毒时上升,代谢性酸中毒或代偿后的呼吸性碱中毒时降低。

(7)如果尿中 NH_4^+ 含量增多,则 Cl^- 与 Na^+、K^+ 的总和差值大。相反,如果两者相近,甚至 Cl^- 还少于 Na^+、K^+ 数的总和,则表示铵根离子(NH_4^+)排泄很少,或者尿中还有较多的其他阴离子。

(8)当血乳酸(LACT)$>4.5\sim5$ 毫摩/升时,可确诊为乳酸性酸中毒。

(9)尿 pH 值、尿 PaO_2 值,是诊断肾小管酸中毒的重要指标。

15. 呼吸性酸中毒

血二氧化碳分压($PaCO_2$)上升,H^+ 浓度增加,血 pH 值下降,碳酸氢根(HCO_3^-)增加,实际碳酸氢盐(AB)$>$标准碳酸氢盐(SB)。

16. 呼吸性碱中毒

血二氧化碳分压($PaCO_2$)下降,H^+ 浓度降低,血 pH 值升高,碳酸氢根(HCO_3^-)减少[二氧化碳结合力(CO_2CP)或标准碳酸氢盐(SB)下降],实际碳酸氢盐(AB)$<$SB。

17. 代谢性酸中毒

血 pH 值<7.35 为酸中毒,pH 值越低,代表 H^+ 浓度越高,血 HCO_3^- 降低;实际碳酸氢盐(AB)、标准碳酸氢盐(SB)和缓冲减(BB)值,均减少;碱过剩(BE)测定,负值增大;二氧化碳结合力(CO_2CP)测定,降低,如>15 毫摩/升为轻度代谢性酸中毒,如为 $8\sim15$ 毫摩/升为中度代谢性酸中毒,如 $CO_2CP<8$ 毫摩/升为重度代谢性酸中毒。血酮体(KET)>15 毫摩/升,提示为糖尿病酮症酸中毒。如尿液可滴定酸、铵根离子(NH_4^+)及血钾(K^+)、血钙(Ca^{2+})值均降低,见于肾小管性酸中毒。

18. 代谢性碱中毒

血二氧化碳结合力(CO_2CP)>29 毫摩/升,血 pH 值增高,标准碳酸氮盐(SB)、缓冲碱(BB)值均增加,碱过剩(BE)为正常。尿氯<10 毫摩/升,见于呕吐、胃引流、皮质醇增多、利尿药等导致的

低氯性碱中毒。

19. 低钾血症

血钾(K^+)<3.5毫摩/升,可明确诊断。胃肠道丢失钾时,尿钾<20毫摩/升;而经肾丢失钾时,尿钾>20毫摩/升。血浆肾素活性值增高,有助于肾动脉狭窄、Batter综合征的诊断。血液和尿液醛固酮增高,见于原发性醛固酮增多症。

20. 高钾血症

如血钾浓度>5.5毫摩/升,可确诊为高钾血症。病人血钾浓度达6.0～6.5毫摩/升并有心血管症状时,应采取紧急降血钾措施。

21. 骨质疏松症

血钙、血磷在正常范围,血甲状旁腺激素(PTH)可正常或偏高,血25-羟胆固化醇和1,25-二羟胆骨化醇正常或偏低;Ⅰ型胶原交联氨基末端肽(NTX),绝经期后妇女可随年龄增长而逐渐增高,骨质疏松者也可见增高;骨折时血碱性磷酸酶(ALP)值可增高。骨钙素值,可正常或增高。尿钙排出量可常见增高,尿羟脯氨酸可增加,尿胶原吡啶酶和脱氧吡啶酚值均可增高。

22. 维生素 A 缺乏病

血浆维生素A含量<0.5微摩/升,可以确诊。生理盐水棉签轻刮眼结膜涂片,如见角膜上皮细胞时,为阳性。中段尿检测,如上皮细胞计数超过3个/立方毫米,为阳性;如高倍镜下见到上皮细胞时,更具有诊断价值。

23. 坏血病

血清维生素C<11.4微摩/升,提示为维生素C不足;如<5.7微摩/升,可确诊本病。维生素C耐量试验,静脉注射维生素C20毫克/千克体重,4小时后尿液维生素C含量超过85微摩/升,可排除本病;如见尿液中维生素C(排出量)<20毫克(正常人每日尿中排出维生素C20～40毫克),是维生素C缺乏症的迹象。

24. 维生素 D 缺乏症

血钙、血磷值均降低,钙×磷<30(正常为40)。血碱性磷酸

酶(ALP)值,可增高。血清 25-$(OH)D_3$ 和 1,25-$(OH)_2D_3$ 值,在本症活动早期即有下降,有诊断价值。

(十一)免疫性疾病

1. 过敏性鼻炎

血嗜酸性粒细胞正常或稍增高。鼻腔分泌物涂片检测,变态反应发作期间,鼻分泌物中可见嗜酸性粒细胞增多,也可查见较多中性粒细胞和肥大细胞。近半数患者血和鼻咽分泌物中特异性 IgE 升高,尤其是鼻分泌物检测 IgE,可作为诊断过敏性鼻炎重要依据。如果能检出与过敏源相应的 IgE 抗体,可作为确诊本病的重要依据。

2. 关节痛

血白细胞计数升高,提示可能为类风湿关节炎、某些感染等引起的关节疼痛;如血沉(ESR)加快,提示可能为风湿热、骨关节结核、结缔组织病等引起的关节痛。如尿蛋白(PRO)阳性,尿中红细胞及白细胞量增多,提示可能为红斑狼疮引起的关节痛;如 24 小时尿尿酸(UA)升高,提示可能为痛风引起的关节痛;如 24 小时尿肌酸(Cre)值升高,提示可能为多发性肌炎引起的关节痛。如抗链球菌溶血素"O"(ASO)阳性,提示为风湿热、结节性红斑狼疮等引起的关节痛;如类风湿因子(RF)阳性,提示为类风湿关节炎、硬皮病等引起的关节痛。如血尿酸(UA)值升高,提示为痛风引起的关节痛;如肌酸磷酸激酶(CPK),乳酸脱氢酶(LDH)及天门冬氨酸氨基转移酶(AST)等值升高,提示可能为多发性肌炎引起的关节痛。如组织相容抗原 B_{27}(HCA-B_{27})呈阳性,提示可能为强直性脊柱炎引起的关节痛。如免疫球蛋白(IgA、IgG、IgM)值均升高,提示可能为结缔组织病引起的关节痛。

3. 淋巴结肿大

血白细胞及中性粒细胞百分比均增高,提示为各种细菌感染引起的淋巴结肿大;如红细胞及血红蛋白值均下降,提示可能为恶性组织细胞病引起的淋巴结肿大;如外周血中出现原始或幼稚型白细胞,提示为白血病引起的淋巴结肿大;如外周血中出现异形淋巴细胞,提示可能为传染性单核细胞增多症引起的淋巴结肿大;如嗜酸性粒细胞百分比增加,提示为变态反应引起的淋巴结肿大。如粪便隐血试验阳性,提示可能为消化道肿瘤淋巴结转移所致淋巴结肿大。旧结核菌素及结核菌素纯蛋白衍化物试验为阳性,提示为结核病引起的淋巴结肿大。嗜异性凝集试验(HAT)阳性,提示可能为传染性单核细胞增多症引起的淋巴结肿大;如布氏杆菌凝集试验(BAT)阳性,提示为布鲁菌病引起的淋巴结肿大。补体 C_3、C_4 值升高,提示可能为各种传染病、急性炎症引起的淋巴结肿大。

4. 风湿热

血白细胞计数轻、中度增高,中性粒细胞增多,核左移;红细胞、血红蛋白轻度降低,呈正细胞、正色素性贫血;活动期,血沉(ESR)明显加快。抗链球菌感染后 2～3 周,抗链球菌溶血素"O"明显增加,可维持半年左右;风湿活动期,总补体(CH_{50})和补体 C_3 值降低,超敏 C 反应蛋白(HS-CRP)值升高,免疫复合物(CIC)阳性。T 细胞亚群,B 淋巴细胞增多,T 淋巴细胞总数减少;CD_8^+明显减少,CD_4^+/CD_8^+ 比值明显增高。80% 风湿热患者,抗心肌抗体(AMA)阳性,可持续 10 年之久;AMA 也可作为风湿热复发的指标之一。风湿活动时,血清中黏蛋白浓度,α_2-球蛋白和 γ-球蛋白值可升高,血清腺苷脱氢酶(ADA)值可升高,血清白蛋白(ALB)降低,IgG、IgA、IgM 均可增高;抗链激酶(ASK)、抗脱氧核糖核酸酸 B(ADNA-B)、抗透明质酸酶(AH)和抗 M 蛋白抗体也可呈阳性反应。

5. 风湿性关节炎

血白细胞计数多正常,病程长病情严重者可能轻度贫血;活动期,淋巴细胞百分比和血小板值均增高;活动期血沉显著增快,可作为判断活动程度和缓解的客观指标。多数患者,ASO 增高,补

体 C_3、C_4 增高;活动期,超敏 C 反应蛋白(HS-CRP)显著增高,部分患者类风湿因子(RF)、抗核抗体(ANA)、免疫复合物(CIC)均可为阳性。关节滑液检测,有助于鉴别诊断,如滑液中检出细菌,支持化脓性关节炎的诊断;如找到尿酸盐结晶,有助于痛风的诊断。病理活检,有助于病因诊断。

6. 类风湿关节炎(RA)

活动期,血红细胞、血红蛋白值均下降,血小板增多;血沉可增快,可作为病情活动的标志。类风湿因子(RF)阳性,具有诊断意义。关节滑液检测,呈草绿色,黏度下降,蛋白含量增高,白细胞数增加,补体水平下降,类风湿因子滴度高于血清。蛋白电泳测定,可有 α_2-球蛋白(α_2-G)、γ-球蛋白(γ-G)值升高。常有免疫球蛋白(IgA、IgG、IgM)值,均升高。

7. 强直性脊髓炎(AS)

红细胞及血红蛋白值均降低;活动期,血沉可加快,血清 C 反应蛋白可升高。严重患者,血清碱性磷酸酶(ALP)可升高。免疫球蛋白(IgA、IgG、IgM)值,均可升高。组织相容性抗原(HLA-B_{27})90%以上患者为阳性,故临床表现不典型时,本指标有诊断参考价值。活动期,血清抗肺炎克雷白杆菌抗体阳性,粪便肺炎克雷白杆菌检出率较高。

8. 系统性红斑狼疮(SLE)

全血细胞均可低于正常;血沉值可加快;血中如找到红斑狼疮细胞,可以确诊。尿蛋白可为阳性,镜下可见红细胞、白细胞及管型。类风湿因子及循环免疫复合物(CIC)值,均可为阳性。抗核抗体(ANA)、抗双链 DNA 抗体及抗 Sm 抗体测定,均可为阳性,对本病有确定诊断意义。补体 C_3、C_4 测定,均低于正常值。可有 γ-球蛋白(γ-G)及 α_2-球蛋白(α_2-G)值升高,免疫球蛋白(IgA、IgG、IgM)值均可升高。可有尿素氮及肌酐值升高。

9. 特发性炎症性肌病(IIM)

血白细胞计数正常或增高,血沉加快。血肌酸增高,尿肌酸排泄增多,血及尿肌酐(Cr)值均降低。急性期,几乎所有患者肌酸激酶(CK),乳酸脱氢酶(LDH)、天门冬氨酸氨基转移酶(AST)均可升高,特别是 CK 升高更为明显;缓解期,均逐渐下降,其动态观察有助于炎症进展的判断。半数患者,抗 JO-1 抗体阳性,特异性强;少数病例 PL-12、抗 PM-SCL、抗 Mi-1 等阳性;半数患者抗核抗体(ANA)阳性,少数病例补体 C_4 降低,免疫复合物(CIC)阳性。IIM 中,90%的多发性皮肌炎患者,血清肌浆蛋白抗体为阳性。近 90% IIM 肌活检有异常,表现为肌纤维粗细不一、分离、断裂,发生空泡变性和坏死,有再生现象;有巨噬细胞、浆细胞、淋巴细胞浸润和纤维化,有时可见钙质沉着。

10. 多发性肌炎(PM)和皮肌炎(DM)

血红细胞及血红蛋白可有不同程度下降,血沉可增快。24 小时尿肌酸值可高于正常,α_2-球蛋白(α_2-G)及 γ-球蛋白(γ-G)值均可升高。补体 C_3、C_4 值,均降低。血清抗多发性肌炎-1(PM-1)抗体及抗 JO-1 抗体测定,均可为阳性。血清丙氨酸氨基转移酶(ALT)、天门冬氨酸氨基转移酶(AST)、肌酸激酶(CK)、乳酸脱氢酶(LDH)、醛缩酶(ACD)等值,均可升高,尤以 CK 增高最为敏感,可反映肌纤维损伤程度和病变活动性。

11. 干燥综合征(SS)

血白细胞计数正常或偏低,红细胞及血红蛋白可下降,血沉可增快。多数患者,γ-球蛋白(γ-G)百分比可升高;β_2-微球蛋白(β_2-MG)测定,也可升高。免疫球蛋白 G(IgG)值明显升高,而免疫球蛋白 A 及 M(IgA,IgM)值可轻度升高。类风湿因子(RF)测定,阳性率达 75%～90%;抗核抗体(ANA)测定,阳性率达 50%～80%;循环免疫复合物测定,可为阳性。抗 ENA 抗体测定,其中抗 SSa 抗体及抗 SSb 抗体,均可为阳性。唾液中,免疫球蛋白 M(IgM)、免疫球蛋白 G(IgG)均升高,类风湿因子(RF)为阳性;β_2-微球蛋白(β_2-MG)升高,并与唇腺病理检测的炎性细胞浸润程度成正比,随病情活动性加重而升高。

12. 硬皮病

(1)疾病活动期,血沉可增快。

(2)血皮质醇和脑垂体分泌的促肾上腺皮质激素水平可降低,尿17-酮类固醇、17-羟皮质类固醇也可降低。

(3)近40％的系统性硬皮病患者,抗Scl-70抗体可为阳性,但在弥漫型硬皮病中阳性率可达75％,故Scl-70抗体测定对弥漫型硬皮病有较高的诊断价值;约50％以上的CREST综合征和不到10％的弥漫型硬皮病患者抗着丝点抗体为阳性,约25％的原发性雷诺现象(RP)为阳性,故抗着丝点抗体对CREST综合征具有较高的诊断价值;许多结缔组织病,抗核仁抗体测定有一定的阳性率,但在系统性硬皮病中出现阳性率最高,可达20％以上,同时伴抗Scl-70抗体阳性;约25％的系统性硬皮病患者中,抗线粒体抗体测定为阳性,其中CREST综合征约占79％;约25％以上的本病患者中,可测到抗核糖核蛋白(RNP)抗体,可在半数以上测到抗内皮细胞抗体,且多为免疫球蛋白M(IgM)型,但系统性红斑狼疮(SLE)多为免疫球蛋白(IgG)型;类风湿因子(RF)阳性的,约占本病的50％,但滴度比类风湿关节炎低得多;还有,在疾病初期,免疫球蛋白(Ig)、冷球蛋白、循环免疫复合物(CIC)等也可升高或为阳性。

(4)甲皱襞毛细血管镜检测,大多数患者的视野模糊、水肿、血管襻数目显著减少,血管支明显扩张和弯曲、血流迟缓、有出血等;患者的正常和受累皮肤,在感觉时值的测定中,感觉时间均延长,是正常人的5～9倍。

(5)组织病理学检测:早期,真皮间质内水肿,胶原纤维分离,上层小血管周围有轻度淋巴细胞浸润,随后真皮和皮下组织胶原纤维增生、增厚、胶原肿胀、透明性变和基质化;血管周围和胶原纤维间质内有淋巴细胞和组织细胞浸润,以后逐渐减少,弹性纤维破坏,基质增加;血管壁水肿、增厚、管腔狭窄,甚至阻塞。最后,表皮及附属器萎缩,皮脂腺萎缩,汗腺减少,真皮深层和皮下组织钙盐沉着。内脏组织病理变化,为间质及血管壁的胶原纤维增生、增厚及硬化。

13. 结节性脂膜炎(NP)

血白细胞计数正常或略升高,轻度贫血;骨髓受累时,可出现全血细胞减少;血沉可显著增快。补体 C_3、C_4 降低;超级 C 反应蛋白(HS-CRP)测定,可呈阳性。肝肾受累时,可有丙氨酸氨基转移酶(ALT)、天门冬氨酸氨基转移酶(AST)、胆红素(BIC)、血尿素氮(BUN)、肌酐(Cr)值升高。皮肤结节活检:急性炎症期,在小叶内脂肪组织变性坏死时,有中性粒细胞、淋巴细胞和组织细胞浸润,部分伴有血管炎改变;吞噬期,在变性坏死的脂肪组织中,有大量巨噬细胞浸润,吞噬变性的脂肪细胞,形成具有特征性的"泡沫细胞";纤维化期,泡沫细胞大量减少或消失,被成纤维细胞取代,炎症反应被纤维组织取代。患者免疫球蛋白(Ig)可增高,淋巴细胞转化率可降低,γ-球蛋白(γ-G)可升高。

14. 嗜酸性筋膜炎

血白细胞正常,嗜酸性粒细胞明显增高,可有轻度贫血;血沉增快。心肌酶谱中,肌酸激酶(CK)、乳酸脱氢酶(LDH)、天门冬氨酸氨基转移酶(AST)值,均可升高。免疫球蛋白(IgG、IgM)值,均可升高。血浆 γ-球蛋白、丙种球蛋白值均可升高,血浆黏度也增高。

15. 混合性结缔组织病(MCTD)

高滴度的抗核糖核蛋白(RNP)抗体测定为阳性,这是 MCTD 的标志性抗体,具有诊断意义。血凝法高滴度抗 ENA 抗体>1:1 000 时,才对 MCTD 有诊断意义。不论疾病的活动期,还是缓解期,斑点型 IFANA 在 MCTD 患者血清中持续存在,故测定阳性有明确的诊断意义。

16. 韦格肉芽肿(WG)

(1)外周血白细胞计数增多,主要是中性粒细胞增多,嗜酸性粒细胞也可增多;半数以上 WG 患者可有中至重度贫血,是小细胞正色素性;血小板计数,可增多;WG 活动期,血沉可增快,这是判断 WG 是否活动的指标之一。

(2)可出现尿蛋白(PRO)、白细胞、红细胞,甚至血尿,可出现细胞管型,但其程度差别很大。

(3)抗中性粒细胞质抗体(ANCA)检测:ANCA 分为三种类型,即胞质型 ANCA(cANCA)、核周型 ANCA(pANCA)和非典型 ANCA(aANCA)。cANCA 是诊断 WG 的重要依据,具有呼吸系统病变的活动期 WG 患者的阳性率为 65%,全身广泛累及(呼吸系统及肾脏)的活动期 WG 患者的阳性率达 90%以上,非活动期 WG 患者的 cANCA 阳性率为 40%;经治疗临床症状好转后,绝大多数患者的 cANCA 转为阴性。pANCA 与 aANCA 在 WG 中罕见,但在其他类型的坏死性血管炎中多见,故其阳性有利于鉴别诊断。

(4)活动性 WG 的肺泡灌洗液中,以中性粒细胞增多为特点,还可有少量嗜酸性粒细胞(4%);灌洗液 ANCA 检测为阳性。

(5)抗核抗体(ANA)、抗 SS-A 抗体、抗 SS-B 抗体、类风湿因子(RF)测定,均可为阳性;γ-球蛋白(γ-G)和 α_2-球蛋白(α_2-G)值,也可升高。

(6)血尿素氮(BUN)和肌酐(Cr)值,可有不同程度的升高,重者可有尿毒症的各项实验室检测异常。

17. 嗜酸性肉芽肿性血管炎(CSS)

(1)外周血嗜酸性粒细胞(E)增多,是 CSS 的特征之一,可出现于病程的任何阶段。CSS 的 E 计数均在 1.5×10^9/升以上,甚至有 $>5\times10^9$/升的;E 占外周血白细胞总数的 10%~50%,比过敏性哮喘(很少超过 0.8×10^9/升)高,但比嗜酸性粒细胞增多综合征(可高达 100×10^9/升)低。血管炎期有无哮喘,与 E 增多明显相关。CSS 的病情缓解期,或治疗后病情好转后,E 下降并恢复正常。CSS 血管炎急性发作时,血沉可呈中度升高,与疾病活动性相关。

（2）绝大多数 CSS 患者,在急性期时,抗中性粒细胞胞浆抗体(ANCA)为阳性,主要为核周围型 ANCA(pANCA)阳性,在疾病缓解期或经治疗有效后 ANCA 消失。

（3）血清免疫球蛋白 E(IgE),在 CSS 血管炎期升高,为 CSS 的特征之一;随着病情的缓解,IgE 下降,在血管炎反复发作时可持续升高。

（4）多数 CSS 患者,可有轻至中度贫血;可见血尿和(或)轻度蛋白(PRO)尿,可伴有尿中白细胞或多种细胞管型。

（5）血中 γ 及 α 球蛋白、C 反应蛋白值,均可升高;类风湿因子(RF)低滴度阳性,补体值可降低。

（6）组织病理学检测,发现动脉壁内有纤维蛋白沉积或坏死,以及由巨噬细胞、上皮样细胞和多核巨细胞形成的肉芽肿,内有密集的嗜酸性粒细胞,还有血管外肉芽肿形成。

18. 结节性多动脉炎

血白细胞计数正常或轻度升高,中性粒细胞常增高;红细胞、血红蛋白可轻度升高;血沉值可增快。超敏 C 反应蛋白(HS-CRP)值升高;活动期总补体(CH_{50})及补体 C_3 值均降低;抗核抗体(ANA)、类风湿因子(RF)可呈轻度阳性。肾功能损害严重时,血清肌酐(Cr)增高,内生肌酐清除率(CCr)下降。1/3 患者,乙肝表面抗原(HBSAg)可为阳性。

19. 巨细胞动脉炎和风湿性多肌痛

血白细胞计数多正常,常有不同程度的贫血;血沉值可明显加快。超敏 C 反应蛋白(HS-CRP)值升高,碱性磷酸酶(ALP)值可升高,血清免疫球蛋白 G(IgG)也可升高。

20. 白塞病

血白细胞计数正常或轻度降低,而急性发作时可增高;红细胞、血红蛋白值可轻度降低;血沉值可轻中度增快。超敏 C 反应蛋白(HS-CRP)值升高。关节炎及眼型患者,血清免疫球蛋白 IgM、IgG 值,均明显增高。α_2-球蛋白(α_2-G)和 γ-球蛋白(γ-G)均增加,多克隆丙种球蛋白异常多见,40％以上的患者血清抗口腔黏膜抗体阳性。

(十二)肿瘤科疾病

1. 鼻咽癌

脱落细胞检测,阳性率可达 70％～90％。壳抗原抗体(VCA-IgA)测定,对鼻咽癌的诊断有较高的特异性,还可作为鼻咽癌病情变化、预后和近期肿瘤消长动态变化的参考指标;同时检测 VCA-IgA 和早期抗原抗体(EA-IgA),对早期诊断鼻咽癌有一定的帮助;对 VCA-IgA≥1∶40 和(或)EA-IgA≥1∶5 的患者,应进一步在鼻咽癌好发部位取脱落细胞或活体组织检测。部分患者,鳞状细胞癌相关抗原(SCC)测定,可增高。对疑有颈部淋巴结转移者,可用细针穿刺活检,如找到转移癌细胞,有助于诊断。

2. 肺癌

痰脱落细胞检测,如找到癌细胞,可明确诊断。小细胞肺癌,如神经元特异性烯醇化酶(NSE)值升高(正常值＜20 微克/升),阳性率可达 80％左右,可作为肺癌的标志物。肺腺癌,癌胚抗原(CEA)阳性率可达 70％左右,有一定的辅助诊断作用。肺癌进展期,β_2-微球蛋白(β_2-MG)增高,阳性率为 60％左右。支气管镜活检,较大肿瘤阳性率高达 65％;如结合活组织检查,其阳性率高达 90％以上。胸水呈血性,白细胞中度升高,并可查见癌细胞;血沉明显加快。

3. 食管癌

血红细胞、血红蛋白进行性降低,血沉中等度加快。血清电解质钾、钠、氯值均减低,特别是钾常显著降低。血癌胚抗原(CEA)可轻中度增高;鳞状上皮细胞癌相关抗原(SCC)值明显升高,其中Ⅰ期增高者为 30％,Ⅲ期增高者为 89％,有助于诊断。食管黏膜脱落细胞检测,如找到癌细胞,可明确诊断。

4. 胃癌

血血红蛋白下降,可有不同程度的贫血;血沉可加快。粪便隐血试验(OB),约半数以上患者可持续阳性。约半数患者胃酸缺乏,部分患者胃酸正常或偏高。胃液肿瘤标志物检测:胃液苷三酮反应可为阳性,阳性率达 87.5%;胃液癌组织癌胚抗原(CEA),胃癌时显著升高;胃液胃癌相关抗原可为阳性,阳性率为 80%～84%。血清肿瘤标志物检测:CEA 增高,正常应<3 微克/升;甲胎蛋白(AFP)值,胃癌时可升高;α_2-糖蛋白(α_2-GP)可为阳性,阳性检出率为 78%～83%;糖类抗原-72-4(CA-72-4),消化系统肿瘤,尤其是胃癌时可升高;胚胎硫糖蛋白抗原(FSA)为阳性,阳性率达 96%;糖类抗原 125(CA125)、糖类抗原 19-9(CA19-9)值,均可升高。胃脱落细胞检测,如找到癌细胞,可确定诊断。

5. 小肠肿瘤

久病患者,可表现为慢性贫血,血红蛋白可降低。粪便隐血试验,可间歇性强阳性;可间歇性出现红细胞±～＋＋,白细胞±～＋。5-羟吲哚乙酸(5-HIAA)值可增高,有助于诊断。

6. 大肠癌

血血红蛋白可降低,表现为轻中度贫血;右侧结肠癌者贫血较为明显。粪便隐血试验可持续阳性,有助于大肠癌早期诊断;早期呈黏液血便,可见少量红细胞;后期可呈脓血便,见数量不等的红细胞及白细胞。血清癌胚抗原(CEA)升高,甲胎蛋白(AFP)阳性,结肠癌细胞相关抗原(CCA)可为阳性(阳性率达 50%)。半数以上本病患者 CEA 高于正常,CEA 定量可作为本病术后效果判断和复发的动态观察指标;直肠癌病人的血清 CEA 水平与 Dukes 分期呈正相关,Dukes Ⅰ到Ⅳ期的病人血清 CEA 阳性率依次为 25%、45%、75% 和 85% 左右;肿瘤根治术后,CEA 逐渐降低,疾病复发时可再度升高。低位直肠癌伴有腹股沟淋巴结肿大时,行淋巴结活检,有助于确定诊断。

7. 肝癌(HCC)

(1)血白细胞计数正常或降低,血红蛋白、红细胞明显升高。

(2)尿胆红素(BIL)、尿蛋白(PRO)均为阳性。

(3)10%～30%患者,可出现自发性低血糖。

(4)肝纤维化标志物检测,大多数患者透明质酸(HA)明显升高,Ⅲ型前胶原肽(PⅢP)、Ⅳ型胶原(CⅣ)、层粘连蛋白(LN)、脯氨酸肽酸酶(PLD)等可有不同程度的升高。

(5)腹水细胞学检测,如发现肿瘤细胞,可明确诊断。

(6)肝功能测定:丙氨酸氨基转移酶(ALT)、天门冬氨酸氨基转移酶(AST)可轻、中度升高,γ-谷氨酰转肽酶(γ-GT)、碱性磷酸酶(ALP)、乳酸脱氢酶(LDH)、总胆红素(TBIC)、直接胆红素(DBIL)、间接胆红素(IBIC)等可有不同程度的升高;白蛋白(ALB)降低,球蛋白(GLB)升高,A/G<1(尤其是肝硬化后肝癌患者)。

(7)血清铁蛋白(SF)升高,肝癌患者治疗有效者血清 SF 下降,而恶化和再发者升高,持续升高则预后不良,故 SF 测定可作为 HCC 者疗效和术后复发的监测指标。

(8)异常凝血酶原(HPT),对亚临床肝癌有早期诊断价值,HCC 者阳性率为 67%.

(9)腺苷脱氢酶(ADA)活性升高,ADA 升高先于 ALT,即肝细胞轻度受损时 ADA 比 ALT 先释放入血;γ-谷氨酰转肽酶(γ-GT)(有 γ-GT、γ-GT$_2$、γ-GT$_3$),与甲胎蛋白(AFP)联合测定,可明显提高 HCC 的诊断率。原发性肝癌和转移性肝癌 γ-GT$_2$ 的阳性率为 90%,假阳性率<5%,特异性为 97%;γ-GT$_2$,在低浓度或 AFP 阴性的肝癌中,阳性率也较高;小肝癌中,γ-GT$_2$ 阳性率为 80%。

(10)血清岩薄糖苷酶(AFU)测定,对原发性肝癌不仅具有较高的敏感性和特异性(分别为 75% 和 90%),更重要的是与 HCC 的病情变化、术后及复发呈现动态变化。

(11)许多肝癌患者,血清癌胚抗原(CEA)增加;手术后,定期做 CEA 检测,可提高再次手术治疗的机会。

(12)甲胎蛋白(AFP)测定,是当前诊断肝癌最特异的标志物,对 HCC 诊断有相对的专一性,被广泛用于 HCC 诊断、疗效判断及复发的预测中。HCC 的血清 AFP 持续上升,往往超过 500 纳克/毫升,可能为与 ALT 呈曲线分离现象;HCC 的 AFP 阳性率为 70%～90%;在排除妊娠和生殖腺胚胎肿瘤的前提下,其诊断 HCC 的标准为:①AFP＞200 微克/升持续 8 周。②AFP＝500 微克/升持续 4 周。③AFP 逐渐升高。肝癌根治术后,定期复查 AFP,也是判断肝癌治疗效果及监测是否复发的重要指标之一。

(13)临床上,约有 30% 的 HCC 者 AFP 为阴性。如同时检测 AFP 异质体(FucAFP),可使 HCC 的阳性率明显提高。FucAFP 不仅可用于诊断及鉴别 HCC 与胚胎性肿瘤,还可以检测小肝癌及 AFP 阴性的肝细胞癌。

8. 小儿恶性原发性肝肿瘤

晚期,可出现血红蛋白下降,可出现贫血。约 20% 患者,可出现丙氨酸氨基转移酶(ALT)、胆红素(BIL)及碱性磷酸酶(ALP)值,均升高。80% 患者,肿瘤标志物甲胎蛋白(AFP)可为阳性,10%～20% γ-谷氨酰转肽酶(γ-GT)及其同工酶可为阳性。

9. 胰腺癌

有阻塞性黄疸时,尿胆红素(BIL)可为强阳性;完全阻塞时,尿胆原(URO)可为阴性。有阻塞性黄疸时,粪便是灰白色,粪胆原减少或消失。有阻塞性黄疸时,血清碱性磷酸酶(ALP)、γ-谷氨酰转肽酶(γ-GT)、亮氨酸氨基肽酶(LAP)、5-核苷酸酶(51-NT)、脂蛋白-X(LP-X)等值,均可升高。胰岛细胞被癌组织破坏时,可引起血糖升高和糖耐量异常。胰管梗阻或并发急性胰腺炎时,血清中淀粉酶(AMY)及脂肪酶值,均可升高。胰腺癌标志物测定,糖类抗原 19-9(CA-19-9)、胰腺肿瘤抗原(POA)、胰腺相关抗原(PCAA)的阳性率,均在 70% 以上,特异性为 96.43%;胰腺相关抗原与胰腺特异性抗原(PαA)联合监测诊断正确率,可达 94.04%;糖类抗原被认为是诊断胰腺癌的重要指标,正常值＜37 单位/毫升,诊断正确率为 90%。血清癌胚抗原(CEA)测定值可升高。胰腺穿刺液涂片检测,如找到癌细胞,可明确诊断。

10. 甲状腺癌

血清甲状腺球蛋白(Tg)测定,分化型甲状腺癌,血中 Tg 含量异常升高,可>10 微克/升。血清降钙素(CT)测定,如男性>100纳克/升,女性>25 纳克/升(RIA 法),则可考虑为 C 细胞增生或髓样癌。组胺酶测定,髓样癌者此酶活性显著高(正常人<3 500 单位/升),常为癌已转移的标志。细针穿刺细胞学检测,具有确诊率高、迅速、安全、痛苦小等优点,其阳性确诊率可达 95%～98.4%。

11. 恶性胸腔积液

胸液检测,多为血性渗出液,或开始是非血性,以后转为血性;白细胞计数$>5 \times 10^9$/升,以淋巴细胞为主;乳酸脱氢酶$_2$(LDH$_2$)升高,LDH$_4$、LDH$_5$ 降低;胸膜间皮瘤,透明质酸酶升高,>8 纳克/毫升;胰腺肿瘤,淀粉酶(AMY)增高;癌胚抗原(CEA)增高,其值>15 纳克/升,胸液/血清(CEA)比值>1。

12. 嗜铬细胞瘤

血白细胞计数多升高,血糖可升高,口服葡萄糖耐量试验(OGTT)可降低,尿糖为阳性。血浆儿茶酚胺(CA)测定,非发作期,CA 轻度升高;持续型及阵发型发作时,CA 明显升高;在高血压发作时,测定 CA 有重要诊断意义;可疑者,可做可乐定试验,本病患者 CA 无明显的抑制作用,有利于诊断。阵发型患者,尿液儿茶酚胺(CA)只有轻度升高,而发作后可明显升高;24 小时尿儿茶酚胺(CA)含量升高 2 倍以上(即 591 纳摩/24 小时尿)就有意义。嗜铬细胞瘤患者,24 小时尿香草杏仁酸(VMA)显著升高,且具有较强的特异性,可作为本病的重要诊断依据。测定尿中甲氧基肾上腺素(MN)和甲氧基去甲肾上腺素(NMN),有助于判断肿瘤的部位。

13. 肾细胞癌

肾癌晚期,红细胞、血红蛋白可降低,可出现贫血。尿呈肉眼血尿;尿沉渣涂片,如找到癌细胞,可明确诊断。肾癌晚期,血清直接胆红素(DBIL)和间接胆红素(IBIL)值均可升高。肾癌时,γ-烯醇酶高于正常近40倍[正常为(3.1±0.9)微克/升],且随肾癌病情发展而增高,具有确诊价值。免疫抑制酸性蛋白(IAP),对Ⅱ期以后的肾癌,阳性率可达75%~100%,有助于诊断。

14. 小儿肾母细胞瘤

约30%的患者,可有镜下血尿。晚期血红蛋白下降,可出现贫血。红细胞生成素测定常升高,一般手术切除肿瘤时可恢复正常,但如术后红细胞生成素仍高,应考虑肿瘤有远处转移。

15. 膀胱癌

晚期,红细胞及血红蛋白可降低,可出现严重贫血。尿沉渣脱落细胞检测,如发现肿瘤细胞,可明确诊断;对上皮性肿瘤,易于发现,阳性发现率在50%~70%之间。如用吖啶橙(Ao)染色荧光显微镜或直接免疫荧光法做尿细胞学检测,找到肿瘤细胞可确定诊断,阳性检出率达86.7%以上。

16. 前列腺癌

前列腺穿刺活检,找到癌细胞可明确诊断,检出成功率可达80%。当癌发展至腺外或转移时,酸性磷酸酶(ACP)及碱性磷酸酶(ALP)值均可升高。在前列腺癌和转移时,血清γ-精浆蛋白(γ-SM)和前列腺特异抗原(PSA)值,均可升高,即高于10微克/升,因γ-SM正常值为(0.83±0.71)微克/升,PSA正常值为0~2.5微克/升,有明确诊断价值。血清肌酸激酶同工酶(CK-BB)可为阳性,阳性检出率可达89%,治疗有效后可消失。

17. 乳腺癌

晚期,红细胞、血红蛋白值均降低,可出现不同程度的贫血。乳头溢液及针吸涂片检测,找到癌细胞,即可确定诊断。乳腺癌肿瘤标志物检测,包括糖类抗原15-3(CA15-3)、糖类抗原125(CA125)、糖类抗原72-4(CA72-4)、癌胚抗原(CEA)、铁蛋白(SF)等,如联合检测,诊断意义较大。其中CA15-3,是乳腺癌应用最广泛的标志物之一,其动态观察有助于乳腺癌的早期诊断及复发、转移及疗效判断。

18. 宫颈癌

阴道脱落细胞涂片检测,如找到癌细胞,可确定诊断,其准确率可达90%以上。宫颈活检,病理检测符合本病,可确定诊断,阳性率高。肿瘤标志物检测:糖类抗原125(CA125)、血清癌胚抗原(CEA)值,均可升高。鳞状细胞癌抗原(SCC),对原发性宫颈鳞癌诊断的敏感性为45%~70%;对复发癌敏感性为65%~100%,特异性为90%~95%。SCC血清学水平,与宫颈癌发展、浸润程度及有否转移相关,宫颈癌根治术后SCC浓度显著下降,而复发时又增高。血清乳酸脱氢酶(LDH)、己糖激酶明显增高,尤其是有浸润者更为明显。

19. 卵巢癌

阴道脱落细胞涂片,如找到癌细胞,有明确诊断意义,但阳性率较低。80%的卵巢上皮细胞癌,糖类抗原125(CA125)升高,90%以上患者CA125水平的消长与病情缓解和恶化相一致,尤其对浆液性腺癌更具特异性;联合检测CA125和CA19-9,对本癌诊断及良、恶性肿瘤的鉴别诊断具有一定的应用价值。测定患者血清人绒毛膜促性腺激素β亚单位(β-HCG),可帮助诊断卵巢绒毛膜癌和伴有绒毛癌成分的生殖细胞肿瘤,也可精确反映癌细胞的数量,故也可作为观察病情变化及抗癌治疗效果的指标。甲胎蛋白(AFP),对卵巢内胚瘤有特异诊断价值;肿瘤复发或转移时,即使存在微小瘤灶,AFP也会再次升高,较其他方法敏感。

20. 绒毛腺癌

动态观察血清绒毛膜促性腺激素(HCG),显著升高或转阴后又出现阳性;疑有转移时,可同时测定脑脊液(CSF)与血浆HCG,如脑脊液HCG∶血浆HCG>1∶60,可以确诊。组织活检,仅见大片散在的滋养细胞、出血坏死组织及凝血块,无绒毛结构。

21. 骨肿瘤

广泛溶骨性病变及溶骨性骨转移时,血清总钙(TCa^{2+})往往升高。成骨性肿瘤(如骨肉瘤)及骨转移时,血清碱性磷酸酶(ALP)可明显升高;前列腺癌骨转移时,血清碱性磷酸酶(ALP)可明显升高。尿本-周蛋白测定为阳性,可提示骨髓癌的存在。骨组织活检,如病理表现为本病,可确定为本病,为诊断骨肿瘤的可靠方法。

22. 骨髓肿瘤

脑脊液(CSF)外观呈黄色,蛋白(PRO)明显增加,但白细胞、红细胞一般正常,故可出现蛋白细胞分离现象(为蛛网膜下腔阻塞所致)。CSF 细胞学检测,如找到癌细胞,提示为恶性肿瘤或转移性癌。

23. 多发性骨髓瘤

外周血红细胞及血红蛋白降低逐渐加重;白细胞增加,晚期分类中可出现浆细胞或骨髓瘤细胞;血小板正常或偏低;血沉可明显加快。骨髓象增生活跃或明显活跃,骨髓瘤细胞占有核细胞的 10% 以上,有确诊价值。血清白蛋白(A)降低,球蛋白(B)增高,A/G 比倒置。骨髓瘤所分泌的免疫球蛋白(Ig)值如下: IgG>25克/升,IgA>10 克/升,IgD>2 克/升,IgE>2 克/升,IgM>10克/升。血钙(Ca^{2+})、血磷(P^{3-})测定值,均可增加。血尿酸测定,可增加。

24. 淋巴瘤

外周血红细胞及血红蛋白值可降低,白细胞可正常或升高;血沉可加快。免疫球蛋白(Ig)测定,IgG、IgA 值可升高,IgM 值常减少。蛋白电泳测定,γ-球蛋白(γ-G)比值可降低,$α_2$-球蛋白($α_2$-G)比值可增加。

25. 儿童非霍奇金淋巴肉瘤(NHL)

大多数 NHL 患儿的染色体核型有异常,通常在 14 号染色体长臂($14q^+$)上,分化差的淋巴细胞性淋巴瘤较软组织性淋巴瘤更常见。骨髓象检测,以了解有无骨髓 NHL 转移。脑脊液(CSF)检测,以了解有无 NHL 脑转移。胸、腹腔穿刺液检测,以了解有无 NHL 胸、腹腔转移。

26. 儿童神经母细胞瘤(NB)

外周血血红蛋白降低,可出现贫血,骨髓转移时贫血加重。骨髓转移时,可见肿瘤细胞形态多变,且集结成特殊的菊花形团样排列,可与其他骨髓转移的肿瘤相鉴别。约 90%患儿,尿香草杏仁酸(VMA)增加。神经元特异性烯醇化酶(NSE)测定值增高,有确定诊断价值。

27. 小儿视网膜母细胞瘤

房水乳酸脱氢酶(LDH)增高,当房水中 LDH 浓度与血清中浓度比大于 1.5 时,有协助诊断意义。尿中香草杏仁酸(VMA)和高香草酸(HVA)均增高,有协助诊断价值。

28. 恶性组织细胞病(MH)

(1)外周血检测:全血细胞减少,常为本病的突出表现之一。早期即有贫血,多为中度血红蛋白降低;合并脾亢时,可引起溶血性贫血。早期白细胞计数正常或增高,但中、晚期时显著降低,有的可降到$(1\sim2)\times10^9$/升;白细胞中,中性粒细胞减少,淋巴细胞比例增高,可出现少数中幼和晚幼粒细胞。血小板计数多数减少。外周血涂片中,可见异形组织细胞和不典型单核细胞;当大量异形组织细胞在外周血中出现,白细胞可升至数万,即称为白血性恶性组织细胞病。

(2)多数患者,骨髓象显示增生或增生活跃,尤其在疾病晚期,患者骨髓象中可找到一定数量的异常组织细胞。此类细胞可分成以下七种:即多核巨组织细胞、异形组织细胞、吞噬型组织细胞、有丝分裂组织细胞、单核样组织细胞、淋巴样组织细胞、浆细胞样组织细胞,其中以前两种有诊断意义。

(3)淋巴结穿刺涂片,显示正常的淋巴细胞减少,可见异常组织细胞;淋巴结活检,可见正常淋巴结构消失,淋巴细胞减少、消失,而被异常的组织细胞所代替。

(4)恶组细胞的酸性磷酸酶染色,呈弥漫性中度阳性至强阳性

（卅～＋＋＋＋），为粗颗粒样或弥漫分布；非特异性酯酶染色为阳性，而过氧化酶、苏丹黑、碱性磷酸酶染色和 β-葡萄糖醛酸酯酶染色均为阴性；粒细胞碱性磷酸酶染色，恶组病例显著降低，与慢性粒细胞白血病相似。

（5）本病患者可出现多种形式的染色体异常，较为特异性的染色体变化为 17P+。

（6）多数患者的血清乳酸脱氢酶（LDH）增高，碱性磷酸酶（ALP）明显升高，血清铁蛋白含量增高。

（7）白蛋白（A）低于正常值，蛋白电泳显示 α_1、α_2、β 和小球蛋白升高。

29. 急性非淋巴细胞性白血病

外周血红细胞及血红蛋白不同程度降低，且随着病情进展而加重；血小板常减少，重者可＜20×10^9/升；白细胞增高，多数在（20～50）$\times 10^9$/升，但约有半数病例白细胞正常或低于正常。血涂片中，原始细胞及早幼细胞比例较高：其中红白血病（M_6）尚可见到较多的有核红细胞，而急性巨核细胞白血病（M_7）可出现小巨核细胞和巨核细胞碎片。

（2）骨髓象有核细胞增生明显或极度活跃，也有少数增生低下的；原始细胞或幼稚细胞＞50％，或原始细胞＞30％；骨髓系中，可见奥尔（Auer）小体；除红白血病（M_6）、急性巨核细胞白血病（M_7）外，红系和巨核细胞受到抑制。红白血病红系有核细胞＞50％，且伴有形态异常，如巨幼变、双核、多核、核碎裂等，粒细胞或单核细胞的早期细胞也增多。急性巨核细胞白血病，可见大量原始巨核细胞，呈高度多形性，细胞大小差别很大，小者如淋巴细胞。

（3）急性粒细胞白血病未分化型（M_1 型）骨髓象，原粒细胞占90％以上；原粒细胞不含有嗜苯胺蓝颗粒（Ⅰ型原粒细胞）或仅含很少嗜苯胺蓝颗粒（Ⅱ型原粒细胞，一般＜10％），早幼粒及其以下各阶段的粒细胞≤10％；过氧化物酶（POX）或苏丹黑（SB）染色阳性细胞＞3％。

（4）急性粒细胞白血病部分分化型（M_2 型）骨髓象，其中又分为两个亚型，即 M_{2a} 及 M_{2b} 型。M_{2a} 型骨髓中，原粒细胞（Ⅰ＋Ⅱ型）为 30％～90％，单核细胞＜20％，早幼粒细胞以下各阶段细胞＞10％；M_{2b} 型的骨髓中，除原始及早幼粒细胞增多外，以异常中性中幼粒细胞增生为主，其胞核有核仁，有明显的核浆发育不平衡，此类细胞＞30％。

（5）急性早幼粒细胞白血病（M_3 型）骨髓象，异常早幼粒细胞＞30％，其胞核大小不等，胞质中有大小不等的颗粒，Auer 小体多见。

（6）急性粒细胞白血病（M_4 型）骨髓象，可分为四个亚型，即 M_{4a}、M_{4b}、M_{4c}、$M_4 E_o$。M_{4a} 以原始如早幼粒细胞增生为主，原、幼单和单核细胞＞20％；M_{4b} 以原始和幼单核细胞为主，原始和早幼粒细胞＞20％；M_{4c} 的骨髓象中，既具粒细胞系，又具单核细胞系形态特征的细胞＞30％；$M_4 E_o$，除上述特点外，其嗜酸颗粒大而圆、着色较深的嗜酸粒细胞占 5％～30％。

（7）急性单核细胞白血病（M_5 型）骨髓象，分为两种亚型，即 M_{5a} 及 M_{5b}。M_{5a} 为未分化型，骨髓中原始单核细胞≥80％；M_{5b} 为部分分化型，原始和幼稚单核细胞＞30％而＜80％。

30. 急性淋巴细胞白血病

外周血红细胞、血红蛋白降低，血小板减少，白细胞数大多增高，可达 100×10^9/升或更高，分类中以原始和幼稚型淋巴细胞为主。骨髓象中，有核细胞增生明显或极度活跃，少数可呈增生低下，以原始淋巴细胞为主，并有部分幼稚淋巴细胞。

31. 慢性粒细胞白血病

外周血白细胞总数常在 50×10^9/升以上，血涂片中以中、晚幼及杆状核粒细胞为主，原粒细胞及早幼粒细胞常＜10％；分类中，嗜碱性粒细胞和嗜酸性粒细胞比例较高；早期血小板常增多，晚期红细胞及血红蛋白可降低。骨髓象中，有核细胞增生明显活跃或极度活跃，粒细胞系与红细胞系比值可达（10～50）∶1，分类计数与血常规相似；中性粒细胞碱性磷酸酶染色为阴性，急性期可呈阳性。血尿酸(UA)及乳酸脱氢酶(LDH)值均可升高。血染色体检测,90%以上患者的 Ph1 染色体为阳性,而阴性者多为儿童和老年患者。

32. 慢性淋巴细胞白血病

外周血白细胞计数升高,多数为$(30\sim100)\times10^9$/升,以成熟小淋巴细胞为主,常占 60%～90%,可见少数幼稚淋巴细胞;晚期,红细胞及血小板值均降低。骨髓象有核细胞增生明显活跃,淋巴细胞显著增多,可占 40%以上,其中原始淋巴细胞<1%～2%。40%～50%患者可发生低丙种球蛋白血症,20%的病人可见抗人球蛋白试验阳性。50%的患者可有染色体异常。

(十三)妇产科疾病

1. 月经过多

基础体温测定,可呈双向曲线。纤维蛋白裂解产物(FDP)测定,可增高;前列腺素(PGS)系列产物测定,有助于诊断。

2. 围绝经期综合征

尿雌激素排量减少,尤以雌二醇(E_2)及雌酮(E_1)减小更为明显;尿孕二醇减少或缺如。尿促卵泡成熟激素(FSH)逐渐增高,血 FSH 及促黄体生成激素(LH)可明显高于正常值(放免法)。血催乳激素(PRL)测定,可减少。阴道涂片检测,角化细胞减少,多数为基底层及少数中层细胞。

3. 闭经

如雌激素试验为阴性,提示可能为卵巢性闭经;如雌激素、孕激素均为阴性,提示为子宫性闭经。如雌激素、促卵泡成熟激素(FSH)及黄体生成素(LH)值均降低,提示可能为垂体或下丘脑性闭经;如雌激素水平降低,而 FSH 及 LH 值均升高,提示为卵巢性闭经。如血清总三碘甲状腺原氨酸(TT_3)、总甲状腺素(TT_4)、游离三碘甲状腺原氨酸(FT_3)及游离甲状腺素(FT_4)值均升高,提示为甲亢引起的闭经;如以上各值均降低,提示可能为甲低引起的闭经。垂体兴奋试验如为阳性,提示为下丘脑性闭经。

4. 下丘脑-垂体功能失调性闭经

基础体温测定,呈单相曲线。血促卵泡成熟激素(FSH)、促黄体生成激素(LH)值均偏低,LH/ESH 比值<1。垂体兴奋试验,一般呈阳性反应。

5. 慢性淋巴细胞性甲状腺炎

甲状腺微粒体抗体、球蛋白抗体测定,均可明显增高;过氧化物酶抗体测定,95%可为阳性。过氯盐酸排泌试验,可为阳性。本病早期,三碘甲状腺原氨酸(T_3)、甲状腺素(T_4),均可在正常范围内;本病晚期,T_3、T_4 值均下降,而促甲状腺素(TSH)则增高。甲状腺穿刺活检,镜下可见淋巴细胞浆细胞浸润。

6. 特发性水肿

血、尿常规正常,可排除心、肝、肾等病变;甲状腺、肾上腺皮质、垂体前叶功能均为正常,可排除有关内分泌系统疾病;口服葡萄糖耐量及同步胰岛素试验正常,可排除糖尿病或高胰岛素血症。立、卧位水试验:正常人卧位时尿量≥1 000 毫升,立位时尿量≥800 毫升。本病患者,卧位时尿量与正常人相似,但可能有排尿的延迟改变,即患者卧位初期尿量较少,2~3 小时后尿量增加;患者站立位时,尿量≥800 毫升为轻度,500~1 000 毫升为中度,<500毫升为重度。

7. 急性乳腺炎

外周血白细胞计数及中性粒细胞百分数均增高,有核左移表现。乳房局部穿刺液检测,可为脓液,以脓细胞为主;如培养出致病菌,可明确诊断。

8. 盆腔结缔组织炎

外周白细胞计数及中性粒细胞百分比,均可增加。血沉测定可加快。

9. 盆腔炎(BID)

外周血白细胞计数及中性粒细胞百分数均可增高。宫颈分泌液聚合酶链反应(PCR)检测,可为阳性。宫颈分泌物测定,可见大量中性粒细胞。子宫直肠陷窝直接穿刺液培养,厌氧菌可为阳性。

10. 功能失调性子宫出血

无排卵性功血,基础体温呈单相型;黄体期出血,基础体温呈双相型,高温相往往短于 11 天。排卵期出血,雌激素水平低下;黄体期出血,雌、孕激素水平均低下。宫颈黏液检测,如经前出现半齿状结晶,提示为无排卵性出血。阴道脱落细胞涂片检测,一般表现为中、高度雌激素影响的细胞等改变。子宫内膜活检,可见增生期变化或增生过长,无分泌期出现。

11. 子宫内膜异位症

抗子宫内膜抗体(AEM Ab)测定,可为阳性。癌抗原 125 (CA125)单克隆抗体,阳性检出率为 $60\% \sim 90\%$,如同时检出抗子宫内膜抗体,则诊断价值更大。

12. 多囊卵巢综合征

基础体温曲线,一般呈持续单相。阴道脱落细胞涂片检测,成熟指数、伊红指数和宫颈评分(Lnsler),均显示无周期性变化。血促黄体生成激素(LH)增高,LH/促卵泡成熟激素(FSH)比值>3,有诊断意义。雌酮(E_1)/雌二醇(E_2)比值>1,有诊断价值。

13. 外阴瘙痒

如尿糖(GLU)阳性,提示为糖尿病性瘙痒。阴道分泌物涂片检测,如找到真菌或滴虫,提示为真菌性或滴虫性瘙痒。

14. 阴道炎

阴道分泌物涂片检测,如革兰阴性菌明显增多,还可见线索细胞,提示为细菌性阴道炎。阴道分泌物涂片检测,如可见圆形、芽生、有假菌丝的酵母细胞,或培养出念珠菌,芽管形成试验为阳性,均可提示为真菌性阴道炎。阴道分泌物涂片检测,如找到滴虫,提示为滴虫阴道炎。

15. 阴道出血

如尿妊娠试验(β-HCG)阳性,提示为怀孕;如怀孕后阴道出血,提示为先兆流产、宫外孕、葡萄胎或绒毛膜上皮癌等。如血和尿雌二醇(E_2)及血黄体酮(P)值均升高,提示可能为功能性子宫出血。子宫颈涂片检测,如找到癌细胞,提示为宫颈癌出血。

16. 早期妊娠

如尿妊娠试验阳性,可确诊为早期妊娠。血清绒毛膜促性腺激素(β-HCG)测定,如值增高,则中期妊娠的可能性大,末次月经后 20 天即可有 β-HCG 增高。黄体酮试验,如停药后超过 7 天仍未出现阴道流血,提示可能为早期妊娠。宫颈黏液检测,黏液量小,质稠,涂片干燥后光镜下见到排列成行的椭圆体,不见半齿状结晶,则早期妊娠的可能性大。

17. 母婴血型不符

ABO 血型不合者,母亲血常为 O 型,而父亲及胎儿血为 A 型、B 型或 AB 型;Rh 血型不合者,母亲血常为 Rh 阴性,父亲及胎儿血为 Rh 阳性。ABO 血型不合者,免疫球蛋白 G(IgG)抗 A 或抗 B 抗体阳性;Rh 血型不合者,IgG 抗 D 抗体阳性。羊水穿刺液,胆红素(BIL)>1.28 微摩/升;新生儿脐血,血红蛋白<140克/升,网织红细胞(RC)>6%,有核红细胞升高介于 2%～5%之间,BIL>513 微摩/升。

18. 葡萄胎

阴道血检测,如发现水疱样物,可以确诊。血及尿中绒毛膜促性腺激素(HCG)含量较正常妊娠升高;尿稀释试验在 1：512 以上者为阳性,且停经 12 周以后仍不下降。

19. 异位妊娠

血、尿人绒毛膜促性腺激素(HCG)测定,值均可升高,是目前早期诊断本病的重要方法。血清黄体酮(P)水平偏低,<10 纳克/毫升(放免法测定),常提示异位妊娠,准确率在 90% 左右。后穹隆穿刺,常可抽出非凝固性血液,含有小凝血块;有时也可抽出脓液,涂片检测细菌为阳性。血清甲胎蛋白(AFP)升高,雌二醇(E_2)下降;糖类抗原 CA125 含量有随着 β-HCG 水平降低而升高的趋势。

20. 妊娠高血压综合征

尿蛋白(PRO)测定：轻度病人，血压升高后可出现 PRO，但量甚少；中度病人，24 小时尿中 PRO＞0.5 克；重度病人，24 小时尿中 PRO≥5 克。血红细胞、血红蛋白值降低，红细胞压积值可增高，网织红细胞轻度增高，可出现轻、中度贫血；血涂片可见棘红细胞、裂红细胞及破碎红细胞等异形红细胞；血小板降低，严重者可＜50×10^9/升。患者常有丙氨酸氨基转移酶(ALT)、天门冬氨酸氨基转移酶(AST)、胆红素(BIL)、尿素氮(BUN)、肌酐(Cr)等值升高。血清钾、氯值可降低。患者常有总胆固醇(TC)、三酰甘油(TG)、低密度脂蛋白(LDH)增高，高密度指蛋白(HDL)降低。

21. 妊娠合并尿路感染

急性肾盂肾炎时，外周血白细胞计数及中性粒细胞百分比均增高。急性肾盂肾炎、膀胱炎时，可出现血尿、尿中白细胞增高，可出现脓尿及白细胞管型。清洁中段尿培养，可为阳性；尿菌落计数＞10 万/毫升，以大肠埃希菌为主。

22. 产后出血

大量出血时，血红细胞、血红蛋白及红细胞压积值均下降；合并感染时，白细胞及中性粒细胞值均增高。合并感染时，尿白细胞＋＋～＋＋＋，红细胞＋～＋＋，尿蛋白＋～＋＋；通过尿培养，可检出相应的致病菌。宫腔分泌物培养，如找到相应的致病菌，提示为继发感染性贫血。

(十四)小儿科疾病

1. 新生儿窒息

如动脉血酸碱度(pH)≤7.25，动脉血氧分压(PaO_2)＜6.65 千帕，提示为严重缺氧。新生儿窒息，按出生后 1 分钟内的 APgar 评分；0～3 分，为重度窒息(苍白窒息)；4～7 分，为轻度窒息(发绀窒息)；如生后 1 分钟评分为 8～10 分，但在数分钟后降至 7 分以下，仍属于窒息。尿红细胞增多，尿蛋白阳性，可见颗粒管型。血清总钙(Ca^{2+})、钠(Na^{+})值,均可降低。血清丙氨酸氨基转移酶(ALT)、天门冬氨酸氨基转移酶(AST)、总胆红素(TBIC)、间接胆红素(IBIL)值均可升高,尿素氮(BUN)可增高。AST、乳酸脱氢酶(LDH)、肌酸激酶(CK)及其同工酶(CK-MB)值均可升高,有助于对心、脑受损的判断。

2. 新生儿缺氧缺血性脑病(HIE)

脑组织受损时,肌酸激酶同工酶(CK-MB)值可升高。神经元受损时,血浆神经元特异性烯醇化酶(NSE)活性可升高。做脑脊液(CSF)检测,以排除其他疾病引起的脑病。

3. 新生儿呼吸窘迫综合征(NRDS)

血气分析,酸碱度(pH)及动脉氧分压(PaO_2)值降低,二氧化碳分压($PaCO_2$)增高,HCO_3^-降低,剩余碱(BE)减少。泡沫试验,如为阴性,可考虑为本病诊断。肺成熟度判定:羊水或患儿气管吸引物中磷脂(PL)/鞘磷脂(S)比值>2,提示为肺成熟;比值为1.5～2,为可疑;比值<1.5,提示肺未成熟。

4. 胎粪吸入综合征

可出现酸中毒,表现为血液酸碱度(pH)及动脉氧分压(PaO_2)降低,二氧化碳分压($PaCO_2$)增高。严重者,红细胞增多,可出现血糖降低,也可出现总血钙(TCa^{2+})降低。血及支气管吸引物培养,找到相应细菌,以指导治疗用药。

5. 新生儿肺出血

血白细胞数,可高可低,也可正常;血红蛋白、血小板可进行性下降;红细胞数下降,细胞形态变化、破碎或皱缩。凝血酶原时间延长,血浆鱼精蛋白副凝固试验(3P)可为阳性。血气分析,多为混合性酸中毒表现。

6. 新生儿感染性肺炎

外周血白细胞数,可明显增加或减少。脐血免疫球蛋白M(IgM)>200毫克/升,或特异性IgM增高对产前感染有诊断意义。气管分泌物、咽拭子直接涂片检测,以了解病原菌类型,有助于早期诊断。血液、气管分泌物等细菌培养,有助于病原菌的明确诊断。

7. 新生儿肺透明膜病

血气分析,动脉血酸碱度(pH)、动脉血氧分压(PaO_2)值均下降,动脉血二氧化碳分压($PaCO_2$)值升高,剩余碱(BE)减小,呈混合性酸中毒时,即可做出临床诊断。胃液泡沫稳定试验,无泡沫即为阴性,可诊断为本病。

8. 新生儿巨细胞病毒感染

外周血可有血红蛋白降低,血小板减少。肝功能,可有丙氨酸氨基转移酶(ALT)、胆红素(BIL)值升高。早产儿,可有肌酸激酶(CK)及其同工酶(CK-MB)及乳酸脱氢酶(LDH)值均增高。尿标本中病毒量高,排出病毒时间长,多次培养分离可提高阳性率,特异性也强。新鲜晨尿或脑脊液涂片,如找到典型巨细胞病毒(CMV)或核内包涵体,有明确诊断价值。血清 CMV 免疫球蛋白 G(IgG)抗体持续升高 6 个月以上,是宫内感染的标志;脐血或新生儿出生后 2 周内血清中检出 CMVIgM,提示先天性 CMV 感染。

9. 先天性弓形虫感染

血清中,弓形虫免疫球蛋 G(IgG)和 M(IgM)均为阳性,提示急性弓形虫感染的可能性大。血液或体液直接涂片,如找到弓形虫,可以确诊。

10. 新生儿衣原体感染

外周血白细胞一般正常,大多数患儿嗜酸性粒细胞>400×10^9/升。眼下穹隆、下眼睑结膜分泌物刮片,如找到胞质内包涵体或衣原体原始小体,可明确诊断为衣原体感染。用结合膜标本或支气管肺泡灌洗液做细菌培养,如分离出衣原体,特异性高。如衣原体抗原检测为阳性,可确定诊断,其敏感性、特异性均超过90%。如特异性免疫球蛋白 M(IgM)抗体效价≥1:64,第二次复查特异性免疫球蛋白 G(IgG)抗体效价升高 4 倍以上。有诊断价值。

11. 先天性梅毒(CS)

外周血白细胞减少或增多,血红蛋白、红细胞值降低,血小板减少;有的患者可有溶血性贫血的表现。多数患者,可有丙氨酸氨基转移酶(ALT)、天门冬氨酸氨基转移酶(AST)、胆红素(BIL)值均升高,骨碱性磷酸酶(BAP)也可升高。取皮肤或黏膜损伤处的分泌物直接涂片,如找到梅毒螺旋体,可确定诊断。梅毒螺旋体免疫球蛋白 M(IgM)抗体阳性,对诊断先天性梅毒有较大价值,也可作为疗效判断和重复感染的诊断依据。

12. 新生儿出血症(HDN)

凝血系列中,凝血酶原时间(PT)、部分凝血活酶时间(APTT)值均延长,凝血酶时间(TT)、纤维蛋白原(Fib)为正常。外周血可有轻度贫血,血小板正常或减低。凝血因子Ⅱ、Ⅶ、Ⅸ、Ⅹ等,均有可能降低;其中活性Ⅱ因子与Ⅱ因子总比值<1 时,提示为维生素 K(VK)缺乏。如脱-γ-羧基-凝血酶原(DCP)测定为阳性,提示为 VK 缺乏。VK 缺乏时,血中 VK 显著降低,甚至降为0。血清中胆红素(BIL)可增高。脑脊液(CSF)检测,常见皱缩红细胞,蛋白含量明显升高;严重病例,糖降低,LACT 含量也可降低。

13. 新生儿硬肿症

新生儿硬肿症评分:轻度,总分为 0;中度,为 1~3 分;重度,为 4 分以上。红细胞比积(HCT)值可升高,血糖值可降低。

14. 小儿肺炎

外周血白细胞计数明显升高,中性粒细胞百分比也明显增高,提示为细菌性肺炎;白细胞降低或正常,提示为病毒性肺炎。气管分泌物培养或病毒分离,如找到致病菌或病毒,即可确定诊断。

15. 支气管肺炎

外周血白细胞(WBC)计数及中性粒细胞百分比均升高,并有核左移现象,提示可能为细菌性小叶性肺炎;WBC 正常或降低,而淋巴细胞可增高,提示可能为病毒性小叶性肺炎。中性粒细胞碱性磷酸酶(ALP)积分<60,常提示为病毒感染性支气管肺炎;如积分>200,常提示为细菌感染性支气管肺炎。采用 ELISH 法于急性期和恢复期取双份血清做免疫球蛋白 G(IgG)抗体测定,两次测定间隔为 10~14 天,如恢复期血清抗体滴度较急性期血清抗体滴度有 4 倍升高,可确定诊断。痰液病原体培养,如找到病原体,可确定诊断。

16. 小儿高血压

尿液细菌培养阳性,提示为尿路感染致血压升高;如出现血尿和蛋白尿,提示为肾脏疾病致血压升高;如出现血尿,提示可能为泌尿道肿瘤致血压升高;尿比重<1.025,表示肾浓缩功能降低。尿 17-羟类固醇(17-OH)和尿 17-酮类固醇(17-KS)值均升高,提示可能为肾上腺皮质功能亢进所致血压升高。如香草基杏仁酸(VMA)排出量显著高于正常,提示为嗜铬细胞瘤所致血压升高。肾血管性高血压,沙拉新经静脉注射后,血浆肾素活性明显增高,阳性反应率为 90%。嗜铬细胞瘤等,苯胺唑啉试验可呈阳性。

17. 小儿心肌炎

血清肌酸激酶(CK)、天门冬氨酸氨基转移酶(AST)及乳酸脱氢酶(LDH)值等,均可升高。抗心肌抗体(AMA)值,可增高。

18. 川崎病

急性、亚急性期,白细胞升高,以中性粒细胞为主,出现核左移现象;血小板,可明显升高;血红蛋白降低,可呈轻度贫血。可出现尿蛋白、红细胞、白细胞,但症状较轻。多数患者,血沉明显增快,平均每小时 70 毫米左右,最高可达 180 毫米。急性期,免疫球蛋白 M(IgM)、G(IgG)及免疫复合物(CIC)值均可升高,50%~70%患者病后 1 周可检出,3~4 周达高峰;T 抑制细胞(TS)绝对计数明显减少,活化的 T 辅助细胞(TH)数增多,TH/TS 比值增高。血栓烷 A_2(TXA$_2$)代谢产物 TXB$_2$ 值,可增高。

19. 新生儿黄疸

新生儿生理性黄疸,于生后 2～3 日出现,4～6 日达高峰,血清胆红素(BIL)≤205 微摩/升,而早产儿的血清 BIL≤257 微摩/升,以未结合胆红素为主;足月儿 10～14 日黄疸消退,早产儿 2～3 周黄疸消退。新生儿病理性黄疸,可在生后 24 小时内出现,黄疸程度过重,血清 BIL>205 微摩/升,早产儿>257 微摩/升,或黄疸进展过快,每日血清胆红素上升超过 85.5 微摩/升,或结合胆红素>34 微摩/升;黄疸持续时间超过 2 周,早产儿超过 3 周;黄疸消退后复发,或进行性加重。

20. 新生儿败血症

外周血白细胞计数>15×10^9/升,或于生后 3 日>20×10^9/升;出现核左移现象,杆状核粒细胞与中性粒细胞之比≥0.20。血培养可为阳性,有诊断意义;抗凝血离心后,上层白细胞革兰染色及亚甲蓝染色后,可找到细菌,具有确定诊断意义。C 反应蛋白(CRP)值增高,可高于 15 毫克/升;α_1-酸性糖蛋白(α_1-AG)、α_1-抗胰蛋白酶(α_1-AT)、结合球蛋白(AP)、正性急性时相蛋白值均可升高,而前白蛋白(PA)、转铁蛋白(TF)、负性急性时相蛋白值均可降低。

21. 婴幼儿腹泻

粪便含黏液、脓或脓血,可考虑为细菌性腹泻;根据涂片镜下见红细胞、白细胞、脂肪滴、真菌孢子等的多少,可初步确定为感染性还是非感染性腹泻,粪便细菌培养及病毒学检测,如均为阳性,可明确诊断。

22. 婴儿肝炎综合征

尿色深黄;粪便呈浅黄色,甚至呈白陶土色。丙氨酸氨基转移酶(ALT)、天门冬氨酸氨基转移酶(AST)、血清直接胆红素(DBIL)值,均增高。碱性磷酸酶(ALP)活性值可下降。

23. 小儿肝脓肿

急性期,血白细胞计数及中性粒细胞值均升高;病程长者,可出现贫血,血沉也可加快。由阿米巴引起者,粪便涂片可找到滋养体及包囊。肝穿刺液检测,如为果酱样脓液,涂片找到阿米巴滋养体,可诊断为阿米巴肝脓肿。

24. 新生儿坏死性小肠结肠炎

外周血白细胞计数、中性粒细胞均增加,出现核左移;血小板值多可降低。粪隐血试验多为阳性;粪便培养,以大肠埃希菌、克雷白杆菌等多见。血培养,大多为革兰阴性杆菌,可与粪便培养结果一致。

25. 小儿泌尿道感染

清洗中段尿沉渣白细胞(WBC)>5 个/高倍镜(HP),可确诊为脓尿;有些患者可伴有血尿。新鲜尿一滴烘干,油镜下每个视野菌数>1 个,即可确定诊断。清洁中段尿培养,如菌落计数>10^5/毫升,可诊断为泌尿道感染;如用膀胱穿刺液培养,只要有细菌生长或菌落计数>10^2/毫升,即有诊断意义。晚期,可出现血尿素氮(BUN)或血肌酐(Cr)值升高。

26. 小儿急性肾炎

感染时,血白细胞计数升高,常见轻度贫血,血沉可加快。可见肉眼或镜下血尿,也可见管型和蛋白尿。血中抗链球菌溶血素"O"(ASO)滴度可增高。急性期,血清总补体(CH_{50})及补体 C_3值,均明显下降;一些病人血中的循环免疫复合物(CIC)也可增高。咽拭子培养,β-溶血性链球菌的阳性率,为30%左右。在肾小球滤过率(GFR)下降的少尿期,血尿素氮、肌酐均可短暂轻度升高。肾活检,可见弥漫性毛细血管内增生性病变。

27. 乙型肝炎病毒相关肾炎

可出现程度不等的血尿、蛋白尿,偶见管型。可见丙氨酸氨基转移酶(ALT)值升高。乙型肝炎表面抗原(HBsAg)、乙型肝炎 e 抗原(HBeAg)、乙型肝炎核心抗体(HBcAb)多为阳性。半数患者的血清补体 C_3 可下降。肾组织活检,病理活检主要为膜型及膜增殖型;肾组织切片中,可找到乙型肝炎病毒抗原(HBVAg)。

28. 营养不良性贫血

大红细胞性贫血,平均红细胞体积(MCV)＞100 立方微米,平均红细胞血红蛋白量(MCH)＞32 皮克;重症病例,白细胞计数、血小板值均可减少,其中中性粒细胞分叶过多具有一定的诊断价值。小红细胞性贫血,红细胞小,血红蛋白低。大红细胞性贫血,骨髓显示增生象,呈典型原幼红细胞生成;小红细胞性贫血,骨髓铁减少或消失。血清维生素 B_{12} 及叶酸均低于正常,提示为大红细胞性贫血。血清铁(Fe)降低,血清总铁结合力增高,提示为小红细胞性贫血。

29. 婴儿缺铁性贫血

红细胞计数及血红蛋白(Hb)值均减少,但 Hb 减少较红细胞减少更明显;血涂片高倍镜观察,红细胞大小不均,形态不规则,中心苍白区扩大,还可见环形红细胞、靶形红细胞等异形细胞;多属低色素性贫血,平均红细胞体积(MCV)＜80 飞升(f1),平均红细胞血红蛋白量(MCH)＜27 皮克(pg),平均红细胞血红蛋白浓度(MCHC)＜31％,红细胞平均直径为 6.2～6.7 微米。血清铁蛋白(SF)＜16 微克/升,血清铁(SI)＜8.95 微摩/升,总铁结合力(TBC)＞62.5 微摩/升,运铁蛋白饱和度＜15％;红细胞内游离原卟啉(FEP)＞0.89 微摩/升,锌原卟啉(ZnPP)＞0.96 微摩/升。骨髓细胞外铁,明显减少或消失(0～＋);铁幼粒细胞百分比＜15％。血中锌、锰、氟、碘等元素减少,血浆铜和铜蓝蛋白低于正常。红细胞谷胱甘肽过氧化酶和红细胞过氧化氢酶值均减少。

30. 新生儿溶血病

外周血红细胞计数、血红蛋白值均降低,网织红细胞及有核红细胞值均增高。总胆红素(TBIL)值升高,以未结合胆红素为主。母婴 ABO 及 Rh 血型不合;母亲 O 型,婴儿 A 型或 B 型;母亲 Rh(－),婴儿 Rh(＋)。Rh 血型不合者,直接抗人球蛋白试验阳性,可以确诊。

31. 婴儿营养性巨幼红细胞性贫血

外周血红细胞及血红蛋白值均减少,以红细胞减少更明显,呈大细胞正色素性贫血,平均红细胞体积(MCV)＞91飞升;血涂片镜检,以原幼红细胞为主,胞质中血红蛋白充分饱和。白细胞计数减少,可见中性粒细胞分叶过多,5叶以上者＞3％;血小板减少,可见巨型血小板。骨髓象中,红细胞系统显著增生,体积增大,核染色质疏松分散,呈"核幼浆老"现象;粒系,可见晚幼及杆状粒细胞也有巨幼变;巨核细胞减少,有巨幼变及分叶过多。血清维生素 B_{12}、叶酸含量均减少,血清间接胆红素(IBIL)常偏高。

32. 先天性纯红细胞再生障碍性贫血(DBA)

外周血血红蛋白(Hb)、红细胞计数值均减小,贫血呈巨幼细胞性;平均红细胞体积(MCV)＞95飞升,网织红细胞明显减少;胎儿 Hb 高于正常(5％～25％)。骨髓象中,幼红细胞明显减少,粒/红比值明显增大。红细胞腺苷脱氢酶(ADA)活力,明显增高,骨髓培养,大多数病例红系干细胞培养数目低于正常。

33. 婴幼儿特发性血小板减少性紫癜(ITP)

外周血血小板计数减少。急性期,70％患者的血小板相关抗体测定为阳性;慢性期,该测定90％为阳性。骨髓象,巨核细胞系列增生,伴成熟障碍。

34. 遗传性球形红细胞增多症(HS)

外周血红细胞和血红蛋白值均减少,可呈轻、中度或重度贫血;网织红细胞增高,为 5％～20％;血涂片,红细胞呈小球形,数量多数在 10％以上。红细胞自溶试验,48 小时后,溶血度达 10％～50％,正常为 5％。红细胞渗透脆性试验,本病多于 0.50％～0.75％开始溶血,0.40％完全溶血,脆性明显增加,为诊断本病的主要指标。酸化甘油溶血试验(AGLT50),如为阳性(50 秒以内),为诊断本病的敏感方法。

35. 红细胞葡萄糖-6-磷酸脱氢酶缺乏

(1)葡萄糖-6-磷酸脱氢酶(G-6-PD)测定,活性显著降低(为正常的 10%～60%),为本病的主要诊断依据。蚕豆病,此活性常在正常水平的 10%以下。溶血高峰期及恢复期,此酶活性多正常。

(2)血浆游离血红蛋白测定,是最可靠和直接的证据。急性溶血时,此值可高达 1 000 毫克/升以上。

(3)血浆高铁血红蛋白还原试验(MHb-RT),本病 MHb-RT 一般为 31%～74%,严重缺乏者常<30%。

(4)外周血血红蛋白及红细胞值均降低,呈正细胞正色素性贫血,多数病例可见球形、口形红细胞或红细胞碎片,可见幼红细胞;多数白细胞、血小板增高,网织红细胞值也增高。

(5)尿含铁血黄素试验(Rous test),如为阳性,主要见于慢性血管内溶血。

(6)尿中无红细胞,但尿潜血(BLD)阳性,尿蛋白(PRO)阳性。

(7)急性发作时,血清结合珠蛋白显著降低或消失。

(8)荧光斑点试验,荧光出现延迟或无荧光,该试验简单且特异性较高。

(9)由于 NADPH 的含量明显降低,G-6-PD 显著缺乏,硝基四氮唑蓝试验呈红色。

(10)半数患者,大于 5%的红细胞内有海因小体(Heinz body),具有诊断意义。

(11)血清直接胆红素(DBIL),间接胆红素(IBIL)值均增高,但以 IBIL 增高为主。

(12)骨髓象增生活跃或明显活跃,尤以红系增生为主,粒:红<1。

36. 红细胞无氧糖酵解酶缺陷所致的溶血性疾病

红细胞中相关酶类检测,是诊断该病的重要依据。丙酮酸激酶(PK)缺乏者,红细胞 PK 活性低于正常 50%以下者,具有诊断意义;己糖激酶(HK)缺乏者,红细胞 HK 活性降低,有的病人白细胞及血小板 HK 活性也降低;磷酸果糖激酶(PFK)缺乏者,红细胞 PFK 活性也可下降至正常的一半以上;醛缩酶(ALD)缺乏者,红细胞 ALD 活性降低;葡萄糖磷酸异构酶(GPI)缺乏者,红细胞、白细胞和血小板 GPI 活性均降低;丙糖磷酸异构酶(TPI)缺乏者,红细胞和白细胞 TPI 活性降低。红细胞自体溶血试验,多数患者为阳性;PK 缺乏者,孵育前加入葡萄糖,不能纠正溶血,但加入三磷腺苷(ATP)可以纠正。患者贫血程度不一,PK 缺乏者,贫血与酶缺乏程度不相平行;红细胞轻度大小不均,可见靶形、棘状、固缩和有核红细胞等;网织红细胞,增多;白细胞、血小板,正常。

37. 镰状细胞贫血

血涂片中,可见多量镰状红细胞和靶形红细胞,可有粒细胞增多及核左移现象;网织红细胞(RC)值,可增高。血红蛋白电泳,可检出大量 HbS,达到 35%(杂合子)或 80%(纯合子)。肾损害时,有尿红细胞增多,尿潜血(BLD)阳性,持续性尿蛋白(PRO)阳性。红细胞镰变试验,可为阳性,有确定诊断意义。肽链分析或基因分析发现,β 珠蛋白链第六位谷氨酸被缬氨酸替代,是最可靠的诊断依据。肾脏损害时,血清尿素氮(BUN)、肌酐(Cr)、尿酸(UA)、胱抑素 C(CysC)值,均可升高。

38. 不稳定血红蛋白病(UHb)

血红蛋白降低,贫血程度不一,呈正细胞正色素性贫血;红细胞大小不均,可见异形、球形、靶形、嗜多色性和嗜碱性点彩红细胞;网织红细胞增高,与贫血程度成正比。红细胞内,海因小体(Heinz body)增多。自身溶血试验,溶血增加,加入葡萄糖后,溶色部分可被纠正。异丙醇试验阳性,是诊断 UHb 简便敏感的方法,具有一定的特异性。热变性试验阳性,是诊断 UHb 的敏感方法,特异性较高。红细胞渗透脆性试验,红细胞脆性正常或轻度升高,但在 37℃孵育 24～48 小时,脆性明显增高。血红蛋白稳定试验,多为阳性。

39. 血红蛋白 E 病

血红蛋白 E(HbE)纯合子,可有轻度贫血,呈小细胞低色素性贫血,靶形红细胞可达 25%～75%;感染时,白细胞增高,贫血加重。血红蛋白电泳,HbE 高达 90% 以上。异丙醇试验,多为阳性。热变性试验,轻度阳性。肽链分析或基因分析,发现 β 珠蛋白链第 26 位谷氨酸被赖氨酸替代,是最可靠的诊断依据。

40. 儿童急性感染性多发性神经根炎

脑脊液(CSF)检测,大多数患者 CSF 显示蛋白细胞分离现象,即 CSF 细胞均正常,而蛋白质在早期正常,1～2 周后则增高,2～3 周时达高峰,至 4 周时又逐步下降;糖含量正常,细菌培养阴性。肌酸激酶(CK)值,可轻度升高。肌电图检测,显示失神经表现,神经传导速度可减慢,以运动神经传导速度下降更明显。

41. 瑞氏综合征

外周血白细胞计数及中性粒细胞百分比均增高;血小板数可减少。出血时间(BT)、凝血时间(CT)及凝血酶原时间(PT)测定值,均延长。血总胆红素(TBIL)可略升高,血氨可升高;早期,丙氨酸氨基转移酶(ALT)、天门冬氨酸氨基转移酶(AST)、乳酸脱氢酶(LDH)及肌酸磷酸激酶(CPK)等测值,均明显升高。血糖降低,血钠偏低。

42. 特发性真性性早熟

血中促卵泡成熟激素(FSH)、促黄体生成激素(CH)及雌二醇(E_2)值均显著升高,提示为女性特发性真性性早熟;如血中睾酮(T)显著升高,提示为男性特发性真性性早熟。如尿 FSH、CH 及 E_2 显著升高,提示为女性特发性真性性早熟;尿 T 明显升高,提示为男性特发性真性性早熟。

43. 呆小病

血清甲状腺激素(T_4)值,下降;血清三碘甲状腺原氨酸(T_3)值,早期在正常范围,而久病和严重者则下降;血清促甲状腺素(TSH)升高,可＞20 毫单位/升。甲状腺[131]I 吸收率测定,其值在

20%以下。

44. 先天性甲状腺功能减低症(CH)

血清游离三碘甲状腺原氨酸(FT_3)值正常或降低,血清游离甲状腺素(FT_4)值降低,血清促甲状腺激素(TSH)多升高。促甲状腺素释放激素(TRH)刺激后,未出现高峰,提示为垂体病变;如峰值出现时间延长,下丘脑病变可能性大。

45. 甲状旁腺功能减低

血钙(Ca^{2+})、血镁(Mg^{2+})值均下降,而血磷(P^{3-})值升高。假性甲状旁腺减低者,血甲状旁腺激素(PTH)值可增高。血碱性磷酸酶(ALP)值,可正常或减低。甲状旁腺激素(PTH)激发试验,正常人注射后增加1倍,甲状旁腺减低者增加10倍(磷增加4~6倍),假性甲状旁腺减低者增加极少或不增加。

46. 生长激素缺乏症(GHD)

药物刺激生长激素(GH)释放试验:用可乐定和精氨酸试验,GH峰值<5纳克/毫升,为GH完全缺乏;如峰值>5纳克/毫升,但<10纳克/毫升,为GH部分缺乏;有一个峰值≥10纳克/毫升,即为GH不缺乏。

47. 先天性肾上腺皮质增生症

尿17-羟皮质类固醇(17-KS)测定,可明显升高,它是反映肾上腺皮质分泌雄激素的重要指标,对本病的诊断价值优于17-酮类固醇(17-OHCS)。17-羟孕酮(17-OHP)基础值升高,是21-羟化醇缺乏的特异性指标,不仅对本病有诊断价值,还可作为用药剂量和疗效评估的依据。血钾(K^+)可降低,二氧化碳结合力(CO_2CP)常可增高;失盐型本病患者,可有血钾(K^+)增高,血钠(Na^+)降低。

48. 小儿糖尿病

尿糖呈阳性反应,可"+"~"++++";酸中毒时,尿酮体(KET)可为阳性,可以"+"~"+++"。空腹血糖>6.6毫摩/升,随机血糖>11.1毫摩/升。疑酸中毒者,可行血电解质及血气分析。

49. 新生儿低血糖

出生后 24 小时内血糖(GLU)＜2.2 毫摩/升，24 小时后血 GLU＜2.2～2.8 毫摩/升者，可诊断为低血糖症；高危儿，应在生后 4 小时内反复监测血 GLU，以后每隔 4 小时复查一次，直至血 GLU 浓度稳定。孕母高血糖时，新生儿离开高血糖环境后，如不及时补充糖，容易发生低血糖。

50. 小儿肥胖症

血总胆固醇(TC)、三酰甘油(TG)、β-脂蛋白(β-LD)值，正常或偏高。血胰岛素测定，多数增高。尿 17-酮类固醇、17-羟皮质类固醇值，正常或偏高。血瘦因子(Leptin)测定，可降低。

51. 先天性胸腺发育不全

血淋巴细胞计数，大多正常或轻度减少，T 细胞减少。细胞免疫功能可低下。血钙(Ca^{2+})降低，血磷(P^{3-})升高。

52. 慢性肉芽肿病

外周血白细胞计数增高，血红蛋白降低。血抗体测定，可出现高抗体血症。硝基四唑氮蓝试验，阳性细胞＜1%，为主要的确诊方法。

53. 幼年类风湿关节炎

外周血白细胞计数增多，可＞$90×10^9$/升；血小板增多，血红蛋白降低；血沉值可加快。在大年龄的女孩中，类风湿因子(RF)多为阳性。血清 C 反应蛋白为阳性，抗核抗体(ANA)也为阳性；免疫球蛋白(IgA、IgG、IgM)值，均可增高。

54. 儿童系统性红斑狼疮(SLE)

外周血白细胞计数＜$4×10^9$/升，血小板＜$100×10^4$/升，可出现溶血性贫血。可出现蛋白尿、血尿和管型尿等。抗平滑肌抗体(ASMA)为阳性，活化第三补体成分降低，抗 ds-DNA 为阳性，IF-ANA 为阳性。皮肤狼疮带试验，非病损部位(＋)，肾活检(＋)。

55. 儿童混合性结缔组织病(MCTD)

外周血白细胞、血小板、血红蛋白值，均降低。肾脏受累后，可有血尿和蛋白尿。类风湿因子测定,可为阳性。血清补体正常或减低,IF·ANA>1∶1 000,ENA 抗体滴度增高,RNP 为"+++"。

56. 戈谢病

骨髓涂片瑞氏染色,如找到戈谢细胞,可以确诊。血白细胞、血小板中,葡萄糖脑苷脂酶的活性降低,为正常人的 $1/3\sim1/2$。血清碱性磷酸酶(ALP)测定,如增高可确诊。血清铁蛋白测定,可增高。凝血因子 Ⅴ、Ⅶ、Ⅸ、Ⅹ、Ⅺ 值减少,尤其 Ⅸ 因子减少最为常见。

57. 尼曼-匹克病

脾功能亢进时,白细胞、红细胞、血小板值,均减少;单核细胞和淋巴细胞显示特征性空泡,这些空泡在电镜下为充满类脂的溶酶体,具有诊断价值。骨髓涂片检查,含有典型的尼曼-匹克细胞(泡沫细胞),用位相显微镜检测未染色标本,可发现细胞胞质内呈小泡状,不同于戈谢细胞。尿神经鞘磷酶测值,可明显增加。总血脂及胆固醇(TC)值,均可升高。肝、脾、淋巴结活检,可见成堆、成片或弥漫性泡沫细胞浸润。

58. 苯丙酮尿症

尿三氯化铁试验,呈绿色反应为阳性,说明尿中存在苯丙酮酸;尿 2,4-二硝基苯肼试验,尿呈黄色或有黄色沉淀为阳性,说明尿中有苯丙酮酸存在。血浆苯丙酮酸(PPA)浓度增高,可达 $0.36\sim4.88$ 毫摩/升,有确定诊断意义(正常为 $0.061\sim0.18$ 毫摩/升)。苯丙氨酸(Phe)耐量试验,血浆苯丙酮酸浓度可增高,可检出无症状的杂合子携带者。四氢生物嘌呤负荷试验,典型的苯丙酮尿症,则血浆苯丙氨酸浓度不下降。

59. 半乳糖血症

血中半乳糖含量升高,尿半乳糖可为阳性。红细胞半乳糖-1-磷酸转尿苷酰酶活力测定,<8 单位/克血红蛋白,其活性降低或完全缺如有诊断价值。红细胞中半乳糖-1-磷酸含量测定,含量可升高,在患儿压积红细胞中含量可>30 毫克/升。

60. 果糖不耐受症

尿糖试验纸片呈阳性,葡萄糖氧化酶试纸发现有还原糖,尿液纸层析可确诊为果糖。果糖 1,6-二磷酸酶缺乏症患儿,空腹 12～16 小时后血糖降低,给予胰高血糖素不能恢复,并出现乳酸性酸中毒。限制果糖饮食数周后,给果糖(儿童 3 克/米^2),果糖 1,6-二磷酸酶缺乏症患儿,显示血葡萄糖及血磷急速下降,同时果糖、脂肪酸及乳酸等上升。肝和小肠活检,如果糖代谢酶缺乏,可以确诊。

61. 糖原累积病

清晨空腹血糖,可降至 2.24～2.36 毫摩/升。血内糖原含量,可增高至 2.67～4.76 毫摩/升。Ⅰ型糖原累积病患儿,血脂酸、血尿酸(UA)值,均可升高。糖代谢功能试验:肾上腺素试验,在注射肾上腺素 60 分钟后,O、Ⅰ、Ⅲ、Ⅸ型患者,血糖值均不升高;胰高糖素试验,O、Ⅰ、Ⅲ、Ⅸ型血糖反应低平,餐后 1～2 小时重复此试验,O、Ⅲ型血糖可转为正常;果糖和半乳糖变为葡萄糖试验,Ⅰ型患者在负荷果糖或半乳糖后,不能使葡萄糖升高,但乳酸明显上升;糖耐量试验,可呈典型的糖尿病特征性表现。

62. 黏多糖病

血中白细胞、淋巴细胞及骨髓细胞中,可见含黏多糖的异染颗粒(又称 Reilly 颗粒),有诊断意义。尿中酸性黏多糖定性或定量测定,可发现尿中排出大量酸性黏多糖,有助于诊断。对Ⅱ型黏多糖病进行胎儿性染色体分析,以判断性别(男性发病),有助于终止妊娠的选择。

63. 21 三体综合征

染色体可有三种核型,即 21 三体型、易位型及嵌合型。典型核型为 47,XY(XX),+21。细胞中过氧化物歧化酶(SOD)-Ⅰ型活性值,可增高。中性粒细胞内碱性磷酸酶(ALP)活性值,可增加。血红蛋白 F 及 A2 测定,均可升高。

64. 先天性低丙种球蛋白血症

血清免疫球蛋白(Ig)含量极低,总 Ig<2 克/升,IgG<1 克/

升,IgA、IgM 很少而难以测出。同族凝集素滴度测定,明显降低或缺如。锡克反应测定,可为阳性。直肠黏膜活检,缺乏浆细胞。

65. 高免疫球蛋白 M 综合征

血清免疫球蛋白 M(IgM)增高,而免疫球蛋白 IgG、IgA、IgE 值,均明显降低或缺如。外周血中性粒细胞值可减少。细胞免疫功能一般正常,T 细胞 CD40 表达缺陷。

66. 瑞士型无丙种球蛋白血症

外周血中性粒细胞正常,或偶有成熟异常;淋巴细胞计数<2×10^9/升;T 细胞总数及各亚群均减少,但有的患儿 T 细胞总数可不低,但多为分化低的未成熟型细胞。细胞和体液免疫功能测定,均可低下。免疫球蛋白水平均低于正常。骨髓象中,缺少浆细胞、淋巴细胞及淋巴母细胞。淋巴结活检,显示缺乏生发中心。

67. 伴有异常抗体合成的细胞免疫缺陷病

淋巴细胞计数<2×10^9/升。细胞免疫功能测定可为低下。血清免疫球蛋白测定,各种免疫球蛋白均可异常增高。同族凝集素测定可为阳性,但对各种抗原刺激产生抗体的功能低下或缺如。

68. 伴血小板减少或湿疹的免疫缺陷病

血小板减小,嗜酸性粒细胞增高,淋巴细胞(主要是 T 细胞)减少。淋巴细胞转化率测定为低下。血清免疫球蛋白 IgA、IgE 值均升高,IgM 值降低。同族凝集素测定为缺乏,对多数抗原不能产生抗体。迟发型皮肤试验,反应减弱或无反应。

69. 伴有共济失调、毛细血管扩张的免疫缺陷病(AT)

主要是免疫球蛋白 A(IgA)低下,对细菌及病毒的特异抗体缺乏,可发现自身抗体。外周血淋巴细胞计数降低,淋巴细胞转化率也降低,迟发型超敏反应皮肤试验减弱或阴性。肝功能可异常,甲胎蛋白(AFP)水平可增高。尿 17-酮类固醇(17-KS)减少,促卵泡成熟激素(FSH)排出增加。

70. 营养不良

外周血红细胞计数及血红蛋白(Hb)值,均可稍降低。血清总蛋白、白蛋白(A)值均降低,非必需氨基酸比率增高。血浆淀粉酶(AMY)、脂肪酶(CPS)、胆碱酯酶(ChE)活性值,均降低。血糖偏低,胆固醇含量也降低。免疫球蛋白降低,细胞免疫功能低下。

71. 儿童维生素 A 缺乏症

血浆维生素 A 测定,可降低。正常 6 个月以内＞6.76 微摩/升,6 个月以上＞1.15 微摩/升。血浆视黄醇结合蛋白(RBP)测定值降低,正常儿童为 23.1 毫克/升。尿液上皮细胞测定,＞3 个/立方毫米,除外尿路感染,即可确诊。

72. 儿童维生素 B_1 缺乏症

血清维生素 B_1 含量测定,可降低。正常为(100±50)微克/升,如＜40 微克/升,提示为维生素 B_1 缺乏。维生素 B_1 负荷试验,尿中维生素 B_1＞100 微克为正常,＜50 微克可确诊为脚气病。红细胞酮基转移酶活性测定,可降低。

73. 儿童维生素 B_2 缺乏症

尿维生素 B_2(核黄素)测定,如＜30 微克/日可以确诊,正常为 110～200 微克/日。红细胞核黄素测定,＜140 微克/升即可确诊(正常人＞200 微克/升),它是判定核黄素营养状况的最佳指标。核黄素负荷试验,空腹尿中核黄素＜350 微克为缺乏。红细胞谷胱甘肽还原酶活化系数测定,如活力下降,可以确诊,它是特异性诊断方法之一。

74. 儿童维生素 B_6 缺乏症

血浆总维生素 B_6 测定,＜正常值 14.6～72.9 微克/升为缺乏,它是了解体内维生素 B_6 状况的敏感指标。色氨酸负荷试验,为阳性反应,尿中可排出大量黄尿酸。红细胞内依赖维生素 B_6 酶活性测定,如活性降低,表示维生素 B_6 缺乏。

75. 儿童维生素 B_{12} 及叶酸缺乏症

血清维生素 B_{12}＜100 毫克/毫升(正常为 150～1 000 毫克/

毫升),叶酸<3毫克/毫升(正常为5～20毫克/毫升),可诊断为本病。红细胞与血红蛋白降低,平均红细胞体积(MCV)>94微米^3,平均红细胞血红蛋白量(MCH)高于正常,平均红细胞血红蛋白浓度(MCHC)正常;血涂片上见红细胞较大,染色稍深,偶见幼红细胞。外周血白细胞计数稍低,核右移,常见分叶超过5个以上,多出现在红细胞改变以前,故对本病早期诊断有重要意义。骨髓象,增生活跃,以红细胞增生为主,巨核细胞也有分叶过多现象;各期红细胞均较大,核质疏松,显示细胞核发育落后于细胞质;可见细胞质有空泡的巨型晚幼粒细胞。

76. 婴幼儿维生素 C 缺乏症

血清维生素 C 浓度<11.4微摩/升,提示 VC 不足;<5.7微摩/升,提示为坏血病;正常人空腹血清维生素 C 浓度≥56.8～68.2微摩/升。白细胞维生素 C 含量降低,正常人应>113.6微摩/10^8白细胞,此为反映机体维生素 C 营养状况的一项极有用的指标。维生素 C 耐量试验,如维生素 C 排出量降低>88微摩/升,可排除坏血病。

77. 维生素 D 缺乏性佝偻病

血钙(Ca^{2+})正常或略低,血磷(P^{3-})<1.20毫摩/升(mmol/L),钙、磷乘积<30。血碱性磷酸酶(ALP)值升高,可高于30金氏单位。血清 1,25-$(OH)_2D_3$ 或血清 25-$(OH)_2D_3$ 值均降低,前者正常值为62～156皮摩/升(pmol/L),后者正常值为15～80纳摩/升(nmol/L)。

78. 维生素 E 缺乏症

血浆维生素 E 浓度<11.6微摩/升。外周血血红蛋白降低,网织红细胞增高,血小板也升高。过氧化氢溶血试验>20%(正常<20%),往往提示血浆维生素 E<9.6微摩/升。

79. 烟酸缺乏症

胃酸测定,为减小,甚至缺如。血浆中色氨酸含量测定,为降低。尿 N'-甲基烟酰胺和 α-吡啶酮-N'-甲基烟酰胺测定,当前者为

0.5～0.8 毫克,后者<1 毫克时,患者可出现癞皮病临床表现,而正常人上述指标的排出量均应>5 毫克。

80. 维生素 K 缺乏症

血浆中出现脱-γ-羧基凝血酶原(DCP),是维生素 K 缺乏最敏感的指标。凝血酶原时间(PT)延长,部分凝血活酶时间(APTT)也可延长。患者凝血因子Ⅹ、Ⅸ、Ⅻ,凝血酶原及活性中的一种或几种值降低。蛋白 C(PC)、蛋白 S(PS)活性值,均降低。

81. 新生儿低钙血症

发病时,如静脉推注葡萄糖酸钙,症状即可缓解,便可确诊。血清总钙(TCa^{2+})<1.75 毫摩/升,血清游离钙<0.9 毫摩/升,即可确诊。

82. 新生儿低镁血症

发病时,如补充镁盐症状缓解,即可确诊。血清镁<0.62 毫摩/升,即可确诊。

83. 锌缺乏症

尿锌(Zn)降低,正常值为(4.5 ± 1.9～7.4 ± 2.4)微摩/24 小时尿。血清率降低,正常儿童应>11.5 微摩/升。发锌测定,<100 微克/升,提示缺锌。

84. 硒缺乏症

血硒(Se)浓度<10 微克/分升,可致本病。谷胱甘肽过氧化酶(GSH-PX)活性测定,其值降低。

85. 氟缺乏症

血氟浓度测定,可降低,正常人为 0.04～0.4 微克/毫升。

86. 碘缺乏症

血清游离三碘甲状腺原氨酸(FT_3)、血清游离甲状腺素(FT_4),或三碘甲状腺原氨酸(T_3)、血清甲状腺素(T_4)值,均明显降低,而促甲状腺素增高。尿 I^{2+}<25 微克/克,是判断碘缺乏的有利证据。

三、常见英汉缩略语对照索引

AAA	芳香族氨基酸
AA	氨基酸
AA	再生障碍性贫血
AAN	α-氨基酸氮
AaDOL	肺泡动脉氧分压差
A(或 ALB)	白蛋白
A/B	白蛋白/球蛋白
A_2	雄烯二酮
AB	实际碳酸氢盐
AcA	抗心磷脂抗体
AcA	抗着丝点抗体
ACAC	乙酸乙酰
ACH	肾上腺皮质激素
AchR	乙酰胆碱受体
ACP	酸性磷酸酶
ACTH	促肾上腺皮质激素
AD	乙醇脱氢酶
ADCC	抗体食糖性细胞介导细胞毒
Addis	尿沉渣 12 小时计数
ADH	抗利尿激素
AFP	甲胎蛋白
AFU	α-岩薄糖苷酶
AG	阴离子间隙
α_1-AG	α_1-酸性蛋白

350

AGLT50	酸化甘油溶血试验
AGN	急性肾小球肾炎
AGT	抗球蛋白试验
AH	抗链球菌透明质酸酶
AHT	自身溶血试验(或酸溶血试验)
AIDS	获得性免疫缺陷综合征
ALD	醛缩酶
ALD	醛固酮
ALL	急性淋巴细胞性白血病
ALP	碱性磷酸酶
ALT	丙氨酸氨基转移酶
AMA	抗线粒体抗体
AMA	抗心肌抗体
AMBMA	抗肾小球基底膜抗体
AMI	急性心肌梗死
AMY	淀粉酶
ANA	抗核抗体
ANA	抗组蛋白抗体
ANCA	抗中性粒细胞胞浆抗体
ANCA	抗中性粒细胞抗体
ANIL	急性非淋巴细胞性白血病
APA	腺苷脱氢酶
AP	结合球蛋白
APTT	活化部分凝血酶原时间
AρoA	载体蛋白 A
AρoAI	载体蛋白 AI
AρoB	载体蛋白 B
AρoB$_{100}$	载体蛋白 B$_{100}$
aρoCⅡ	载体蛋白 CⅡ

apoCⅢ	载体蛋白 CⅢ
AρoE	载体蛋白 E
ARF	急性肾衰竭
ARG	精氨酸酶
Arg	精氨酸
ARS	芳香基硫酸脂酶
AS	强直性骨髓炎
AsAb	抗精子抗体
AsAc	精氨酸琥珀酸裂解酶
AsMA	抗平滑肌抗体
ASO	抗链球菌溶血素"O"试验
ASP	酸溶性蛋白
AST	天门冬氨酸氨基转移酶
AT	血管紧张素
AT-Ⅲ	抗凝血酶Ⅲ
α₁-AT	α₁-抗胰蛋白酶
AT∶A	抗凝血酶
AT·Ag	抗凝血酶抗原
ATM	抗甲状腺微粒体抗体
ATP	三磷腺苷
ATPO	抗甲状腺过氧化物酶抗体
ATT	阿司匹林耐量试验
B	嗜碱性粒细胞
B(或 G)	球蛋白
BA	血氨
BACT	细菌
BAO	基础胃酸排泄量
BAT	布氏杆菌凝集试验

BB	缓冲液
BBS	巴比妥缓冲液
BCAA	支链氨基酸
BD	碱缺乏
BE	碱剩余
BEC-Ab	抗胆管上皮细胞抗体
BEI	丁醇提取物
BF	B因子
BGP	骨钙素
BID	盆腔炎
BIL	胆红素
BJP	本周蛋白试验
BLD	潜血试验
BMI	体重指数
BMR	基础代谢率
BNP	脑钠肽
BSP	磺溴肽钠试验
BT	出血时间
BU	全血黏度
BUN	血尿素氮
BV	细菌性阴道炎
C_1	补体成分 C_1
C_2	补体成分 C_2
C_3	补体成分 C_3
C_4	补体成分 C_4
C_5	补体成分 C_5
C_6	补体成分 C_6
C_7	补体成分 C_7

C_8	补体成分 C_8
C_9	补体成分 C_9
C_q	补体成分 C_q
ⅣC	Ⅳ型胶原
CA	胆酸
CA	癌
CA125	糖类抗原 125
CA153	糖类抗原 153
CA72-4	糖类抗原 72-4
CA72	糖类抗原 72
CA19-9	糖类抗原 19-9
CA242	糖类抗原 242
CA50	糖类抗原 50
Ca	钙
Ca^{2+}	钙离子
CANCA	胞质型抗中性粒细胞
β-Car	β-胡萝卜素
CB	结合胆红素
CBC	皮质醇结合球蛋白
CCA	结肠癌细胞相关抗原
CCA	血清结合胆酸
CCK	胆囊收缩素-胰酶泌素
CCK	血清胆囊收缩素
CCr	内生肌酐清除率
Cd^{2+}	镉离子
CEA	癌胚抗原
CER	铜蓝蛋白
CG	甘氨胆酸
CGN	慢性肾小球肾炎

CH	胆固醇
CH	脑出血
CH$_{50}$	总补体溶血活性
CHE(或 ChE)	胆碱酯酶
CH	先天性甲状腺功能减退症
CHT	冷热溶血试验
C I	I型胶原
CI	脑梗死
CIC	循环免疫复合物
CK	肌酸激酶
CK-MB	肌酸激酶同 2 酶
Cl	氯
Cl$^-$	氯离子
CM	乳糜微粒
CMV	巨细胞病毒
CO$_2$CP	二氧化碳结合力
Coombs 试验	抗人体球蛋白试验
CPK	肌酸磷酸激酶
CRT	血块退缩试验
Cr	肌酐
Cr	铬
Cre	尿肌酐
CRH	促肾上腺皮质激素释放激素
CRP	C 反应蛋白
β-CROSS	β-胶原降解产物
CSF	集落刺激因素
CSF	脑脊液
CSR	皮质醇分泌率
CSS	嗜酸性肉芽肿性血管炎

CT（或 PCT）	降钙素
cTn	心肌肌钙蛋白
CT	凝血时间
Cu	铜
Cyf_{21-1}	细胞角质蛋白片断

DA	多巴胺
DBA	先天性纯红细胞再生障碍性贫血
DBIL	直接胆红素
DC	分类计数
DCA	鹅去氧胆酸
DCP	脱-γ-羧基凝血酶原
DCP	脱羧-凝血酶原
D-D	D-二聚体
Dex-ST	地塞米松抑制试验
DHEA	脱氢表雄酮
DIC	弥散性血管内凝血
DNA	脱氧核糖核酸
11-DOC	11-脱氧皮质醇
ds-DNA	抗双链脱氧核糖核酸抗体
DV	十二指肠溃疡

E	肾上腺素
E	嗜酸性粒细胞
E_1	血雌酮
E_2	雌二醇
E_3	雌三醇
E_4	雌四醇
EA-RF	玫瑰花环形成试验

EBVA	抗核蛋白
EC	上皮细胞
EDTA	二乙胺四乙酸
EG	肠高血糖素
EIA	酶免疫测定法
ELP	优球蛋白溶解时间
EMAb	抗子宫内膜抗体
ENA	可提取核抗原
(E)OFT	(红细胞)渗透脆性试验
EPO	红细胞生成素
E-RFT	E-玫瑰花结形成试验
ESR	血沉
FA	叶酸
FA	果糖胺
FABP	脂肪酸结合蛋白
FC	游离型胆固醇
FCOHb(a)	动脉碳酸血红蛋白分数
F-Ⅱ-C	因子Ⅱ促凝活性
F-Ⅶ-C	因子Ⅶ促凝活性
F-Ⅷ-C	因子Ⅷ促凝活性
F-Ⅸ-C	因子Ⅸ促凝活性
F-Ⅹ-C	因子Ⅹ促凝活性
FDA	纤维蛋白肽 A
FDB	纤维蛋白肽 B
FDP	纤维蛋白降解产物
FE_3	游离雌三醇
Fe	铁
Fe^{2+}	铁离子

FEC	游离粪卟啉
FENa	滤过钠排泄分数
$FEHCo_3^{3-}$	HCo_3^{3-} 排泄分数
FEP	红细胞(游离)原卟啉
FEP	游离原卟啉
FFA	游离脂肪酸
FHb	游离血红蛋白
FIS	铁染色
FMe Hb(a)	动脉高铁血红蛋白分数
FN	纤连蛋白
Fn	纤维结合蛋白
FNR	纤维连接蛋白受体
$FO_2 Hb(a)$	动脉氧合血红蛋白分数
rFP	特异性血小板减少性紫癜
F-PSA	游离前列腺特异抗原
FSA	胚胎硫糖蛋白抗原
FSH	促卵泡成熟激素
FT	红细胞渗透脆性试验
FT_4	游离甲状腺素
FT_3	游离三碘甲状腺原氨酸
FTA-ABS	荧光密螺旋体抗体吸附试验
$FT_4 I$	游离甲状腺素指数
$FT_3 I$	游离三碘甲状腺原氨酸指数
α_1-G	α_1-球蛋白
γ-G	γ-球蛋白
GAS	促性腺激素释放激素
GBS	核苷-巴利综合征
抗 GBN	抗肾小球基膜抗体

GDA(或 GLC)	胰岛血糖素
GFR	肾小球滤过率
GH	生长激素
GHD	生长激素缺乏症
GHRH	生长激素释放激素
GIP	胃抑素
GIY	甘氨酸
GLDH	谷氨酸脱氢酶
GLU	葡萄糖
GM	谷氨酸脱氢酶
GM	尿雄蟾蜍妊娠试验
GMP140	P 选择素
GnRb	促性腺激素释放激素
GPBB	精氨磷酸化酶同 2 酶
GPD	葡萄糖磷酸异构酶
α_2-GP	α_2-糖蛋白
GPP	糖血浆白蛋白
GPT	谷草转氨酶
GSH	还原型谷胱甘肽
GSH－PX	谷胱甘肽过氧化酶
γ-GT	γ-谷氨酸转肽酶
GT-Ⅱ	半乳糖转移酶同 2 酶-Ⅱ
GTT	生长抑制试验
Gu	胃溃疡
HA	溶血性贫血
HA	透明质酸
HAAT	嗜异性凝集吸附试验
HAP	组织胞质菌糖原抗原
HAT	嗜异性凝集试验

HBDH	α-羟丁酸脱氢酶
β-HB	β-羟丁酸
HAV	甲型肝炎病毒
HAVAb	甲型肝炎病毒抗体
HAVAg	甲型肝炎病毒抗原
HAVRNA	甲型肝炎病毒核糖核酸
抗 HAV IgM	抗甲型肝炎病毒免疫球蛋白 M
抗 HAV IgG	抗甲型肝炎病毒免疫球蛋白 G
Hb	血红蛋白
HbA$_2$	血红蛋白 A$_2$
HbC	血红蛋白 C
HbF	血红蛋白 F
HbE	血红蛋白 E
HbH	血红蛋白 H
HBEP	血红蛋白电泳
HBV	乙型肝炎病毒
HBVsAb	乙型肝炎表面抗体
HBVsAg	乙型肝炎表面抗原
HBVcAb	乙型肝炎核心抗体
HBVcAg	乙型肝炎核心抗原
HBVeAb	乙型肝炎 e 抗体
HBVeAg	乙型肝炎 e 抗原
HBVCIC	乙型肝炎病毒免疫复合物
HBVDNA	乙型肝炎病毒脱氧核糖核酸
HBVDNA-P	乙型肝炎病毒脱氧核糖核酸多聚体
抗 HBVc-IgM	乙型肝炎病毒核心抗体免疫球蛋白 M
抗 HBVc-IgA	乙型肝炎病毒核心抗体免疫球蛋白 A
HCC	原发性肝细胞病
HC-CRP	超敏 c-反应蛋白

360

HCDS	重链病
β-HCG	尿妊娠试验
β-HCG	人绒毛膜促性腺激素 β-亚单位
HCT	红细胞比积
HC-II	肝素辅因子 II
HCV	丙型肝炎
HCV·Ab	丙型肝炎病毒抗体
HCV·Ag	丙型肝炎病毒抗原
HCV·Ab-IgG	丙型肝炎免疫球蛋白（G）抗体
抗 HCV-IgM	抗丙型肝炎病毒免疫球蛋白（M）
HDL	高密度脂蛋白
HDL-C	高密度脂蛋白-胆固醇
HDLII	高密度脂蛋白亚组分 II
HDV	新生儿出血病
HDV	丁型肝炎病毒
HDVAb	丁型肝炎病毒抗体
HDVAg	丁型肝炎病毒抗原
HDVRNA	丁型肝炎病毒核糖核酸
HEV	戊型肝炎病毒
HEVAb	戊型肝炎病毒抗体
HEVAg	戊型肝炎病毒抗原
HEVDNA	戊型肝炎病毒脱氧核糖核酸
抗 HEV IgM	抗戊型肝炎病毒免疫球蛋白 M
抗 HEV IgG	抗戊型肝炎病毒免疫球蛋 G
HGo	非链球菌性尿道炎
HGV	庚型肝炎病毒
5-HIAA	5-羟吲哚乙酸
HIE	新生儿缺血缺氧性脑病
HLAB$_{27}$	组织相容抗原 B$_{27}$

HLA	人类白细胞抗原
HLD	肝豆状核变性
HK	己糖激酶
HoWard	钙负荷试验
HP	结合珠蛋白
HP	幽门螺杆菌
HS	含铁血黄素
5-HT	5-羟色胺
5-HTP	5-羟色胺酸
IAB	抗胰岛素抗体
IAP	免疫抑制酸性蛋白
IBIC	间接胆红素
ICA	抗胰高血糖素抗体
ICG	靛青绿滞留试验
ICG	吲哚青绿
ICP	柠檬酸脱氢酶
IDA	缺铁性贫血
IFA	内因子抗体
IFE	免疫固定电泳
IFN	干扰素
Ig	免疫球蛋白
IgA	免疫球蛋白 A
IgG	免疫球蛋白 G
IgE	免疫球蛋白 E
IgM	免疫球蛋白 M
IgD	免疫球蛋白 D
IL	白细胞介素
IL-1	白细胞介素 1

IL-2	白细胞介素 2
IL-3	白细胞介素 3
IL-4	白细胞介素 4
IL-6	白细胞介素 6
IL-8	白细胞介素 8
ILC	异亮氨酸
IMA	缺铁性修饰白蛋白
Ins	胰岛素
IPF	特发性肺纤维化
IRE	免疫反应性弹性硬蛋白酶
ITP	幼儿特发性血小板减少性紫癜
K	钾
K^+	钾离子
KET	酮体
17-KGS	17-生酮类固醇
KPTT	白陶土部分凝血酶时间
L	淋巴细胞
L	卵磷脂
LA	乳酸
LAID	胶乳凝集稀释试验
LAP	亮氨酸氨基肽酶
LC-1	肝细胞溶质抗原
LDH	乳酸脱氢酶
LDH_1	乳酸脱氢酶同 2 酶
LDL	低密度脂蛋白
LDL-C	低密度脂蛋白-胆固醇
LDL-R	低密度脂蛋白受体

LDL-RRP	低密度脂蛋白相关蛋白
L-DOPa	左旋多巴
LE	红斑狼疮细胞
LF	乳铁蛋白
LH	黄体生成素
LH	促黄体生成激素
Li^{2+}	锂离子
LIP(或 LPS)	脂肪酶
LKM	抗肝-肾微粒体抗体
LLT	当溶解物试验
LN	层糖黏蛋白
LP(a)	脂蛋白(a)
LPCA	白细胞促凝血活酶
LPL	脂蛋白脂肪酶
LP	肝胰抗原
LPO	过氧化脂质
LPS	内毒素脂多糖
LP-X	脂肪蛋白 X
LSA	脂类唾液酸
LSP	抗特异性蛋白抗体
L/S	卵磷脂/鞘磷脂
LT	当试验
LTT	T 淋巴细胞转化试验
MM	多发性骨髓瘤
M	单核细胞
α$_2$-M	巨球蛋白
MA	巨幼细胞贫血
mAlb	微量白蛋白

MAo	单胺氧化酶
MAo$_3$	单胺氧化酶同 2 酶
Mb	肌红蛋白
MCHC	红细胞平均血红蛋白浓度
MCH	红细胞平均血红蛋白含量
MCTD	混合性结缔组织病
MCV	红细胞平均容积
MDH	苹果酸脱氢酶
MDS	骨髓增生异常综合征
M/E	骨髓粒细胞/有核红细胞比值
MET-Hb	高铁血红蛋白
α_1-MG	α_1-微球蛋白
β_1-MG	β_1-微球蛋白
β_2-MG	β_2-微球蛋白
MHA-TP	抗梅毒螺旋体微型血凝试验
MHb-RT	高铁血红蛋白还原试验
MH	急性组织细胞瘤
MMS	中分子物质
Mn^{2+}	锰离子
MN	甲氧基肾上腺素
Mo^{2+}	钼离子
MP	疟原虫
MP	肺炎病原体
MPV	血小板平均容积
MS	心肌肌球蛋白
MS	多发性硬化
MTL	胃动素

N	嗜中性粒细胞
NA（或 NE）	去甲肾上腺素
Na	钠
Na^+	钠离子
NAG	氨基葡萄糖苷酶
NBoT	中性粒细胞四唑氮蓝
NBT	四唑氮蓝还原试验
NIA	散射比浊法
NiS	组氨酸
NIT	亚硝酸盐
NK	自然杀伤因子
NMN	甲氧基去甲肾上腺素
$5'$-NT	$5'$-核苷酸
NO	一氧化氮
NPN	非蛋白氮
NP	结节性肠膜炎
NSE	神经元特异性烯醇化酶
OB	隐血试验
OCAA	卵巢相关抗原
O_2 Cont	血氧含量
OCT	鸟氨酸氨甲基酰转移酶
OGTT	口服葡萄糖耐量试验
17-OH	17-羟类固醇
18-OHB	18-抗皮质酮
25-$(OH)D_3$	25-羟维生素 D_3
1,25-$(OH)D_3$	1,25-二羟维生素 D_3
18-OH-11-DOC	18-羟-11-脱氧皮质醇
17-OHP	17-羟黄体酮

OSM	尿渗透压
$O_2\,Sat$	氧饱和度
OT	催产素
OT	结核菌素试验
PPP(或 3P)	血浆鱼精蛋白副凝固试验
PP	血浆胰多肽
PⅢP	Ⅲ型前胶原肽
P	磷
P	黄体酮
P	备解素
PA	前白蛋白
$P\text{-}(A \cdot a)O_2$	呼吸指数
$PaCO_2$	二氧化碳分压
PAC_3	血小板相关补体
PAdT	血小板黏附试验
PAgT	血小板聚集试验
PAIg	血小板相关免疫球蛋白
PAIgA	血小板抗体免疫球蛋白 A
PAIgG	血小板抗体免疫球蛋白 G
PAIgM	血小板抗体免疫球蛋白 M
PANCA	核周型抗中性粒细胞胞浆抗体
PAo	高峰胃酸排泄量
PaO_2	动脉血氧分压
$PA\text{-}PaCO_2$	肺泡-动脉氧分压差
PaP	胰腺特异性抗原
PAS	糖原染色
Pb	铅

Pb^{2+}	铅离子
PC	蛋白 C
PCⅢ	Ⅲ型前胶原
PCA	胃壁细胞抗体
PCAA	胰腺病相关抗原
PC：Ag	蛋白 C 抗原
PCR	聚合酶联反应
PCT	血小板比积
PD	震颤（或帕金森病）
PDW	血小板体积分布宽度
PE	蛋白电泳
PEM	蛋白质-能量营养不良症
PF_3	血小板因子Ⅲ
PF_4	血小板第Ⅳ因子
PFK	磷酸果糖激酶抑制试验
PG	胃蛋白酶原
PGGT	胰腺转肽酶
PGS	前列腺炎
PH	血清脯氨酰羟化酶
pH	酸碱度
Phe	苯丙氨酸
PICP	Ⅰ型前胶原 C 端前肽
PID	盆腔炎
PK	丙酮酸激酶
PKO	山梨醇脱氢酶
PL	胎盘泌氮素
PL	纤溶酶
PL	磷脂

PLAP	胎盘碱性磷酸酶
PLD	脯氨基肽酶
PLG	纤溶酶原
PLG：A	血浆纤溶酶原激活抑制物活性
PLT	血小板
PM	皮肌炎
PM	多发性肌炎
PNH	阵发性睡眠性血红蛋白尿
PⅢNT	Ⅲ型前胶原氨基端肽
POA	胰癌胚抗原
POX	过氧化物酶染色
PPA	血浆苯丙酮酸
PPD	结核菌素纯蛋白衍化物试验
PR_3	蛋白酶3
PRA	肾素活性
PRL	催乳激素
PRO	尿蛋白
Pro	羟辅氨酸
PSA	前列腺素特异性抗原
PSB_1-G	妊娠特异性尿糖蛋白
α_2-PT	α_2-纤溶酶抑制抗原
PTA	组织多肽抗原
PTH	甲状旁腺激素
PYR	血浆丙酮酸
RA	类风湿关节炎
ⅧRAg	Ⅷ相关抗原
RAIU	甲状腺 ^{131}I 摄取率

RBC	红细胞
RBP	视黄醇结合蛋白
Roustest	含铁血黄素试验
RC	网织红细胞
RDW	红细胞体积分布宽度
RF	类风湿因子
RIVR	甲状腺吸碘试验
RNP	抗核糖核蛋白
RPE	肾血流量
RPGN	急进性肾炎
RPR	梅毒螺旋体快速血清反应
rT_3	$3'$-反三碘甲状腺原氨酸
S	鞘磷脂
SA	唾液酸
SACE	血管紧张素转换酶
SAN	蛛网膜下腔出血
SaO_2	动脉血氧饱和度
SARS	严重急性呼吸综合征
SARS-CoV	SARS 冠状病毒
SAT	血氧饱和度
SB	标准碳酸氢盐
SC	血清皮质醇
SCCO	鳞状上皮细胞瘤
Se	硒
Se^{2+}	硒离子
SF	血清铁蛋白
SFA	血清叶酸

SFMC	可溶性血纤维蛋白单体复合物
SG	比重（或比密）
SHBG	性激素结合珠蛋白
SHT	蔗糖溶血试验
SIAPH	抗利尿激素分泌失调综合征
SLA	抗可溶性肝抗原抗体
SLE	系统性红斑狼疮
SLE	脂蛋白电泳
SM	生长调节素
SMC	生长介素
SmIg	膜表面免疫球蛋白
$SO_2(a)$	动脉氧饱和度
SOD	超氧化物歧化酶
SPA	葡萄球菌 A 蛋白
SP-A	结合球蛋白-A
SP-D	结合球蛋白-D
SS	干燥综合征
sTfR	血清高铁蛋白受体
SV	血清黏度
TTT	麝香草酚浊度试验
TT	凝血酶时间
TT_4	总甲状腺素
T	睾酮
T_3	三碘甲状腺原氨酸
T_4	甲状腺素
TA	抗滋养体抗体
TAP	胰蛋白酶原激活肽

TATI	肿瘤相关肽蛋白酶抑制因子
TB	结核杆菌
TBC	血清总铁结合力
TBG	甲状腺结合球蛋白
TBIL	总胆红素
TBDNA	结核杆菌脱氧核糖核酸
TC	总胆固醇
TCa	总钙
TCa^{2+}	总钙离子
TCO_2	二氧化碳总量
TF	转铁蛋白
TF_3	总三碘甲状腺原氨酸
TFT	麝香单酚螺状试验
TFPT	组织因子途径抑制物
TG	三酰甘油
Tg	甲状腺球蛋白
TGAb	抗甲状腺球蛋白抗体
TM	血栓调节蛋白
TM	肿瘤标志物
TMAb	抗甲状腺微粒体抗体
TMG	肾小管葡萄糖最大重吸收量
Tn	肌钙蛋白
TNT	肿瘤坏死因子
TP	总蛋白
TPA	组织多肽抗原
tPA	A 组织纤维酶原激活酶
TPoAb	抗甲状腺过氧化物酶抗体
T-PSA	总前列腺素特殊抗原

TPS	组织多肽特异抗原
TRAb	促甲状腺受体抗体
TRH	促甲状腺激素释放激素
Try	血清胰蛋白酶
TSH	促甲状腺激素
UA	血尿酸
UAE	尿白蛋白排泄率
UCB	非结合胆红素
UCL	尿素清除率
UFC	尿游离皮质醇
UFDP	尿组织蛋白(原)降解产物
UoSm	尿渗量
Urea	尿素
URN	尿胆素
URO	尿胆原
UTRF	尿转铁蛋白
V^{2+}	钒离子
VaL	血清缬氨酸
VCA	病毒衣壳抗原
VIP	血管活性肠多肽
VLDL	极低密度脂蛋白
VLDL-R	极低密度脂蛋白受体
VMA	3-甲氯-y羟苦杏仁酸
VMA	香草扁桃酸
VWD	血管性血友病
VWF：Ag	血管性血友病因子抗原

WBC	白细胞
WFR	外-斐反应
WG	韦格肉芽肿
WR	肥达反应
Zn	锌
Zn^{2+}	锌离子
ZnTT	硫酸锌浊度试验
Zn_nPP	血液锌原卟啉